P. Berlit (Hrsg.) Immunglobuline in der klinischen Neurologie

Peter Berlit (Hrsg.)

Immunglobuline in der klinischen Neurologie

Mit 19 Abbildungen und 51 Tabellen

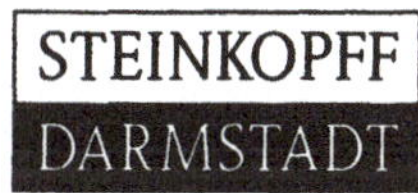

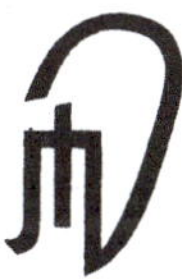

Prof. Dr. med. PETER BERLIT
Neurologische Klinik
mit klinischer Neurophysiologie
Alfried Krupp Krankenhaus
Alfried-Krupp-Straße 21
45117 Essen

ISBN-13: 978-3-642-93717-0 e-ISBN-13: 978-3-642-93716-3
DOI: 10.1007/978-3-642-93716-3

Die Deutsche Bibliothek – CIP-Einheitsaufnahme
Ein Titeldatensatz für diese Publikation ist bei
Der Deutschen Bibliothek erhältlich

Steinkopff Verlag Darmstadt
ein Unternehmen der BertelsmannSpringer Science+Business Media GmbH

http://www.steinkopff.springer.de

Softcover reprint of the hardcover 1st edition 2001

Umschlaggestaltung: Erich Kirchner, Heidelberg
Redaktion: Dr. Maria Magdalene Nabbe Herstellung: Klemens Schwind
Satz: K+V Fotosatz GmbH, Beerfelden

SPIN 10759596 80/7231-5 4 3 2 1 0 – Gedruckt auf säurefreiem Papier

Vorwort

Intravenöse Immunglobuline (IVIg) nehmen in der klinischen Neurologie im therapeutischen Repertoire eine Sonderstellung ein – und dies in vielerlei Hinsicht:

Sie werden bei einer großen Fülle sehr unterschiedlicher Krankheitsbilder eingesetzt.

Die Palette der möglichen Indikationen reicht von Immunneuropathien über Erkrankungen der Muskulatur und neuromuskulären Synapse bis zu Erkrankungen des zentralen Nervensystems wie der Multiplen Sklerose, bestimmten Epilepsien und Enzephalitiden.

Wann immer bei einer neurologischen Erkrankung eine Autoimmunpathogenese angenommen wurde, erfolgte zu irgendeinem Zeitpunkt auch der Therapieversuch mit Immunglobulinen. Bei der Mehrzahl aller Krankheitsbilder mit Einsatz von IVIg handelt es sich um unkontrollierte Studien oder Fallberichte, welche als Grundlage für valide Therapieentscheidungen nicht gelten können.

Immunglobuline sind sehr teuer.

Wie eine Reihe anderer neuer Therapeutika in der klinischen Neurologie (Interferone, Riluzol, zentrale Cholinesterasehemmer) zählen Immunglobuline zu den ausgesprochen kostenintensiven Therapieformen. Wenn IVIg wie bei der Multiplen Sklerose oder den chronischen Verlaufsformen der Immunneuropathien als Langzeittherapeutika eingesetzt werden, ist mit jährlichen Behandlungskosten zwischen 20 000 und 30 000 DM zu rechnen und auch bei Einsatz zur Behandlung von akuten Erkrankungen belaufen sich die Kosten zumeist auf über 10 000 DM (wenn der Rabatt an Klinikapotheken außer Acht bleibt). Damit ist nicht nur das Budget des niedergelassenen Neurologen, sondern auch die Kostenstelle neurologischer Abteilungen erheblich belastet. Umso mehr erstaunt es, wie häufig diese Substanzgruppe eingesetzt wird.

Immunglobuline sind bei Patienten sehr beliebt.

Dies scheint auf den ersten Blick unwahrscheinlich: müssen doch IVIg infundiert werden, und dies bei den meisten Indikationen dreimal pro Tag, handelt es sich doch um ein Präparat, welches aus vielen Spenderseren gewonnen wird – mit den möglichen Restrisiken einer Erregerübertragung, z. B. Hepatitis oder auch HIV. Was vermag dann die Akzeptanz durch den Kranken zu erklären?

Oft erscheint den ja vielfach chronisch Kranken der Einsatz von IVIg die von der Applikation her einfachste und bezüglich Nebenwirkungen unproblematischste Therapie zu sein. So werden Kortikosteroide in Langzeittherapie zu Recht wegen der steroidtypischen Nebenwirkungen nicht gerne genommen; dasselbe gilt für Immunsuppressiva mit den Risiken der Knochenmarksuppression, der Nephrotoxizität und der möglichen sekundären Tumorentwicklung. Zwar mag es lästig sein, alle 4 Wochen zur Immunglobulintherapie die Arztpraxis oder das Krankenhaus aufsuchen zu müssen, auf der anderen Seite ist die oft in sehr kurzen Abständen erforderliche Labordiagnostik zur Überwachung einer andersartigen immunsuppressiven Therapie auch nicht angenehm. Die therapeutischen Alternativen der MS-Langzeitbehandlung, nämlich die verschiedenen Interferone und Glatiramerazetat, machen selbstständige subkutane Injektionen oder intramuskuläre Injektionen erforderlich und sind durch die nicht seltenen Reizungen an den Einstichstellen bzw. durch die systemischen Nebenwirkungen für den Kranken häufig weniger attraktiv als IVIg. Trotz der genannten Bedenken bezüglich einer Erregerübertragung gelten bei vielen Patienten IVIg als „natürliches“ Arzneimittel.

Immunglobuline sind für die neurologischen Indikationen in Deutschland nicht zugelassen.

Wenn in der klinischen Neurologie Immunglobuline zur Anwendung kommen, so handelt es sich häufig um eine Arzneimitteltherapie außerhalb der Regelversorgung und dies mit einem kostenintensiven Präparat. Damit ist die Behandlung mit IVIg auch juristisch nicht unproblematisch, handelt es sich ja um einen Heilversuch bzw. eine Therapieoptimierungsprüfung. Wer haftet bei Nebenwirkungen, die – wie dieses Büchlein zeigen wird – im Einzelfall durchaus ernst sein können? Wie muss sich der Arzt absichern, wenn er IVIg als in der entsprechenden Indikation nicht zugelassene Substanz einsetzt? Müssen die Kostenträger überhaupt die hohen Behandlungskosten übernehmen, wenn IVIg in der entsprechenden Indikation gar nicht zugelassen sind?

Zum Glück gibt es hierzu aus berufenem juristischen und politischem Munde klare Äußerungen, die sagen, dass ein in anderer Indikation zugelassenes Präparat sehr wohl in neuen Indikationen eingesetzt werden kann, wenn der Arzt die Nebenwirkungen der Substanz kennt und damit umzugehen vermag und die Daten für die neue Indikation ausreichend sind [1]. Für eine Reihe der in diesem Büchlein besprochenen Krankheitsbilder gilt dies sicher ohne Einschränkung: So kann beim Guillain-Barré-Syndrom ebenso wie bei manchen chronischen Immunneuropathien auch nach strengen evidenzbasierten Kriterien die Immunglobulintherapie als Medikation der ersten Wahl gelten.

Bei der Therapie mit Immunglobulinen gibt es Responder und Nonresponder.

Auch bei den Indikationen, die modernen evidenzbasierten Kriterien genügen, gibt es Patienten, die eindeutig nicht auf die Gabe von IVIg respondieren. Liegt das an der Zubereitung des einzelnen Immunglobulinpräparates? Liegt es am individuellen Patienten bzw. dessen Immunsystem oder Immunreaktion? Oder ist das Ganze ein dosisabhängiges Phänomen? Schließlich fehlen Dosisfindungsstudien bei den meisten neurologischen Indikationen.

Bei einer Substanzgruppe, die so viele Fragen aufwirft, aber andererseits in der klinischen Neurologie so häufig angewandt wird, erscheint es gerechtfertigt eine Bestandsaufnahme auf neuestem Stand vorzulegen. Dies wollen Autoren und Herausgeber mit dem vorliegenden Büchlein. Es sollen hier nicht nur kritisch die Indikationen für IVIg in der klinischen Neurologie diskutiert und die relevanten Studien vorgestellt werden, sondern es wird auch versucht auf Fragen zum Wirkmechanismus, zur Sicherheit und zur richtigen Dosierung von Immunglobulinen Antworten zu geben. Dass dieses zumindest teilweise gelungen ist, ist im Wesentlichen ein Verdienst der kompetenten Autoren, die jeweils Spezialisten im Bereich der Immunologie, Neuroimmunologie oder klinischen Neurologie in dem entsprechenden Teilbereich sind. Autoren und Herausgeber wünschen sich, dass die Übersicht zu den Immunglobulinen in der klinischen Neurologie dem praktisch tätigen Arzt in Praxis und Klinik eine Hilfestellung bei den täglich anfallenden Behandlungsentscheidungen gibt, und sind für kritische Anregungen und Ergänzungsvorschläge aus dem Leserkreis stets dankbar.

Essen, im März 2001 PETER BERLIT

Literatur

1. Gläske G, Berlit P (Hrsg) (1999) Arzneimitteltherapie außerhalb der Regelversorgung. Wolf, München

Inhaltsverzeichnis

Autorenverzeichnis

Prof. Dr. Peter Berlit
Alfried-Krupp-Krankenhaus
Neurologische Klinik mit klinischer Neurophysiologie
Alfried-Krupp-Straße 21
45117 Essen
Deutschland

Prim. Dr. Marcus Drlicek
LBI NeuroOnkologie, Wien-Linz
Kundratstraße 3
1100 Wien
Österreich

Prof. Dr. Andreas Engelhardt
Evangelisches Krankenhaus Oldenburg
Neurologische Klinik
Steinweg 13–17
26122 Oldenburg
Deutschland

Priv.-Doz. Dr. Ralf Gold
Neurologische Klinik und Poliklinik im Kopfklinikum
Josef-Schneider-Straße 11
97080 Würzburg
Deutschland

Dr. Wolfgang Grisold
a. o. Univ.-Prof.
Kaiser-Franz-Josef-Spital
Neurologische Abteilung
Kundratstraße 3
1100 Wien
Österreich

Prof. Dr. Judith Haas
Jüdisches Krankenhaus Berlin
Neurologische Abteilung
Heinz-Galinski-Straße 1
13347 Berlin
Deutschland

Dr. Kathrin Hertel
Martin-Luther-Universität Halle-Wittenberg
Klinik und Poliklinik für Neurologie
Ernst-Grube-Straße 40
06097 Halle/Saale
Deutschland

Dr. Christoph Kempf
ZLB Bioplasma AG
Wankdorfstraße 10
3000 Bern 22
Schweiz

Dr. Dieter Linden
Alfried-Krupp-Krankenhaus
Neurologische Klinik
mit klinischer Neurophysiologie
Alfried-Krupp-Straße 21
45117 Essen
Deutschland

Priv.-Doz. Dr. A. Lindner
Marienhospital
Neurologische Klinik
Böheimstraße 37
70199 Stuttgart
Deutschland

Prof. Dr. Hans-Michael Meinck
Neurologische Universitätsklinik
Sektion Klinische Neurophysiologie
Im Neuenheimer Feld 400
69120 Heidelberg
Deutschland

Priv.-Doz. Dr. Peter Späth
ZLB Bioplasma AG
Wankdorfstraße 10
3000 Bern 22
Schweiz

Dr. Martin Stangel
Universitätsklinikum Benjamin Franklin
Klinik und Poliklinik für Neurologie
Hindenburgdamm 30
12200 Berlin
Deutschland

Dr. Sabine Urbanits
LBI NeuroOnkologie, Wien-Linz
Kundratstraße 3
1100 Wien
Österreich

Prof. Dr. Stephan Zierz
Martin-Luther-Universität
Halle-Wittenberg
Klinik und Poliklinik für Neurologie
Ernst-Grube-Straße 40
06097 Halle/Saale
Deutschland

1 Herstellung, Verträglichkeit und Virussicherheit von intravenösem Immunglobulin

P. Späth, C. Kempf, R. Gold

Die mehr als hundertjährige Geschichte der klinischen Anwendung von Immunglobulinen fängt mit der antitoxischen Wirkung von tierischen Immunseren an. In der Entwicklung hin zu einem nebenwirkungsarmen und biologisch hoch wirksamen intravenösen Immunglobulinpräparat (IVIg) zieht sich wie ein roter Faden die Inkubation bei tiefem pH in Gegenwart oder Abwesenheit von proteolytischen Enzymen. Die technische Entwicklung ging Hand in Hand mit den klinischen Bedürfnissen und Indikationsfindungen. Letztere haben seit den frühen 80er Jahren eine ungeahnte Ausweitung auf das Gebiet der Immunmodulation erfahren. Der Wunsch nach einer immer effektiveren Immunmodulation und die damit verbundene Verabreichung immer höherer Dosen haben die Probleme von Nebenreaktionen verschärft. Offenbar werden mit den hohen Dosen die Grenzen der Biologie erreicht: Die an die erwünschte Immunmodulation gekoppelte Alloreaktivität der IVIg wirkt sich auf den Organismus aus. Die Frage der Virussicherheit von IVIg ist seit den frühen 80er Jahren von Anwendern und Behörden immer nachhaltiger gestellt worden. Heute sind die Grundsteine von sicheren Blut- und Plasmaprodukten „gute Herstellungspraxis" und „gute Laborpraxis". Einer der Eckpfeiler der „guten Herstellungspraxis" ist die Validierung von Herstellungsverfahren und Analysemethoden. Aufwendige, nach strengen Kriterien durchgeführte und dokumentierte Validierungsstudien zur Virusinaktivierung und Viruselimination sind Voraussetzung für die Zulassung neuer oder die Fortführung der Zulassung etablierter IVIg. Von den Behörden gewünscht sind 2 für die Virusinaktivierung/Virusabreicherung nachweisbar wirksame Herstellungsschritte, die sich ergänzen. Methoden, die die Virussicherheit von IVIg garantieren sollen, und die Resultate von Validierungsstudien werden an Beispielen erläutert. IVIg, die heute unter strenger Einhaltung der „guten Herstellungspraxis" produziert werden, gelten betreffend Virusübertragung als weitgehend sicher. Schließlich weisen auch Modellstudien zur Abreicherung von Prionen auf die Sicherheit von IVIg.

1.1 Einleitung

Es wird immer wieder erwähnt, mit polyklonalen intravenösen Immunglobulinen (IVIg) könnten nur einige seltene Erkrankungen behandelt werden, und dies oft auch nur mit mäßigem Erfolg bei hohen Kosten [42]. Als Konsequenz erschallt der Ruf nach „evidence based medicine". Einerseits kontrastiert diese Meinung mit der Tatsache, dass im Jahr 2000 weltweit mehr als 35 Tonnen IVIg produziert und umgehend infundiert werden. Andererseits alarmiert der Ruf nach „evidence based medicine" engagierte Kollegen, die um die oft einzige Behandlungsmöglichkeit ihrer Patienten bangen und eindringlich darauf hinweisen, dass doppelt geblindete, plazebokontrollierte Studien mit solchen Patienten schon aus ethischer Sicht nicht machbar sind. Zudem werden bei seltenen Krankheitsbildern auch multizentrisch oft nur geringe Fallzahlen (10–20 Patienten) erreicht. Um in diesem Spannungsfeld Bestand zu haben, braucht es Präparate höchster Qualität.

Neben der zu erzielenden hohen Qualität wäre eine optimale Ausbeute an Plasmaprodukten ein ethisches Gebot, denn die Quelle für IVIg, das humane Plasma, ist heute knapp. Die beschränkte Menge des Ausgangsmaterials sollte eigentlich die Hersteller zur optimalen Ausnützung des Plasmas zwingen. Es zeigt sich aber, dass weitgehend alte, aber bewährte und v.a. bereits registrierte Methoden mit nicht immer optimalen Ausbeuten benutzt werden.

In diesem Beitrag beschreiben wir die z.Z. angewendeten Methoden zur Herstellung von polyvalentem IVIg aus gepooltem humanen Plasma und stellen die Maßnahmen dar, die die Verträglichkeit und die Sicherheit betreffend Übertragung von Krankheitserregern gewährleisten. Wir erläutern die Gründe, warum Proteinreinigungsmethoden mit nicht immer optimalen Ausbeuten zur Anwendung kommen. Weiter geben wir einen Ausblick auf mögliche Entwicklungen auf dem Gebiet der Plasmafraktionierung, die einmal zu einer besseren Ausnützung des Ausgangsmaterials führen könnte. Wir diskutieren unter Einbezug neuerer Aspekte die möglichen physiologischen Grundlagen von Nebenreaktionen, die bei der hochdosierten IVIg-Therapie auftreten können. Schließlich berichten wir über neuere Erkenntnisse, welche die Virussicherheit von Blut- und Plasmaprodukten (IVIg) erhöhen und präsentieren Resultate von Modellversuchen zur Abreicherung von Prionen.

1.2 Herstellung von polyklonalen, intravenösen Immunglobulinen aus gepooltem humanem Plasma

Die klinische Anwendung von Immunglobulinen begann mit der Erkenntnis, tierische Immunseren seien in der Lage toxinvermittelte Erkrankungen zu mildern [24]. Eine der ersten Maßnahmen, kommerzielle Immunseren „reiner" und sicherer zu machen, bestand in einem Schritt, der aus damaliger Sicht als „peptische Serumreinigung“ bezeichnete wurde: Die Behandlung von Immunseren mit Pepsin bei tiefem pH [104, 105, 110]. Die Behandlung bewirkte eine „Anreicherung“ der Antitoxinaktivität bei gleichzeitiger Minderung der Nebenreaktionsrate. Die Wirkung des Pepsins konnte auch an gereinigtem Antitoxin vom Pferd bestätigt werden [108]. Der Versuch andere Enzyme einzusetzen zeigte, dass neben Pepsin nur noch Papain Gammaglobuline partiell verdaute, ohne die antigenbindende Aktivität zu zerstören [111].

1.2.1 Plasmafraktionierung in der Kälte in Gegenwart von Äthanol

Es wurde sehr bald klar, dass die Immunisierung durch die tierischen Antiseren einer umfassenden klinischen Anwendung selbst von „gereinigtem“ Antitoxin im Wege stand. Humane Plasmaproteine wurden in großem Umfang erst in den 40er Jahren zugänglich. Der Durchbruch in der Fraktionierung erfolgte wegen des Bedarfs an humanem Albumin im 2. Weltkrieg [47]. Die von Cohn und Mitarbeitern entwickelte Methode verwendet das bakteriostatisch wirkende, flüchtige Äthanol und erlaubt die Isolierung von 3 Hauptfraktionen: Albumin, Immunglobulin G und Gerinnungsfaktoren (Abb. 1.1). Noch heute beruhen fast sämtliche Plasmaproteinfraktionierungen auf den Cohn-Methoden Nr. 6, 9 und 10 [46, 48, 101] und der Methode von Deutsch und Mitarbeitern [56]. Das Prinzip der Äthanolfraktionierung ist dasselbe wie das des Aussalzens mit Ammoniumsulfat oder der Fällungen mit Azeton, Rivanol bzw. Octansäure (Caprylsäure) [128] oder Polyethylenglykol [66]: Entzug der Hydrathülle der Proteine, welche hilft diese in Lösung zu halten. Die „Äthanolmethode“ ist ein fraktioniertes Fällungsverfahren, welches die unterschiedliche Löslichkeit der Plasmaproteine bei tiefen Temperaturen, sich ändernden Ionenstärken und Äthanolkonzentrationen bei unterschiedlichem pH nützt. Die Vor- und Nachteile der Methode sind in Tabelle 1.1 zusammengefasst.

Tabelle 1.1. Eigenschaften der Cohn-Äthanolfraktionierung

Vorteile	Nachteile
▪ Etabliert, sicher: von *allen* Behörden registriert ▪ Nur billige und leicht zugängliche Chemikalien eingesetzt ▪ Eingesetzte Chemikalien generell als sicher angesehen ▪ Alkohol kann leicht entfernt und rezirkuliert werden ▪ Volumina nehmen bei der Fraktionierung nur gering zu ▪ Tiefe Temperaturen und Alkohol wirken bakteriostatisch	▪ Auf die Reinigung von Albumin und Immunglobulinen ausgerichtet; nur mäßig geeignet für die Gewinnung anderer Plasmaproteine ▪ Äthanol mit denaturierendem Potential ▪ Ausbeute nicht optimal ▪ Bei den großen Mengen des benötigten Äthanols können bereits geringe Verunreinigungen ein Problem darstellen ▪ Biologische Funktion gewisser Proteine werden durch Äthanol beeinträchtigt oder sogar zerstört

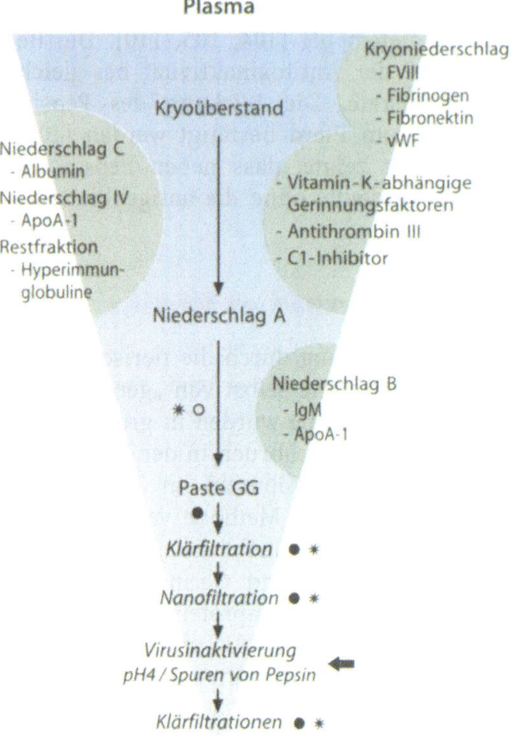

Abb. 1.1. Schematische Darstellung der in Bern angewendeten Kälte-Äthanol-Plasmafraktionierung und einiger großtechnisch isolierbarer Plasmaproteine. Für die Fraktionierung von intravenös verträglichem Immunglobulin G (IgG) werden durch die Kryopräzipitation Gerinnungsfaktoren entfernt und ein Vorprodukt (Paste GG) gewonnen. Das Vorprodukt muss weiterbehandelt werden, damit die intravenöse Verträglichkeit und die Virussicherheit des Endproduktes gegeben ist. Jeder der Schritte kann theoretisch zur Virusabreicherung und/oder -inaktivierung beitragen. Welcher der Schritte zur Virussicherheit beiträgt, ist durch Validierungsstudien zu erheben (Volle Kreise: validierte Eliminationsschritte bei Klärfiltrationen in Gegenwart von Filterhilfsmitteln; offener Kreis: Inaktivierung während der Inkubation in Gegenwart von Äthanol mit gleichzeitiger Abreicherung durch Fällungsreaktion im selben Schritt; Pfeil: Der validierte Virusinaktivierungsschritt beinhaltet die Inkubation bei pH 4 in Gegenwart von Spuren von Pepsin. Die Sterne geben die Schritte an, die in einem Hamsterscarpiemodell auf mögliche Abreicherung von Prionen getestet wurden)

Die Cohn-Äthanolfraktionierung in der Kälte hat unzählige mehr oder weniger feine Variationen erfahren. Hersteller in den USA halten sich eher an die ursprünglichen Methoden, wogegen gewisse europäische Hersteller, die oft aus Blutbanken hervorgegangen sind, eine in Bern weiterentwickelte Methode bevorzugen [56, 78, 98]. Diese Methode trägt der Knappheit des

Rohstoffes insofern Rechnung, als sie höhere Ausbeuten an Albumin und IgG erlaubt, wobei

- weniger Fällungsschritte nötig sind,
- der Alkoholbedarf gegenüber der kombinierten Cohn-Methode Nr. 6 und 9 von 2000 Liter per 1000 Liter Plasma auf etwa 1200 Liter reduziert ist, und
- das zu handhabende maximale Volumen von etwa dem 2,2fachen des Ausgangsplasmas auf etwa das 1,7fache vermindert ist.

Diese Faktoren fallen bei einer Fraktionierkapazität von über einer Million Liter Plasma pro Jahr und einem Jahresausstoß von mehreren Dutzend Tonnen Albumin und mehreren Tonnen IVIg ins Gewicht.

Die Äthanolfraktionierung liefert ein IgG-Rohprodukt, das mit relativ geringem Aufwand zu einem intramuskulären Präparat weiterverarbeitet werden kann. Bereits Cohn und Mitarbeiter haben aber die intravenöse Anwendung von IVIg angestrebt. Der Vorteil der intravenösen Verabreichung von IgG war bereits klar: Hohe Serumkonzentrationen sind für eine optimale Wirksamkeit nötig. Diese sind aber nur durch die intravenöse Gabe von IgG erreichbar [45, 73]. Cohn und Mitarbeiter haben aber ihr Vorhaben, ein intravenös verträgliches Präparat zu produzieren, nicht verwirklichen können [72].

1.2.2 Veredelung des IgG-Rohprodukts zum intravenös verträglichen IgG

Die Entdeckung des Antikörpermangelsyndroms durch Bruton [37] steigerte das Bedürfnis der Kliniker nach intravenös verträglichen Immunglobulinpräparaten: Die Patienten waren regelmäßig und über Jahre auf eine Substitution angewiesen. Die Situation solcher Patienten konnte zwar mit intramuskulären Präparaten verbessert werden, aber nicht entsprechend den Wünschen der behandelnden Ärzte. Bei intravenöser Verabreichung waren anfangs die Probleme der Verträglichkeit beträchtlich. Patienten mit Antikörpermangelsyndromen reagierten besonders empfindlich auf IgG-Gaben und zeigten schwere anaphylaktische Reaktionen. Das erste intravenös verträgliche humane IgG der Behringwerke in Marburg wurde analog der „peptischen Reinigung“ [108] mit relativ hohen Dosen von Pepsin bei tiefem pH behandelt [121]. Das Präparat wies eine Besonderheit auf: Die biologische Halbwertszeit war vom üblichen Mittel von etwa 28 auf einige wenige Tage geschrumpft. Folgende Erkenntnisse brachten eine Erklärung für die gute Verträglichkeit bei verminderter Halbwertszeit:

- die Aufklärung der bipolaren Struktur des IgG [112];
- Aggregate im Präparat verursachten die schweren Nebenreaktionen durch eine spontane Komplementaktivierung [70, 88] und durch Bindung an „Gewebsrezeptoren“ [20];
- die gegenüber den anderen Immunglobulinklassen verlängerte Halbwertszeit von IgG wurde auf eine Bindung an ein „IgG protecting receptor“ (FcRp) zurückgeführt [32];

- die spontane Komplementaktivierung, wie die Bindung an „Gewebsrezeptoren" oder die Bindung an die FcRp, ist Fc-Teil-vermittelt [136] (neueste Übersicht [75, 149]);
- die extensive Pepsinbehandlung verdaut den Fc-Teil des IgG, nicht aber den Fab-Teil.

Diesen Erkenntnissen folgte das Bestreben, ein strukturell intaktes IgG durch geeignete Veredelungsschritte intravenös verträglich zu machen. Zunächst wurde dies durch verschiedene Arten chemischer Behandlung erreicht: β-Propiolacton-Behandlung [130], limitierte S-Sulfonierung [65] und Reduktion/Alkylierung [119, 120]. Ab 1979 folgten Präparate, die nicht chemisch behandelt wurden, >95% monomeres 7-S-IgG enthielten und in hohen Dosen intravenös verträglich waren [23]. Bei der Herstellung dieser Präparate folgen auf die Äthanolfraktionierung milde Veredelungsschritte (Abb 1.1). Von Hersteller zu Hersteller sind die Kombination von Schritten zur Veredelung und die angewandten Methoden verschieden (Tabelle 1.2).

Die modernen IVIg-Präparate sind lyophilisiert oder als gebrauchsfertige Lösungen erhältlich. Lyophilisate sind über Jahre stabil. Beim Lyophilisationsprozess muss darauf geachtet werden, dass die biologische Aktivität erhalten bleibt und das Protein wieder in Lösung gebracht werden kann. Dies lässt sich durch geeignete Stabilisatoren erreichen. Aus physikalisch-chemischer Sicht gut geeignet sind Zucker. Disaccharide eignen sich besser als Monosaccharide und neutrale besser als reduzierende Zucker (Verfärbung). Zucker können mit ihren OH-Seitenketten als Wasseranaloge funktionieren und die Hydrathülle der Proteine ersetzen [52]. Flüssige Präparate benötigen Stabilisatoren zur Verhinderung der Di- und Oligomerbildung. Auch hier kommen Zucker oder tiefes pH zum Zuge (Tabelle 1.2). Ein Problem der flüssigen Präparate sind die Denaturierung von IgG in Folge unvermeidbarer Schaumbildung und die vorgeschriebene kühle Lagerung gewisser Präparate.

1.2.3 Plasmafraktionierung mittels Säulenchromatographie

Heute wird vorwiegend die Ionenaustauschchromatographie bei der Reinigung von Plasmaproteinen eingesetzt, allerdings noch nicht für die Herstellung von großen Mengen IVIg. Uns bekannte IVIg Präparate, die ohne die Kälte-Äthanol-Fraktionierung auskommen, sind Intragam P (CSL Bioplasma Ltd, Australien, in Europa nicht registriert), Intrimun (Biotest, Deutschland, zugelassen, aber seit kurzem nicht mehr auf dem Markt) sowie ein intramuskulär oder intravenös applizierbares Anti-D-Rhesus-Hyperimmunglobulin (ZLB, Registrierung in Deutschland im 1. Quartal 2001, in der Schweiz erfolgt), das bei erhöhter Reinheit mit besserer Ausbeute gewonnen werden kann [131]. Die allgemein ins Feld geführten Vor- und Nachteile der Ionenaustauschchromatographie sind in Tabelle 1.3 zusammengefasst.

Tabelle 1.2. Die in Deutschland im Handel befindlichen, intravenös verabreichbaren 7-S-Immunglobulin-G-Präparate, die zur Erreichung der intravenösen Verträglichkeit nicht einer chemischen Behandlung unterzogen werden [a]

Präparat	Vorfraktionierung	Veredelung (i.v. Verträglichkeit)	Stabilisatoren	Virussicherheit (nur validierte Schritte) [c]
Alphaglobin (flüssig)	Kälte/Äthanol	PEG-Fällung DEAE-Ionenaustausch-chromatographie	D-Sorbitol	(2) Hitzebehandlung
Endobulin S/D (lyophilisiert)	Kälte/Äthanol	Trypsin auf fester Phase PEG-Fällung DEAE-Ionenaustausch-chromatographie	Glukose	(2a) Hydrolase auf fester Phase (2b) Inaktivierung durch Solvent-Detergens-Behandlung
Gammagard S/D (lyophilisiert)	Kälte/Äthanol	DEAE-Ionenaustausch-chromatographie Diafiltration	Glyzin Albumin Glukose	(2) Inaktivierung durch Solvent-Detergens-Behandlung
Gammonativ N (lyophilisiert)	Kälte/Äthanol modifiziert Na-Caprylat-Fällung DEAE-Ionenaustausch-chromatographie	DEAE-Ionenaustausch-chromatographie	Glukose Glyzin	(2) Inaktivierung durch Solvent-Detergens-Behandlung
Immunglobulin Human DRK	uns nicht bekannt	uns nicht bekannt	uns nicht bekannt	uns nicht bekannt
Immunglobulin Human Octapharma	uns nicht bekannt	uns nicht bekannt	uns nicht bekannt	uns nicht bekannt
Intrimun (lyophilisiert) [b]	Gelfiltration PEG-Adsorption Oktansäurebehandlung	Ionenaustausch-chromatographie	Albumin Saccharose	(2a) Oktansäure (2b) Pasteurisierung
Octagam (flüssig)	Kälte/Äthanol	Diafiltration	Maltose	(2a) Inaktivierung durch pH 4-Behandlung (2b) Inaktivierung durch Solvent-Detergens-Behandlung

Tabelle 1.2 (Fortsetzung)

Präparat	Vorfraktionierung	Veredelung (i.v. Verträglichkeit)	Stabilisatoren	Virussicherheit (nur validierte Schritte)[c]
Polyglobin N 10% (flüssig)	Kälte/Äthanol	Diafiltration pH 4,25	Maltose	(2) Lagerung bei pH 4,25
Sandoglobulin (lyophilisiert)	Kälte/Äthanol	pH 4 / Spuren von Pepsin	Saccharose	(1) Abreicherung durch Fällung/Adsorption (2) Inaktivierung bei pH 4/Spuren von Pepsin (3) Abreicherung durch Nanofiltration

PEG Polyethylenglykol

[a] Die chemisch behandelten IVIg auf dem deutschen Markt sind Venimmun (S-Sulfonierung; Aventis, Behring), Intraglobin F (β-Propiolacton; Biotest) und Pentaglobin (β-Propiolacton; Biotest), ein Präparat das zu 76% aus IgG, 12% aus IgM und 12% aus IgA besteht. Das Gamma-Venin (Aventis Behring) ist ein 5-S-Präparat.

[b] Intrimun ist zwar auf dem deutschen Markt zugelassen, aber seit kurzem nicht mehr im Verkauf.

[c] Die in der Spalte „Virussicherheit" den Methoden vorgestellten Nummern beziehen sich auf die Gruppierung der Vorgehensweisen, wie sie in Tabelle 1.6 angegeben sind: (1) Ausgrenzung in verschiedene Phasen, (2) Zerstörung der Struktur, die für die virale Infektiosität essentiell ist bei gleichzeitiger Erhaltung der biologischen Aktivität des Produkts, (3) Auftrennung nach Größe.

1.2.4 Mögliche zukünftige Entwicklungen in der Plasmafraktionierung

Eine zukünftige Plasmaaufarbeitungsmethode wird unweigerlich an der Effizienz der Äthanolfraktionierung gemessen. Die Akzeptanz einer neuen Methode wird nur erreicht, wenn die Hauptfraktionen bei gleicher oder höherer Sicherheit zu niedrigeren Preisen gewonnen und/oder wenn zusätzliche Proteine für klinische Zwecke nutzbar gemacht werden können. Es sind 2 generelle Entwicklungsrichtungen absehbar:

1. Unter Beibehaltung der Kälte-Äthanol-Fraktionierung wird die Aufarbeitung von Niederschlägen und Restfraktionen vorangetrieben,
2. Methoden, die bislang nur im Labormaßstab angewendet wurden, werden für die großtechnische Anwendung weiterentwickelt. Im Vordergrund stehen dabei Affinitätschromatographie in der Kombination mit Phage-display-Technologie und/oder kombinatorischer Chemie (Tabelle 1.3), die Kombination von Elektrophorese und Molekularsieb und andere.

Tabelle 1.3 Eigenschaften der Plasmafraktionierung mittels Säulenchromatographie

Vorteile Ionenaustauschchromatographie	Nachteile Ionenaustauschchromatographie
▪ Erhöhte Ausbeute ▪ Relativ billiges Säulenmaterial ▪ Denaturierende Wirkung von Äthanol entfällt ▪ Mehrere Filtrationsschritte entfallen	▪ Ein Stigma: bei 9/10 identifizierten IVIg, die HCV übertragen haben, wurden Säulenchromatographieschritte angewendet [146] ▪ Besondere Maßnahmen sind nötig um – Lipide zu entfernen – enzymatische Aktivitäten (Präkallikrein-aktivator) zu hemmen – das Bakterienwachstum zu verhindern ▪ Im Allgemeinen Arbeit nur mit verdünnten Lösungen möglich, d.h. das Mehrfache des Ausgangsvolumens muss gehandhabt werden
Vorteile Affinitätschromatographie	**Nachteile Affinitätschromatographie**
▪ Hohe bis höchste Spezifität durch vielfältige Kombinationsmöglichkeiten ▪ Phage-display-Technologie ▪ Kombinatorische Chemie ▪ Erhöhte Ausbeute ▪ Denaturierende Wirkung von Äthanol entfällt ▪ Mehrere Filtrationsschritte entfallen	▪ Wie oben ▪ Relativ teuer – Kreuzkontamination – einmalige Verwendung oder – großer Aufwand bei der Wiederaufbereitung ▪ Stabilität der Liganden – Je größer das gebundene Molekül desto instabiler – „Bluten" der Liganden oder von deren Abbauprodukten – Funktionsverlust bei Wiederaufbereitung, u.a. wegen harscher Bedingungen

HCV Hepatitis-C-Virus

1.2.5 Aufarbeitung von Niederschlägen und Restfraktionen, die während der Kälte-Äthanol-Fraktionierung anfallen

Eine Möglichkeit, die Kälte-Äthanol-Fraktionierung nicht zu verlassen und die für eine Registrierung geleistete umfangreiche und teure Arbeit (klinische Studien, Validierungen, SOPs, Registrierungsunterlagen) weiter nutzen zu können dabei trotzdem erhöhte Ausbeuten zu erhalten, besteht in der Aufarbeitung von Niederschlägen und Restfraktionen (Abb. 1.1). Diese enthalten eine Vielzahl von Proteinen, u. a. verschiedene Immunglobuline, deren biologische Aktivität durch die vorangehenden Fraktionierungsschritte erhalten bleibt. In den letzten Jahren gab es Bestrebungen, klinische Präparate wie spezifische IgG [18, 19], ein für die topische Anwendung angereichertes IgA [57], angereichertes IgM [95] und mit Lipiden kombiniertes Apolipoprotein A1 (rekonstituiertes HDL) [68, 85] aus solchen Fraktionen zu isolieren. Bei der Anwendung neuer Methoden zur Reinigung von Proteinen aus Niederschlägen und Restfraktionen der Kälte-Äthanol-Fraktionierung ist ein großer Handlungsspielraum gegeben, den es zu nutzen gilt. Sollte sich die eine oder andere Methode besonders bewähren, so hat sie das Potential, einmal die Kälte-Äthanol-Fraktionierung zu ersetzen.

1.2.6 Neue Technologien

Soweit neuere Formen der Säulenchromatographie zum Einsatz kommen sollten, wird es sich wahrscheinlich um die Affinitätschromatographien handeln. Die Affinitätschromatographie verspricht eine erhöhte Spezifität bei besserer Ausbeute. Die Methode ist eingeführt für die Reinigung von Gerinnungsfaktor VIII mittels (monoklonaler) Antikörper. Die Methode ist heute aber für die großtechnische Reinigung polyklonaler Immunglobuline nicht geeignet. In Zukunft werden die an das Trägermaterial gebundenen (monoklonalen) Antikörper wahrscheinlich durch Fab-Peptide, die mit der Phage-display-Technologie erhalten werden, ersetzt. Es ist absehbar, dass sich der Trend zu hoher Spezifität bei möglichst kleinen Liganden hinbewegen wird. In diesem Sinn wird in gewissen Anwendungsgebieten wahrscheinlich die kombinatorische Chemie die Phage-display-Technologie ablösen (Tabelle 1.3). Eine interessante Methode ist die Kombination von Durchfluss, Elektrophorese und Molekularsieb. Diese verspricht unter milden Bedingungen bei geringem Zeitaufwand Proteine in großer Reinheit zu gewinnen [116]. Es wird allerdings noch einige Entwicklungsarbeit brauchen, bis die Methode für die großtechnische Nutzung adaptiert ist.

1.3 Verträglichkeit von polyklonalen intravenösen Immunglobulinpräparaten

1.3.1 Intravenöse Verträglichkeit, Komplementaktivierung und Zytokinfreisetzung

IgG-Aggregate und Verträglichkeit. Versuche, Immunglobulinpräparate der ersten Stunde intravenös zu verabreichen, zeigten, dass etwa 87% der gesunden Probanden die Infusionen vertrugen, während >90% der Patienten mit Infektionen oder mit Antikörpermangelsyndrom heftig reagierten [21, 22, 72, 126]. Die von IgG-Oligo- und Polymeren vermittelte spontane Komplementaktivierung (Komplementaktivierung in Abwesenheit eines Antigens) konnten als eine der exogenen Faktoren für die Intoleranzreaktion identifiziert werden. Die IgG-Aggregate entstanden während der Fraktionierung und konnten in der Ultrazentrifuge abgetrennt werden [22, 43, 88]. Die Forschungen in Bern und Lausanne führten zur Erkenntnis, dass Präparate, die komplementaktivierende Aggregate enthielten, nach einer Inkubation bei pH 4 die Fähigkeit Komplement spontan zu aktivieren verloren, ohne dass die Aggregate verschwunden waren. Allerdings erwiesen sich solche Präparate als instabil. Die Zugabe von Spuren von Pepsin erlaubte die großtechnische Herstellung des ersten voll funktionsfähigen, stabilen, intravenös verträglichen 7-S-Immunglobulinpräparates mit normaler biologischer Halbwertszeit [20]. Später konnte die Wirkung der kleinen Mengen Pepsin erklärt werden: IgG-Oligo- und Polymere sind viel empfindlicher gegenüber der Wirkung von Pepsin als monomeres IgG [103]. Ohne ihre Größe merklich zu verändern, verloren die Aggregate die Fähigkeit zur spontanen Komplementaktivierung. Durch die Bestimmung der antikomplementären Aktivität von IVIg konnten die *In-vivo*-Beobachtungen *in vitro* erhärtet werden. Entsprechend wurde die Bestimmung der antikomplementären Aktivität (ACA) der einzelnen IVIg-Chargen eines der Freigabekriterien. Eine andere Methode zur Entfernung der spontan komplementaktivierenden Aggregate bei der Veredelung von IVIg ist die Polyethylenglokolfällung [66].

Schon früh hat sich gezeigt, dass es möglich war, bei Patienten mit einem Antiköpermangelsyndrom beim Einsetzen der Nebenreaktion die Infusion zu stoppen, abzuwarten, bis die Reaktion vorbei war und dann ohne weitere Probleme die Infusion sogar bei erhöhter Infusionsrate zu beenden [22]. Diese von Barandun als „phlogistische" Reaktionen bezeichneten Manifestationen setzen etwa ab der zweiten Stunde nach Infusionsbeginn ein und können bei rechtzeitigem Stopp der Infusion oder durch Zurücknehmen der Infusionsgeschwindigkeit gut beherrscht werden, falls die Patienten nicht bereits zu viel IgG erhalten haben (daher die Empfehlung einer langsamen Infusionsgeschwindigkeit zu Beginn einer Infusion). Dies hat zur Einsicht geführt, dass auch endogene Faktoren bei der heftigen Nebenreaktion der Patienten mit Antikörpermangelsyndrom auf IVIg eine Rolle spielen müssen. Als mögliche endogene Faktoren wurden der fehlende Schutz durch das gewebsständige IgG und die *In-situ*-Immunkomplexbildung bei infizierten Patienten vermutet [20, 53].

IgG-Dimere – Immunmodulation und Verträglichkeit. Den Immunglobulinen eines Individuums wird von verschiedenen Klinikern eine immunmodulatorische und gewebshomöostatische Funktion zugeschrieben. An diese Fähigkeit ist die „Erkennung von Eigen" („recognition of self") gekoppelt. Soll bei einer IVIg-Therapie dieses immunmodulatorische Potential genutzt werden, so wird u.a. das Wirkprinzip „Erkennen von Homolog/Allogen" genutzt, z.B. im Rahmen einer idiotypischen Netzwerkreaktion. Mit steigender Zahl von Spenden in einem Plasmapool müsste die Zahl der sich gegenseitig erkennenden IgG-Moleküle steigen. Es wurde tatsächlich in Präparaten eine Zunahme des Dimeranteils bei steigender Zahl der Spenden im Ausgangspool nachgewiesen [115, 135]. Welcher Anteil dieser Dimere wirklich dem idiotypischen Netzwerk angehört, ist heute ungewiss. Dimere aktivieren das Komplementsystem kaum [145]. Dennoch können sie Nebenreaktionen auslösen, wahrscheinlich durch Bindung an Fc-Rezeptoren, Aktivierung von Zellen und Freisetzung von Zytokinen. Versuche in empfindlichen Tiermodellen stützen diese Ansicht [27]. In unseren Händen hat sich die Messung von TNFα in der Zirkulation als besonders geeignet erwiesen, um *in vivo* das Verhalten von IVIg zu studieren, welches keine spontane Komplementaktivierung zeigt und alle sonstigen Freigabekriterien gemäß der Europäischen Pharmakopöe erfüllt. In Phase-I-Studien konnte eine Beziehung zwischen milden Nebenreaktionen und dem Dimergehalt von IVIg hergestellt und mit Tierexperimenten abgesichert werden [28, 118].

Es ist heute weitgehend akzeptiert, dass nur relativ hohe Dosen IVIg eine wirksame Immunmodulation bewirken können, wobei Ausnahmen die Regel bestätigen. Hohe Dosen von immunologisch wirksamen Molekülen, die allogene Strukturen erkennen, müssen zwangsläufig zu einer Reaktion im Körper des Empfängers führen. Ebenso zwangsläufig ist das Ausmaß der Wechselwirkung des infundierten IVIg mit dem Gewebe des Empfängers von der immunologischen Konstitution desselben abhängig, wie mit der Messung des systemischen TNFα gezeigt werden kann (Abb. 1.2). Es zeigt sich aber auch, dass bei einem Individuum die Reaktivität über eine gewisse Zeitspanne recht konstant sein kann (Abb. 1.3). Die allogene Reaktion betrachten wir als ein Zeichen der immunmodulatorischen Wirksamkeit eines Präparates, dessen Potential sich u.a. im Dimergehalt des Präparates widerspiegeln kann. In unseren Händen hat sich die Messung von systemischem TNFα als besonders geeignet erwiesen, um Verträglichkeit und/oder Wirksamkeit von IVIg zu studieren. Mit diesem Parameter kann man aber nicht zwischen Therapieeffekt, d.h. (erwünschter) Reaktion des infundierten IgG mit Strukturen des Empfängers und echten Nebenreaktionen unterscheiden (Abb. 1.2). Wichtig bei der Messung der TNFα-Konzen-

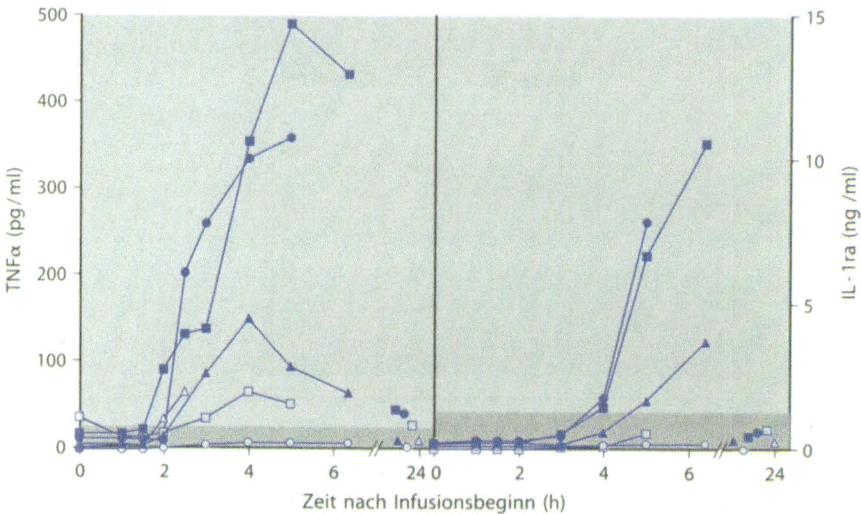

Abb. 1.2. Anstieg eines pro- und eines antiinflammatorischen Zytokins in der Zirkulation während und nach der Infusion von IVIg (Ausgefüllte Vierecke: ein 75 kg schwerer Patient mit einer milden Colitis ulcerosa, erhielt 30 g IVIg innerhalb von 5 Stunden; der IgG-Spiegel stieg innerhalb von 24 Stunden von 13,9 auf 22,2 g/l; eine leichte Hautrötung wurde zwischen 45 Minuten und 1 Stunde nach Infusionsbeginn beobachtet; ein diskretes Schwindelgefühl hat sich eine Stunde nach Ende der Infusion eingestellt. Ausgefüllte Kreise: 81 kg schwerer gesunder Proband, der während der Infusion steigende C1q-Bindungsaktivität (zirkulierende Immunkomplexe) zeigte; die Infusion von 32 g IVIg dauerte 4 Stunden und der IgG-Spiegel stieg innerhalb von 24 Stunden von 12,4 auf 18,6 g/l; eine leichte Müdigkeit stellte sich eine Stunde nach Ende der Infusion ein. Ausgefüllte Dreiecke: 64 kg schwerer Raucher, der 7 Jahre später an einem kleinzelligen Lungenkarzinom verstarb; erhielt innerhalb von 4 Stunden 25 g IVIg; sein IgG-Serumspiegel stieg von 13,2 auf 19,4 g/l; keinerlei Nebenreaktionen. Offene Dreiecke: 50 kg schwere Patientin mit mildem SLE (systemischem Lupus erythematodes), die innerhalb von 2¼ Stunden 12 g IVIg erhielt und deren IgG-Serumspiegel innerhalb von 2,5 Stunden von 12,1 auf 15,8 g/l stieg; Infusion ohne Nebenreaktionen. Offene Vierecke: gesunder, 75 kg schwerer Proband, bland, der innerhalb von 4 Stunden 30 g IVIg erhielt und dessen IgG-Serumspiegel von 12,8 auf 17,6 g/l stieg. Offene Kreise: gesunde 66 kg schwere Probandin, bland; die Infusion von 26 g IVIg dauerte 3,5 Stunden; der IgG-Spiegel stieg innerhalb von 24 Stunden von 12,3 auf 17,3 g/l. Die schattierten Flächen geben den jeweiligen Normbereich an)

tration in der Zirkulation ist, dass diese zwischen der zweiten und dritten Infusionsstunde ein Maximum aufweist und dann noch während der Infusion wieder rasch abnehmen kann.

Unserer langjährigen Erfahrung nach können 3 Muster unterschieden werden, wenn klinische Manifestation, systemische Komplementaktivierung und Zytokinfreisetzung bei der Infusion lizenzierter IVIg oder verschiedener Immunglobulinentwicklungspräparate (alle Chargenfreigabekriterien nach der Europäischen Pharmakopöe erfüllt) verfolgt werden:

- Das infundierte Immunglobulin aktiviert einzig den klassischen Weg des Komplementsystems. Treten klinische Manifestationen auf, so sind diese milder Art und eher auf die Haut beschränkt.

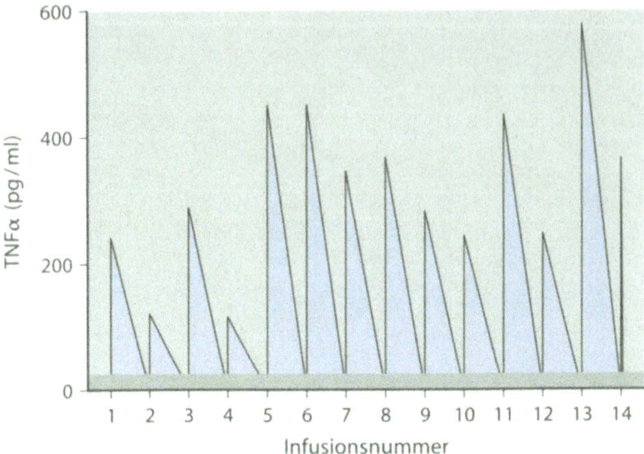

Abb. 1.3. Anstieg von TNFα in der Zirkulation bei wiederholten IVIg-Infusionen bei einer 75-jährigen Patientin mit einer persistierenden Trigeminusneuralgie links nach Varizella-zoster-Virusinfektion (Die 74 kg schwere Patientin erhielt über eine Zeitspanne von 6,5 Monaten jeweils 30 g IVIg innerhalb von 3,5 bis 4 Stunden. Die Infusionen wurden ohne Komplikationen ertragen. Die TNFα-Werte wurden vor und unmittelbar nach Ende der Infusion bestimmt. Die IgG-Werte waren vor Infusionsbeginn jeweils im Normbereich. Schattierte Fläche: Normbereich)

- Das infundierte Immunglobulin aktiviert das Komplementsystem kaum, induziert aber die Freisetzung pro- und anschließend antiinflammatorischer Zytokine. Die klinische Manifestation ist ein mehr oder minder schweres Flu-like-Symptom. Unsere Erkenntnisse und solche anderer deuten darauf hin, dass vorwiegend Dimere für diese Reaktion verantwortlich sein dürften. Das Ausmaß der Zytokinfreisetzung aus Zellen scheint zur Menge der im Körper akkumulierten Dimeren (Infusionsgeschwindigkeit kombiniert mit Dimergehalt) proportional zu sein. Die induzierten proinflammatorischen Zytokine sind (in der Reihenfolge des Auftretens) TNFα, IL-8 und IL-6. Systemisches IL-1 konnten wir nie messen. Die klinische Manifestation ist nicht proportional zur Menge der freigesetzten Zytokine. Die Erfahrung zeigt, dass der Schwellenwert für eine klinische Manifestation wiederum nicht nur von der Konzentration, sondern auch vom immunologischen Status des Individuums abhängt.
- Das infundierte Immunglobulin aktiviert Komplement und induziert gleichzeitig die Freisetzung von Zytokinen. Dieses Muster wird offenbar bei hoher Infusionsgeschwindigkeit durch zu rasche Akkumulation von IgG-Oligo- und Polymeren *in vivo* oder zu rasche *In-situ*-Bildung von Immunkomplexen verursacht. Schwere Nebenreaktionen können die Folge sein. Übergänge zwischen den einzelnen Mustern sind möglich. Durch geeignete Wahl der Infusionsgeschwindigkeit sind die allermeisten dieser klinischen Manifestationen vermeidbar. Die praktische Erfahrung zeigt, dass dies tatsächlich der Fall ist.

Verschiebungen der Blutzellzahlen, z. B. ein Absinken der Neutrophilenzahl, werden bei Nebenreaktionen anlässlich ganz unterschiedlicher medizinischer Maßnahmen beobachtet. Wird ein Absinken der Neutrophilenzahl anlässlich einer IVIg-Therapie beobachtet, so stellt sich die Frage, was als immunmodulatorische Wirkung und was als Nebenreaktion aufzufassen ist. Dass ein Absinken der Neutrophilenzahl auch ein Hinweis auf die klinische Wirksamkeit sein kann, haben Newland und Mitarbeiter gezeigt: Die Wirkung von IVIg bei der idiopathischen thrombozytopenischen Purpura (ITP) war umso besser, je tiefer die Neutrophilenzahl unter der Therapie sank [94].

Mit dem zunehmenden Einsatz hoher Dosen von IVIg bei neurologischen Autoimmunerkrankungen ist auch die Zahl der berichteten Nebenwirkungen angestiegen. In den meisten Fällen handelt es sich dabei nur um Kasuistiken, sodass aufgrund fehlender prospektiver Untersuchungen die tatsächliche Häufigkeit nur schwer abgeschätzt werden kann. Aufgrund unserer Erfahrung liegt die Frequenz der Nebenwirkungen jedoch deutlich unter den in retrospektiven Analysen angegebenen Zahlen [26, 33]. Gerade die häufigen, mit einer Frequenz von ca. 5% vorkommenden Nebenreaktionen nach Gabe von IVIg sind in den meisten Fällen leichter Natur. Schwere Zwischenfälle treten selten oder nur bei Nichtbeachtung entsprechender Sicherheitsbestimmungen und Kontraindikationen ein. Dabei sind meist alte Patienten mit schweren kardiovaskulären Vorerkrankungen gefährdet. Im Folgenden fassen wir die in der Literatur berichteten Nebenwirkungen zusammen (vgl. hierzu auch Kapitel 2).

1.3.2 Kardiovaskuläre Komplikationen und Thrombembolien

IVIg-Präparate werden häufig als Alternative zur Plasmapherese eingesetzt, wenn es sich um ältere Patienten, solchen mit septischen Komplikationen oder kardiovaskulären Vorerkrankungen handelt. Gerade bei Letzteren führt die Vergrößerung des Plasmavolumens durch IVIg zu einer Dekompensation einer vorbestehenden Herzinsuffizienz. Dies sowie erhöhte Plasma- und Blutviskosität begünstigen auch ein akutes Nierenversagen [134] sowie akute Blutdruckkrisen. Des Weiteren können thrombembolische Ereignisse ausgelöst werden, die zu ischämischen Hirninfarkten und Lungenembolien führen [54, 127]. Obwohl die Häufigkeit solcher Nebenwirkungen nach der Literatur auf den ersten Blick bis zu 3% zu betragen scheint, sind meist Patienten mit kardiovaskulären oder hämatologischen Erkrankungen betroffen, die somit eine Risikogruppe darstellen. Wahrscheinlich ist die tatsächliche Frequenz thrombembolischer Ereignisse unter IVIg-Behandlung deutlich geringer. Als Zeichen einer Hypersensitivitätsreaktion kann es innerhalb einer Stunde nach IVIg-Infusion zu Tachykardie und Blutdruckabfall kommen, wobei diese Nebenwirkungen meist durch Unterbrechen der Infusion gestoppt werden können [114].

1.3.3 Renale Komplikationen

Als seltene, aber schwere Nebenwirkung von IVIg-Behandlung kann es zu akutem Nierenversagen kommen, häufig am dritten Tag einer mehrtägigen Behandlung mit z.B. 0,4 g/kg Körpergewicht. Diese Komplikation tritt fast ausschließlich bei Patienten mit vorbestehender kompensierter Niereninsuffizienz auf [14, 134]. In einer geblindeten Studie zur Therapie der systemischen, mit antineutrophilen zytoplasmatischen Antikörpern (ANCA) assoziierten Vasculitis mit 5×0,4g IVIg/kg Körpergewicht an aufeinander folgenden Tagen (Gesamtdosis 2 g/kg Körpergewicht in einem Zyklus) zeigten Patienten mit vorbestehender Nierenschädigung und einer Filtrationsrate von <40 ml/min einen reversiblen Serumkreatininanstieg [74]. In einigen Fällen wurde eine Dialysebehandlung erforderlich, ohne bleibende renale Schädigung. Bioptisch konnte eine Schwellung und Vakuolisierung des proximalen Tubulusepithels als Hinweis auf einen osmotischen Vorgang nachgewiesen werden [14, 134] – Immunkomplexe als Hinweis für ein immunologisch vermitteltes Geschehen wurden nicht gefunden. Die wahrscheinlichste Erklärung ist, dass die oben erwähnten osmotisch wirksamen Zuckerstabilisatoren in IVIg-Präparaten die reversible Nephropathie auslösen, gesichert ist dies aber nicht [86a]. Zahlen zur Häufigkeit der osmotischen Nephrose bezogen auf die Anzahl behandelter Patienten finden sich kaum. Bei den einzigen uns zugänglichen Daten handelt es sich um eine Zusammenstellung eines IVIg-Vertreibers in den USA. Mit dem saccharosestabilisierten IVIg wurden zwischen 1984 und 1998 schätzungsweise 150000 bis 238000 Patienten infundiert und 48 Nierenfunktionsstörungen berichtet. Gründe für die reversible Nierenkomplikation scheinen einerseits die Metabolisierungsrate und/oder Clearance und andererseits die Infusionsgeschwindigkeit und die Konzentration des Stabilisators in der infundierten Lösung zu sein. Langsame Infusionsraten oder Präparate mit Glyzin als Stabilisator gelten diesbezüglich als unproblematisch. In Einzelfällen sind auch transiente Proteinurien nach IVIg beschrieben worden. Aus der Literatur und nach unserer Erfahrung gibt es keine klaren Hinweise für eine kumulative Schädigung der Nierenfunktion durch Langzeitbehandlung mit IVIg [74]. Als Sicherheitsmaßnahme empfiehlt es sich bei Patienten mit möglicher bestehender Nierenerkrankung und bei älteren Leuten, auf einen guten Hydrierungszustand zu achten und das Serumkreatinin vor und während einer IVIg-Therapie zu kontrollieren.

1.3.4 Leberfunktionsstörungen

Die nachträgliche Auswertung der ersten kontrollierten Studie zur Immunglobulintherapie bei Guillain-Barré-Syndrom hat überraschenderweise einen Anstieg an Leberenzymen bei 69% der immunglobulinbehandelten Patienten, aber nur bei 36% der mit Plasmapherese therapierten Gruppe gezeigt [102]. Hierbei ist zu berücksichtigen, dass bei bis zu 40% der Patienten bereits eine leichte Erhöhung von Leberenzymen im Rahmen der Grunderkrankung auftreten kann. Nachdem die erhöhten Leberwerte sich in den Behandlungsgruppen nach einem Monat normalisierten, kann man sicherlich nicht von einer ernsten Nebenwirkung ausgehen. Vergleichbar hohe Raten an hepatischen Nebenwirkungen wurden in anderen Studien nicht berichtet [80]. Momentan fehlt auch noch eine nachvollziehbare pathophysiologische Erklärung. Es scheint empfehlenswert bei Guillain-Barré-Patienten Leberwerte während und nach der Immunglobulintherapie zu kontrollieren.

1.3.5 Aseptische Meningitiden und Kopfschmerzen

Die häufigste, aber sicherlich nur leichte Nebenwirkung von IVIg stellen Kopfschmerzen dar. Ursprünglich dachte man, dass sie bei weniger als 5% der Patienten auftreten; in einzelnen Studien wurden allerdings bis zu 48% berichtet [33]. Meist sind die Symptome nur leicht ausgeprägt und können durch eine Verlangsamung der Infusionsrate bewältigt werden, gelegentlich werden auch Analgetika benötigt [40]. Möglicherweise sind Patienten mit Migräneneigung hierfür besonders disponiert [51]. Auch in Fällen mit schweren Kopfschmerzen kennt man keine Langzeitfolgen. In allen Fällen trat rasche Erholung der Patienten ein. Daher sehen wir dies als relevante, aber nicht als schwere Nebenwirkung von Immunglobulin an. Der pathogenetische Mechanismus ist ungeklärt, möglicherweise spielen die in IVIg enthaltenen und/oder durch die Infusion induzierten proinflammatorischen Zytokine (s. o.) eine Rolle. In 2 Fällen wurde eine enzephalopathische Reaktion beschrieben, wobei eine davon mit intrazerebralen Vasospasmen vergesellschaftet war [67, 138]. Bei beiden Patienten traten keine Spätfolgen auf.

1.3.6 Hämatologische Komplikationen

In einigen Fällen trat nach IVIg-Behandlung eine Neutropenie auf [25, 133]. Dies wird nach unserer Erfahrung möglicherweise durch die gleichzeitige Gabe von Chemotherapeutika begünstigt und manifestiert sich vor dem chemotherapiebedingten Nadir der Leukozyten. Üblicherweise erholen sich die neutrophilen Granulozyten innerhalb weniger Tage. Insgesamt ist es eine eher seltene Komplikation von IVIg, die in den meisten Fällen keine klinische Bedeutung hat. In einer retrospektiven Studie konnte bei einem Drittel der Patienten ein rascher Abfall der Lymphozyten nach Immunglobulintherapie festgestellt werden [31]. Möglicherweise wird der therapeutische Effekt von Immunglobulinen auch über die Erniedrigung zirkulierender Leukozyten verursacht (s. o.). Als seltene, aber schwere Nebenwirkung von IVIg-Therapie ist eine hämolytische Anämie beschrieben [35], die wahrscheinlich durch Isoantikörper vermittelt wird.

1.3.7 Allgemeinreaktionen

Dazu kann man Myalgien, Arthralgien, Rücken- und Thoraxschmerzen, Fieber, Übelkeit und Erbrechen sowie Pruritus zählen. Bei Patienten, die besonders hohe Dosen an IVIg erhielten, traten häufiger Dermatitiden auf [124, 139].

Die anderen Nebenwirkungen manifestieren sich meist innerhalb der ersten Infusionsstunden und sind üblicherweise selbstlimitierend. Man kann sie deutlich reduzieren, indem man die Infusionsgeschwindigkeit verringert und vorübergehend die Infusion unterbricht. In schweren Fällen werden Analgetika, Antihistaminika oder Kortikosteroide eingesetzt. Es ist wichtig zu unterscheiden, ob die potentiellen Nebenwirkungen nicht auch durch die Grunderkrankung bedingt sein können, wie dies z. B. für Rückenschmerzen beim Guillain-Barré-Syndrom zutrifft.

Weiterhin sind an berichteten Nebenwirkungen noch Alopezie, Uveitis und Hypothermie zu erwähnen, wobei der Kausalzusammenhang mit IVIg-Gabe völlig unklar ist (siehe auch Kapitel 3).

1.4 Ausschluss der Übertragung von Krankheitserregern durch intravenös verabreichbare Immunglobulinpräparate

In den letzten Jahrzehnten wurden immer wieder Fälle von Übertragung hämatogener Viren (Tabelle 1.4) durch Plasmaprodukte, vorwiegend Gerinnungspräparate, berichtet. Die Übertragung von Non-A-Non-B-Hepatitis (zumeist wohl Hepatitis-C-Virus) durch IVIg wurde mehrmals beschrieben (Tabelle 1.3) [64, 146]. In einem einzigen Fall handelte es sich um ein IVIg, bei dem ein Schritt mit pH 4 und Spuren von Pepsin zur Veredelung eingebaut waren [142]. Die genauen Ursachen, wie es zur Übertragung kommen konnte, konnten nie geklärt werden. Tragischerweise kam es zu Beginn der 90er Jahre zur Infektion mit Hepatitis C von etwa 200 Patienten mit primärem humoralem Immundefekt durch ein Präparat, das mit der Cohn-Fraktionierungsmethode gewonnen und u. a. mit Ionenaustauschchromatographie veredelt wurde. Entgegen dem weiter oben beschriebenen Fall waren in diesem Fall folgende unabdingbare Kriterien für eine gesicherte Virusübertragung erfüllt:

- Infektionen mehrerer Patienten,
- beschränkt auf diejenigen Spitäler,
- in denen identifizierbar eine/wenige bestimmte Charge(n) des Immunglobulinpräparates verwendet wurde(n), und
- in welchen nachträglich der Nachweis des betreffenden Virus gelang.

Die infektiösen Chargen waren hergestellt worden, nachdem die Testung der Einzelspende auf Anti-HCV-Antikörper eingeführt war [1, 61, 140, 148]. Die Übertragung erfolgte mit einem bis dato als sicher taxierten IVIg. Außer dem systematischen Ausschluss Anti-HCV-Antikörper-positiver Spenden war nichts am Fraktionierungsverfahren geändert worden. Die logische Folgerung war, dass die Sicherheit der Cohn-Äthanolfraktionierung vom Antikörpergehalt des Plasmapools abhängen kann, einem bei der Herstellung nur schwer kontrollierbaren Parameter. Konsequenterweise verlangten die Behörden, die Hersteller hätten kontrollierbare Schritte zur Vi-

Tabelle 1.4 Nicht belebte Pathogene im humanen Plasma und ihre Bedeutung für die Transfusion

Pathogene			
Transfusion ein gesicherter Übertragungsweg mit möglicher schwerer klinischer Konsequenz	Transfusion ein gesicherter Übertragungsweg ohne heute bekannte klinische Konsequenz	Keine Hinweise auf Übertragung durch Transfusion	Theoretisches Risiko einer Übertragung durch Transfusion kann heute (noch) nicht ausgeschlossen werden
Hepatitis-B-Virus **Hepatitis-C-Virus** **HIV 1 u. 2** **HTLV I/II** Hepatitis-A-Virus Parvovirus B19	Hepatitis-D-Virus Hepatitis-E-Virus [a] Hepatitis-F-Virus GBV-C/Hepatitis-G-Virus [b,c,d] S.E.N.-Virus [d,e] TT-Virus [d,f]	Prionen der klassischen bzw. sporadischen CJK [g]	Prionen der neuen Variante der CJK

HIV Humanes Immundefizienzvirus, **CJK** Creutzfeld-Jakob-Krankheit, **HTLV** Humanes T-Lymphozytenvirus

[a] Normalerweise enterale Übertragung; Virämie vor den Hepatitissymptomen; Möglichkeit der sporadischen parenteralen Übertragung von HEV in endemischen Gebieten (z. B. Indien).

[b] Eine 95% Proteinsequenz- und eine 85% Nukleotidsequenzhomologie legen nahe, es handle sich um verschiedene Subtypen desselben Flavivirus; HGV ist ein einstweiliger Name; der Begriff GB kommt von den Initialen eines jungen Chirurgen mit akuter ikterischer Hepatitis, dessen Serum einem Nagetier inokuliert wurde; in Risikogruppen wie Drogenabhängigen und Homosexuellen sind 50% der HBV-positiven und 67% der HCV-positiven Individuen auch HGV/GBV-C-positiv; in 21% der HCV-positiven, vielfach transfundierten Thalassämikern kann HGV-RNS nachgewiesen werden [86, 100, 150].

[c] Der GBV-c-/HGV-Nachweis in Blutspendern ist möglich und HGV kann bei der Transfusion übertragen werden, wobei eine Infektion in den überwiegenden Fällen asymptomatisch verläuft; ein kausaler Zusammenhang von HGV-Infektion und Hepatitis konnte nicht erbracht werden [16, 17, 59, 60, 86, 92, 107, 123, 144]; 7–40% der kommerziellen Plasmapools sind HGV-RNS-PCR-positiv [100]; verschiedene Chargen von IVIg-Präparaten erwiesen sich als HGV-RNS-positiv, ohne offenbar ein Risiko für die Empfänger darzustellen [99].

[d] Weitere Informationen zu diesen Viren bei [15].

[e] Beim S.E.N.-Virus handelt es sich um die neueste, aber auch umstrittenste Hepatitisvirusentdeckung. Der Nachweis wurde nicht in einer „peer-reviewed" Zeitschrift veröffentlicht [7]. Dieses Non-A-Non-E-Hepatitis Virus scheint für die (Transfusions-)Medizin keine Bedeutung zu haben (ISBT, München 2000). Bei chronischen NANE-Hepatitiden sollen bis zu 68% der Patienten positiv sein. Der Name S.E.N-Virus kommt von den Initialen des HIV-positiven drogenabhängigen Patienten, aus dessen Blut das Genom des Virus erstmals isoliert werden konnte.

[f] Der Name TT-Virus (TTV, ein DNS-Virus) weist auf die Initialen des Indexpatienten hin (TT) und ist nicht die Abkürzung für „transfusion transmitted virus" [97]; die Durchseuchungsrate verschiedener Bevölkerungen scheint hoch zu sein [5, 13, 55, 96]; es konnte kein Zusammenhang zwischen hepatozellulärem Karzinom oder Non-A-Non-E-Hepatitis und TTV-Infektion oder erhöhtem ALAT-Wert und TTV-DNA in transfusionsabhängigien Thalassämikern [113] aufgezeigt werden [91, 132]; TTV-DNS kann in Blutprodukten nachgewiesen werden [109, 147].

[g] Prionen werden als mögliche Erreger von transmissiblen spongiformen Enzephalopathien (TSE) angesehen, wobei der letzte schlüssige Beweis noch aussteht.

ruselimination/-inaktivierung in den Herstellungsprozess einzuführen. Entsprechend wurden in den letzten Jahren enorme Anstrengungen unternommen die Risiken einer Virusübertragung so weit wie möglich zu reduzieren. Verbesserte Vorschriften, welche die gezogenen Lehren aus Vorfällen einschließen, wurden von den Behörden eingeführt. Die Säulen der Verbesserung der Virussicherheit von Blut- und Plasmaprodukten sind

- auf der Seite des Ausgangsmaterials Auswahl der Spender und Auswahl der Spenden,
- seitens des Herstellungsprozesses der Einschluss von validierten Schritten zur Reduktion der Pathogenbelastung und
- auf der technischen Seite gute Herstellungspraxis („good manufacturing practice" GMP) und gute Laborpraxis („good laboratory pactice" GLP).

Mit dem obligaten Vorbehalt können zugelassene Plasmaprodukte heute als sicher angesehen werden [129].

1.4.1 Auswahl der Spender

Die Maßnahmen zur Verhinderung der Übertragung von Krankheitserregern beginnen bei der Auswahl der Spender. Diese haben nach einer erfolgreichen medizinischen Untersuchung einen detaillierten Fragebogen auszufüllen, der über die Risiken einer übertragbaren Erkrankung Auskunft geben soll. Spenderausschlusskriterien sind u. a. infektiöse oder chronisch-progrediente Erkrankungen, erhöhtes Risiko einer Infektion mit hämatogenen Viren (Sozial- und Sexualverhalten), bestätigte oder mögliche familiäre Form der Creutzfeldt-Jakob-Krankheit, vorangegangene Therapie mit Extrakten aus Hirngewebe (Hypophysenwachstumshormone), Hirnhaut- oder Hornhauttransplantate. Die Spender haben zudem die Gelegenheit, in einer für die anderen Spender nicht ersichtlichen Form die Verwendung ihrer Spende zu verhindern (anonymer Selbstausschluss). Die Blutentnahmen sind ein Bestandteil des Produktionsprozesses und haben daher unter GMP durchgeführt und dokumentiert zu sein.

1.4.2 Auswahl der Spenden, Plasmatestung

An jeder Einzelspende müssen Suchtests auf Virusmarker durchgeführt werden. Diese schließen die Bestimmung von HBsAg und Antikörpern gegen HIV-1, HIV-2, Hepatitis C und *Treponema pallidum* ein. Alle diese Tests müssen negativ sein, damit eine Spende freigegeben wird. Zusätzlich wird noch ALT (=GPT Glutamat-Pyruvat-Transaminase) als unspezifischer Infektionsmarker mittels einer standardisierten Methode getestet. Dabei darf der Wert nicht höher sein als der zweifache, obere Normalwert.

Schließlich werden bei der Herstellung stabiler Blutprodukte (Immunglobuline, Gerinnungsfaktoren etc.) die Tests auf HBsAg bzw. HIV- und HCV-Antikörper am gepoolten Plasma wiederholt. Nur negative Plasmapools dürfen für die Produktion eingesetzt werden.

Die Infektion von etwa 200 Patienten mit Antikörpermangelsyndrom durch einzelne Chargen eines IVIg-Präparats, die mit dem Hepatitis-C-Virus kontaminiert waren, hat zu beträchtlichen Bemühungen geführt, um das Risiko einer HCV-Fensterspende zu reduzieren (Fensterspende: Spender infektiös, hat aber noch keine Antikörper gebildet). Seit 1994 wurden vorerst einzelne IVIg-Chargen mittels der Polymerasekettenreaktion (PCR) auf HCV-RNS getestet. Im Jahre 1996 veröffentlichte das Paul-Ehrlich Institut (PEI) einen Stufenplan für die NAT (Nukleinsäureamplifizierungstechnik)-Testung von Plasma zum Nachwies viraler Nukleinsäure; im Oktober 1997 haben sich die Europäischen Behörden (EMEA/CPMP) für die NAT-Testung von Plasmapools ausgesprochen. Im Frühling 1999 wurde die Minipooltestung (Abb. 1.4) von HCV mittels PCR für die Freigabe von labilen Blutprodukten in der Schweiz (BAG) und Deutschland (PEI) offiziell eingeführt (Freigabekriterium: Genomtiter <5000 IE/ml in der Einzelspende).

Zitat 1

„Mit Wirkung vom 01.04. 1999 dürfen nur noch Erythrozytenkonzentrate in den Verkehr gebracht werden, die ausschließlich unter Verwendung von Blutspenden hergestellt wurden, bei denen eine Testung mit einer geeigneten Nukleinsäure-Amplifikationstechnik (NAT), z. B. einer Polymerase-Ketten-Reaktion (PCR), ein negatives Ergebnis für den Nachweis von Hepatitis-C-Virus (HCV)-Genomen erbracht hat. Die verwendete Methode muss so ausgelegt sein, dass zumindest eine HCV-RNS-Konzentration von 5000 IU/ml, bezogen auf die Einzelblutspende, verlässlich erkannt wird (Referenzpräparat: WHO-Standard HCV-RNS; 10^5 IU/ml)."

Bundesanzeiger 53, 18. März. 1998

„Therefore, CPMP recommends that from 1 July 1999 only batches derived from plasma pools tested and found non reactive for HCV RNA by NAT, using validated test methods of suitable sensitivity and specificity should be batch released...
A strategy of pre testing by manufacturers of mini pools... is encouraged..."

operational since July 1999: CPMP/BWP/390/97

Seit Juli 1999 verlangen die europäischen Behörden die HCV-RNS-Testung und die Bestimmung von HBsAg, Antikörpern gegen HIV und HCV in den Plasmapools vor der Verarbeitung. Für die Freigabe müssen alle Bestimmungen negativ ausfallen.

Die nun seit einiger Zeit durchgeführte Minipooltestung von jeweils 50 bis 100 Spenden hat Blut- und Plasmaprodukte so sicher gemacht, dass in neueren prospektiven Studien keine Virusübertragung mehr vorgekommen ist. Das Risiko der HCV-Übertragung bei korrekter Anwendung der NAT-Minipooltestung (GMP) wird heute auf etwa 1:2000000 geschätzt. Die durch die NAT bei Lookbackstudien ermöglichten Einblicke in die Dynamik der HCV-Virämie legen nahe, dass die Virusverdoppelung 2 bis 4

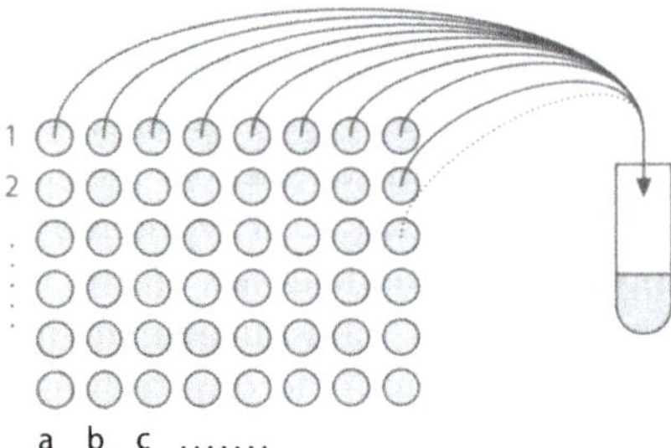

- Proben aller 48 Spenden werden zusammengegossen
- Die PCR wird am Minipool durchgeführt
- Falls negativ, werden die Spenden freigegeben

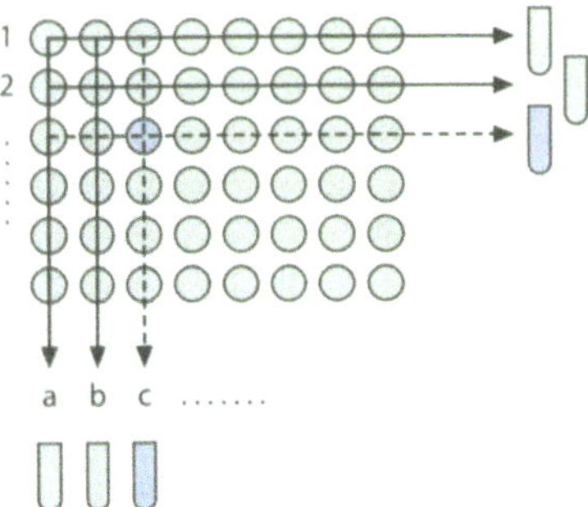

- Falls positiv, werden Reihe 1, 2 etc. und Kolonne a, b, c etc. gepoolt
- Jeder Unterpool wird getestet
- Die positive(n) Spende(n) wird/werden identifiziert und verworfen

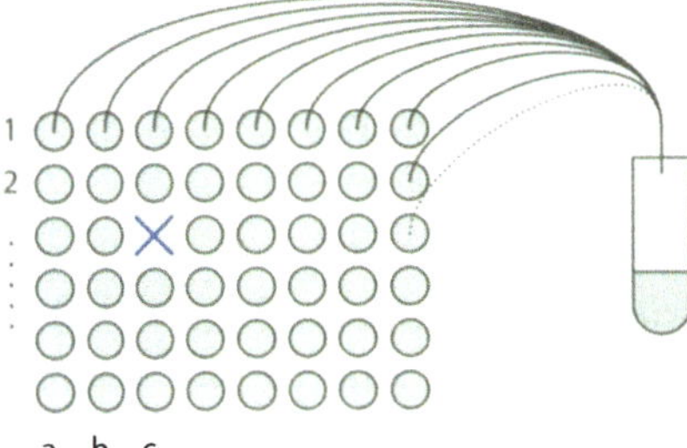

- Alle negativen Proben (48-x) werden wieder gepoolt
- Der neue Minipool wird getestet
- Falls negativ, werden die 48-x Spenden freigegeben

Abb. 1.4. Schematische Darstellung der Minipooltestung. **PCR** Polymerasekettenreaktion

Stunden beträgt und somit der Nachweis von HCV-RNS 10 bis 15 Tage nach Infektion möglich sein sollte [39].

Die Forderung steht im Raum, die Minipooltestung zugunsten der NAT-Testung der Einzelspende aufzugeben. Dabei sollten jedoch Kosten-Nutzen-Berechnungen offen und ohne Emotionen diskutiert wurden [12, 38]. Die heutige, parallele Bestimmung von Anti-HCV-Antikörpern und HCV-RNS hat ihren Preis: Der Ausschluss einer HCV-Fensterspende kostet bei einem Preis von 5 EUR pro NAT-Test 1,3 Millionen EUR [122]. Sollte die NAT-Testung auf der Ebene der Einzelspenden verlangt werden, so steigen die Kosten beträchtlich.

Weiter ist bereits in Angriff genommen, die NAT-Testung auf HAV-RNS, HBV-DNS, HIV-RNS und Parvovirus B19-DNS auszuweiten. Auch hier stellt sich die Frage, ob am Minipool oder an der Einzelspende zu testen ist und welche heutigen Bestimmungen im Gegenzug aufgegeben werden könnten. Eine NAT-Bestimmung von Einzelspenden auf HIV-RNS würde gegenüber der Minipooltestung maximal einen Tag Gewinn bei massiv erhöhten Kosten bringen [84]. Bei allem Erfolg der NAT ist nicht zu vergessen, dass neue Rekombinationen der transfusionsrelevanten RNS-Viren der Entdeckung durch NAT entgehen könnten.

1.4.3 Nachweis der Virussicherheit von Immunglobulinpräparaten

Ab den frühen 90er Jahren definierten die Behörden die Bedingungen, nach denen die Virussicherheit von Plasmaprodukten nachzuweisen ist. So müssen entsprechend den heutigen behördlichen Empfehlungen die Schritte eines Herstellungsprozesses, welche zur Virussicherheit beitragen, validiert werden [2, 4]. Grundsätzlich muss dabei unterschieden werden, ob Viren abgereichert oder inaktiviert werden.

Zitat 2

„3.3.2 Viral inactivation/removal procedures
Procedures specifically designed to inactivate/remove infectious viruses are included in the manufacturing of most plasma-derived products…
The following is not a comprehensive account of available processes and points to consider but identifies some common criteria that need to be considered for certain processes.

- Heating in aqueous solution…
- Heating of lyophilised products…
- Solvent detergent treatment…
- Virus removal by fitration…
- Low pH…“

CPMP note for guidance (review 2) July 23rd 1998: CPMP/BWP/269/95 [4]

Bei einer Validierung werden einzelne Schritte aus dem Herstellungsprozess im Labormaßstab nachvollzogen. Als erstes ist zu belegen, dass die Methode im Labormaßstab der großtechnischen Methode entspricht. Erst dann kann vor der Durchführung des einzelnen Herstellungsschrittes im Labor ein Virus dem Ausgangsmaterial beigemischt werden und die Abreicherung oder Inaktivierung des Virus während des Prozesses bestimmt werden. Die Virustiter werden jeweils am Anfang, d.h. zum Zeitpunkt des Spikings, wo nötig während des Prozesses, z.B. bei einem Inaktivierungsschritt, und am Schluss des Prozesses bestimmt. Beim verwendeten Virus müssen folgende Bedingungen erfüllt sein: 1. die (Modell-)Viren sollten den relevanten Pathogenen so ähnlich wie möglich sein, 2. sie sollten ein möglichst breites physiko-chemisches Spektrum abdecken, 3. sie sollten möglichst gut charakterisiert sein, 4. sie sollten mit genügend hohen Titern gezüchtet werden können, sodass vernünftige Abreicherungs- bzw. Inaktivierungsraten gemessen werden können. Die zu prüfenden Viren sind mindestens: HIV, ein Modellvirus für HCV, ein Modellvirus für ein großes, komplexes, umhülltes DNS-Virus und ein Modell für ein nicht umhülltes Virus. Speziell beim Nachweis der Viruselimination/-inaktivation während der Herstellung von IVIg können (kreuzreagierende) Antikörper die Resultate verfälschen. Dies führt dazu, dass bei Validierungsstudien fast nur Modellviren eingesetzt werden können. Die Auswahl der Modellviren sollte so gewählt sein, dass das Spektrum der transfusionsrelevanten Viren abgedeckt wird (Tabelle 1.5).

Die Virusinaktivierung/-elimination wird in „Logarithmen der Reduktionsfaktoren" (LRF) angegeben. Der LRF-Wert ergibt sich aus der Differenz

Tabelle 1.5 Modellviren, die in Validierungsstudien eingesetzt werden können

Virus	Abkürzung	Modellvirus für	umhüllt	Genom	Größe (nm)
Pseudorabiesvirus[a]	PRV	Humane Herpesviren	ja	dsDNS	120–200
Semliki-Forest-Virus[a]	SFV	HCV	ja	ssRNS(+)	60–70
Sindbis-Virus[a]	SIN	HCV	ja	ssRNS(+)	60–70
Bovines-Virus-Diarrhoe-Virus[a]	BVDV	HCV	ja	ssRNS(+)	50–70
Humanes Immundefizienz-virus (in Zellkulturen gezüchtet)[a]	HIV	–	ja	ssRNS(+)	80–120
Bovines Enterovirus[a]	BEV	HAV	nein	ssRNS(+)	25–30
Hepatitis-A-Virus[b]	HAV	HAV	nein	ssRNS(+)	25–30
Bovines Parvovirus	BPV	B19	nein	ssDNS	~20
Canines Parvovirus	CVP	B19	nein	ssDNS	~20
„minute virus of mice"	MMV	B19	nein	ssDNS	~20

HCV Hepatitis-C-Virus, **B19** Parvovirus B19, **HAV** Hepatitis-A-Virus

[a] Daten entsprechen den Richtlinien CPMP/BWP/268/95.

[b] Einsatz nur sinnvoll, wenn keine Antikörper gegen HAV im Präparat vorkommen, z.B. bei Inaktivierungsstudien (Pasteurisierung) mit Albumin.

des Logarithmus der Infektiösität vor und nach dem untersuchten Prozessschritt. Bei einer Abreicherung eines Virus ist zu belegen, dass die Summe der infektiösen Viren z.B. nach einer Fällungsreaktion im Niederschlag und im Überstand gleich der Menge der anfangs beigemischten Viren ist, d.h., dass die Bilanz stimmt. Bei der Inaktivierung ist die Kinetik der Abnahme der Infektiösität zu zeigen.

Zitat 3

„Design of validation studies: ... 5.4. Whenever possible, it should be shown whether the reduction in virus infectivity is accomplished by inactivation of virus or by removal of virus particles. This may be achieved by establishing the kinetics of loss and /or a balance of infectivity, as appropriate..."

CPMP guidelines, February 14th, 1996: CPMP/BWP/268/95, [2]

Die Kombination von Abreicherung und Inaktivierung ist entsprechend zu belegen. Die Behörden empfehlen, die Schritte zur Viruselimination/-inaktivierung so zu wählen, dass diese möglichst verschiedenen physikalischen bzw. chemischen Prinzipien gehorchen. Die heute angewandten Methoden sind in Tabelle 1.6 zusammengefasst (s. auch Zitat 2).

1.4.4 Virusabreicherung und -inaktivierung während der Immunglobulinherstellung

Bei der Plasmafraktionierung nach Cohn und Oncley oder Kistler und Nitschmann (Vorreinigung von IgG durch Alkoholfällungen) werden nach jedem Schritt Präzipitat und Überstand getrennt und es wird mit diesem oder jenem weitergearbeitet. Die Abtrennung der Niederschläge erfolgt vorzugsweise mittels Filtration in Gegenwart von Filterhilfsmitteln. Verschiedene Hersteller setzen aber immer noch Zentrifugen ein. Obwohl Filtration oder Zentrifugation nicht speziell für die Virusinaktivierung/-eliminierung eingeführt wurden, haben einige Hersteller die Validierung von Fällungsschritten in Gegenwart von Filterhilfsmitteln als sinnvoll erachtet, denn es war abzusehen, dass auch nichtumhüllte Viren eliminiert werden könnten.

Falls bei einem Fraktionierungsschritt eine Virusreduktion festgestellt wird, jedoch keine Bilanz erstellt werden kann (Tabelle 1.7a), und der Überstand weiterverarbeitet wird, lohnt es sich diesen Schritt auf eine gleichzeitig erfolgende Virusinaktivierung zu untersuchen. Während des Fraktionierungsschrittes, welcher sich über mehrere Stunden erstreckt und pH-Verschiebungen sowie Änderungen des Äthanolgehaltes beinhaltet, wird z.B. das Sindbis-Virus sowohl inaktiviert wie auch bei der anschließenden Filtration entfernt (Tabelle 1.7b). Mit Berücksichtigung der Inaktivierung ist die geforderte Bilanz bei der Abtrennung gegeben [77].

Jeder Hersteller hat seine eigene(n) Methode(n), um die intravenöse Verträglichkeit des Endproduktes zu erreichen (Tabelle 1.2). Jeder Veredelungs-

Tabelle 1.6 Die heute im technischen Maßstab eingesetzten Abreicherungs- und Inaktivierungsmethoden zur Verringerung der Infektiösität von IVIg

Vorgehen	Prinzip	Methode(n)	Beispiele
Ausgrenzung in verschiedene Phasen	Abreicherung[a, b]	– Löslichkeitsänderungen – Adsorption an Filterhilfsmittel – Säulenchromatographie	Plasmafraktionierung mit Hilfe von Fällungsreaktionen in der Kälte in Gegenwart von Äthanol mit anschließender Abtrennung des Niederschlages in Gegenwart von Filterhilfsmitteln[d]
Zerstörung der Proteinstruktur, die für die virale Infektiösität essentiell ist bei gleichzeitiger Erhaltung der biologischen Aktivität des Produkts	Inaktivierung[c]	– β-Propiolacton/UV – pH 4 oder pH 4,25 – pH 4/Spuren von Pepsin – Proteasen auf fester Phase – Hitzebehandlung(en) – Solvent/Detergens-Behandlung	Intraglobin F Polyglobin 10%[e], Octagam Sandoglobulin[e], Redimune[g] Endobulin, Endobulin S/D[e] Alphaglobin[e] Gammagard S/D[e] Octagam, Endobulin S/D
Auftrennung nach Größe	Abreicherung[a]	– Nanofiltration	Sandoglobulin[e, f] Redimune[g]

[a] Geeignet für Abreicherung von umhüllten und nichtumhüllten Viren sowie Prionen.

[b] Bei gewissen Fällungsmitteln und geeigneten Bedingungen kann auch eine gleichzeitige Virusinaktivierung erfolgen.

[c] Eine spezifische, das Produkt nicht schädigende Inaktivierung von Prionen ist heute nicht absehbar.

[d] Diese Abreicherungsschritte sind zwar für gewisse IVIg validiert, stellen aber nicht speziell eingeführte Viruselimination und/oder Inaktivierungsschritte dar. Die Schritte tragen zur Abreicherung von Prionen bei, soweit Plasma überhaupt mit Prionen verseucht sein kann.

[e] Um der amerikanischen Literatur folgen zu können, sind die Namen der Präparate, die auch in den USA unter FDA-Lizenz vertrieben werden, angegeben: Alphaglobin und Gammagard S/D unter gleichem Namen, Endobulin unter Ivegam, Polyglobin unter Gamimune, Sandoglobulin unter Sandoglobulin (Novartis), Panglobulin (Amerikanisches Rotes Kreuz) und Immune Globulin Intravenous (Human) ZLB (ZLB Bioplasma Inc. ab 1.1.2001).

[f] Nanofiltrierte Form im August 2000 noch nicht in allen europäischen Ländern registriert.

[g] Vertriebsname in der Schweiz.

schritt kann zur Virusinaktivierung/-elimination beitragen. Die exakte Kenntnis des Vorgehens und der Parameter ist Bedingung, um Validierungsresultate berichten und beurteilen zu können.

Wir kommentieren im Folgenden die uns in den Einzelheiten bekannten Validierungsresultate als Beispiele:

Beispiel 1: Virusreduktion durch Filtrationsschritte. Nach Veredelungsschritten oder nach Virusinaktivierungsschritten können Klärfiltrationen nötig werden. Jeder dieser Schritte kann theoretisch zur Virusabreicherung beitragen (Tabelle 1.8).

Tabelle 1.7 Beispiel von Virusabreicherung in verschiedenen Phasen bei **a** Fällungsreaktionen (Fraktionierung) und **b** Veredelungsschritten während der Herstellung eines IVIg. Der Herstellungsprozess ist schematisch in Abb. 1.1 beschrieben. Als Beispiel sind die Abreicherung von Sindbis-Virus, einem Modellvirus für HCV, sowie Bovinem Enterovirus, einem Modell für HAV, aufgeführt

a	Bovines Enterovirus		Sindbis-Virus	
	LRF	Bilanz	LRF	Bilanz
Plasma → Niederschlag A	1,16	ja	3,24	nein
Niederschlag A → Überstand B	3,44	ja	3,25	nein[a]
Überstand B → Paste GG	1,09	ja	4,24	nein
b	**Bovines Enterovirus**		**Sindbis-Virus**	
	LRF	Bilanz	LRF	Bilanz
Klärfiltration 1	4,14	ja	4,65	ja
Klärfiltration 2 (Schritt 3)	3,88	ja	2,97	ja
Klärfiltration 3 (Schritt 4)	2,87	ja	1,72	ja

LRF „Logarithmen der Reduktionsfaktoren"

[a] Dieser Schritt wurde weiter untersucht. Es konnte ein Zusammenspiel von Inaktivierung und Elimination nachgewiesen werden (Abb. 1.5)

Tabelle 1.8 Abreicherung (LFR's) von Viren in verschiedenen Phasen bei Fällungsreaktionen und Veredelungsschritten während der Herstellung eines IVIg. Der Herstellungsprozess ist schematisch in Abb. 1.1 beschrieben

	HIV	PRV	SFV	SIN	BEV
Äthanolfällung	4,0	3,6	3,6	3,2	3,4
Klärfiltration 1	5,4	4,7	2,2	4,6	4,1
Klärfiltration 2	4,0	4,7	3,5	2,9	3,8
Klärfiltration 3	2,3	3,0	<1[a]	1,7	2,8

HIV Humanes Immundefizienzvirus, **PRV** Pseudorabiesvirus, **SFV** Semliki-Forest-Virus, **SIN** Sindbis-Virus, **BEV** Bovines Enterovirus

[a] LRF's = 1, werden für die Gesamtreduktion nicht berücksichtigt

Obwohl es sich bei den Fällungsreaktionen nicht um speziell für die Viruselimination eingeführte Schritte handelt, stehen sie solchen bezüglich Effizienz und Robustheit unter Umständen kaum nach. Wir haben die Virusabreicherung bei der Äthanolfällung (Abb. 1.1) im Abstand von Jahren zweimal studiert. Es wurden praktisch die identischen Resultate erhalten (Tabelle 1.9), was auf die Robustheit dieses Schrittes hinweist, der auch ein nichtumhülltes Virus effizient zu eliminieren vermag. Die Resultate sind auch deshalb beachtlich, weil das Ausgangsmaterial nicht identisch war.

Tabelle 1.9 Resultate der im Abstand von mehreren Jahren wiederholten Aufarbeitung von Niederschlag A, eines der Präzipitations-/Adsorptionsschritte (Äthanol / Filterhilfsmittel) der Kistler-Nitschmann-Fraktionierung [78] mit Ausgangsmaterial aus der Cohn-Fraktionierung [46, 101] (Die Angaben sind die Logarithmen der Reduktionsfaktoren)

Ausgangsmaterial / Virus (Modellvirus für)	PRV (HSV/CMV)	SIN (HCV)	BEV (HAV)
Niederschlag A	3,68	4,72	3,44
Cohnpaste (I), II und III	3,80	4,93	3,70

PRV Pseudorabiesvirus, **SIN** Sindbis-Virus, **BEV** Bovines Enterovirus, **HSV** Herpes-Simplex-Virus, **CMV** Zytomegalievirus, **HCV** Hepatitis-C-Virus, **HAV** Hepatits-A-Virus

Beispiel 2: Virusinaktivierung. Um den Anforderungen der Behörden zu genügen, muss bei der Validierung einer Virusinaktivierung eine Kinetik aufgezeigt werden können.

Zitat 4

„5.4. For a viral inactivation step, the kinetics of inactivation… should be studied…Where the inactivation is too rapid to plot the kinetics using process conditions, further studies should be performed in order to prove that infectivity is indeed lost by inactivation…"

CPMP guidelines, February 14th 1996: CPMP/BWP/268/95 [2]

Methoden, die ursprünglich eingeführt wurden, um die intravenöse Verträglichkeit von IVIg zu erlangen (β-Propiolacton/UV-Behandlung, pH 4 in Gegenwart von Spuren von Pepsin), haben sich im Nachhinein als viruzide Schritte entpuppt [76]. Der ausgezeichnete, sich z. T. über eine Zeitspanne von mehr als 20 Jahren erstreckende „safety record" der Präparate gibt Zeugnis davon. Die Bedeutung dieser Schritte ist nicht zu verkennen, wenn man bedenkt, dass die entsprechenden Immunglobuline zwischen 1981 und 1985 zu einem Zeitpunkt fraktioniert wurden, als der Nachweis der HIV-Infektion in der Einzelspende nicht möglich war. In Einzelfällen wurden aus demselben Plasmapool IVIg und Gerinnungsfaktoren hergestellt. Während es durch die Gerinnungsfaktoren tragischerweise zu HIV-Übertragungen kam, war das bei den IVIg nie der Fall.

Im Folgenden wollen wir die Behandlung bei pH 4 in Gegenwart von Spuren von Pepsin darstellen. Die Virusinaktivierung unter den Herstellungsbedingungen läuft äußerst schnell ab, sodass es schwierig ist, eine saubere Kinetik zu erheben. Deshalb wurden die Inaktivierungskinetiken der verschiedenen Viren bei unterschiedlichen Temperaturen bestimmt und für jede Temperatur die Inaktivierungskonstante errechnet. Die Attraktivität dieses Vorgehens liegt darin, dass mit dem Arrhenius-Plot eine Möglichkeit der internen Qualitätskontrolle besteht: Liegen die Werte der Inaktivierungskonstanten im Arrhenius-Plot auf einer Geraden, so gelten die Bestimmungen

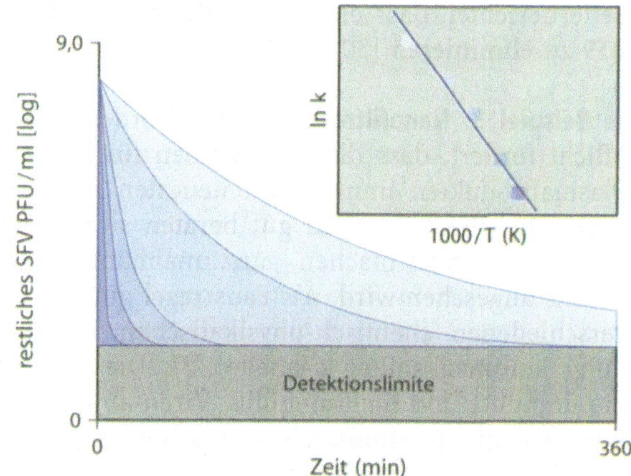

Abb. 1.5. Kinetik der Inaktivierung von **SFV** Semliki-Forest-Virus (Modellvirus für Hepatitis-C-Virus) beim Virusinaktivierungsschritt (Abb. 1.1) bei verschiedenen Temperaturen (4° bis 37°C). Die Inaktivierung bei 37°C ist sehr rasch. Wird die Temperatur gesenkt, verlangsamt sich die Inaktivierungskinetik (Einschub: Die Inaktivierungskonstanten wurden berechnet und deren natürlicher Logarithmus gegen den Reziprokwert der absoluten Temperatur (T) aufgetragen, Arrhenius-Plot). PFU „plaque forming unit"

Tabelle 1.10 Beispiel einer Reduktion (LFR's) der Virusbelastung durch Inaktivierung. Ein Schritt wurde validiert, der ursprünglich zur Erlangung der intravenösen Verträglichkeit eingeführt wurde, nämlich die Behandlung bei pH 4 in Gegenwart von Spuren von Pepsin

	HIV	PRV	SFV	BVDV	BEV
pH 4/Spuren von Pepsin	6,1	>5,3	>6,8	>4,4	<1

HIV Humanes Immundefizienzvirus; **PRV** Pseudoabiesvirus, **SFV** Semliki-Forest-Virus, **BVDV** Bovines-Virus-Diarrhoe-Virus, **BEV** Bovines Enterovirus

als zuverlässig (Abb. 1.5). Die Inaktivierungskonstanten erlauben dann, die Zeiten zu berechnen, die nötig sind, um ein gewisses Virus um einen bestimmten LRF zu inaktivieren [125]. Wie aus Tabelle 1.10 ersichtlich ist, resultiert die Behandlung bei pH 4 und Spuren von Pepsin in einer effizienten Inaktivierung aller eingesetzten, umhüllten Modellviren. Das nichtumhüllte bovine Enterovirus hingegen wird nicht inaktiviert. Inwieweit die festgestellte Reduktion des bovinen Parvovirus während der pH-4-Behandlung eine effektive Inaktivierung darstellt, kann nicht mit Sicherheit gesagt werden, da es sich auch um eine Neutralisation handeln könnte (Antikörper gegen humanes Parvovirus B19 zeigen eine Kreuzreaktion mit dem bovinen Parvovirus). Für eine Neutralisation spricht, dass Parvoviren im Allgemeinen zwischen pH 3 und 9 selbst bei erhöhten Temperaturen stabil sind. Andererseits könnte es sein, dass das Virus im Immunkomplex ein anderes Stabilitätsverhalten zeigt als in seiner freien Form. Tatsächlich wurde von unabhängiger

Seite berichtet, dass eine Behandlung bei pH 4 in der Lage sei, Parvovrius B19 zu eliminieren [30, 117].

Beispiel 3: Nanofiltration. Die Behörden erwarten und die Produkthaftpflicht fordert, dass die Maßnahmen für die Virussicherheit von Blut und Plasmaprodukten immer dem neuesten Stand der Möglichkeiten entsprechen: Die Hersteller sind gut beraten sich ständig zu bemühen, ihre Produkte sicherer zu machen, ganz unabhängig davon, wie sicher ein Produkt bereits angesehen wird. Als Faustregel gilt, dass mehrere Methoden, die auf verschiedenen chemisch-physikalischen Prinzipien beruhen, zur Anwendung kommen sollten (Tabelle 1.2). Die Nanofiltration ist eine Methode, die umhüllte und nichtumhüllte Viren ab einer bestimmten Größe entfernt. Das Prinzip ist grundsätzlich verschieden von den oben bereits aufgeführten Abreicherungsmethoden.

Zitat 5

- „Manufacturers should apply their best efforts to develop methods to inactivate/remove viruses and this should be a continuing process."
- Virus removal by filtration: This is a new developing area of technology. There may be difficulties with removing the smaller viruses by filtration while maintaining a satisfactory yield of the product.
- ...the parameters critical for virus removal (e.g. volume, ionic strength, flow rate, pressure and loading) should be identified...

CMPM guidelines, (review 2) July 23rd 1998: CPMP/BWP/269/95 [4]

Wird ein Viruseleminationsschritt in einen etablierten Herstellungsprozess eingefügt, lohnt es sich zu überlegen, wo am besten der Schritt einzufügen ist. In unserem Beispiel wurde die Nanofiltration vor der pH 4-Pepsin-Behandlung in den Produktionsprozess eingefügt (Abb. 1.1) um sicherzustellen, dass

- möglichst unveränderte Viren der Nanofiltration ausgesetzt werden und
- möglichst wenig Viren zum pH 4-Pepsin-Schritt gelangen.

Die mit der Nanofiltration (Virusfilter der Firma Pall) erzielbaren LRF-Werte sind in Tabelle 1.11 gelistet. Das nicht umhüllte bovine Enterovirus,

Tabelle 1.11 Abreicherung (LFR's) von Viren durch die Nanofiltration

	HIV	PRV	SIN	BVDV	BEV[a]
Nanofiltration	>4,9	>4,4	>7,5	>4,5	>5,1

HIV Humanes Immundefizienzvirus, **PRV** Pseudoabiesvirus, **SIN** Sindibs-Viurs, **BVDV** Bovines-Virus-Diarrhoe-Virus, **BEV** Bovines Enterovirus

[a] Die Entfernung von BEV ist abhängig von der Anwesenheit von (kreuzreagierenden) Antikörpern

das aufgrund seiner Dimension den Nanofilter passieren sollte, wurde in Gegenwart von kreuzreagierenden Antikörpern ebenfalls zurückgehalten (LRF >5,1). Es ist deshalb wahrscheinlich, dass Picornaviridae, wie HAV, Polio, oder Coxsackie, gegen die Antikörper in allen IVIg-Präparaten zu finden sind, in Form von Immunkomplexen durch die Nanofilter zurückgehalten werden können.

Beispiel 4: Solvent-Detergens-Behandlung. Für Plasmaprodukte, deren Herstellung keine (frisch gefrorenes Plasma) oder nur wenige Schritte (Gerinnungsprodukte) bis zum Fertigprodukt umfassen, hat sich die Solvent-Detergens-Behandlung (S-D-Behandlung) bewährt. Allerdings müssen bei gewissen Proteinen Funktionseinbußen in Kauf genommen werden, die Kosten-Nutzen Frage stellt sich, und auch diese Methode kann das Risiko einer Virusübertragung nicht vollständig ausschließen. Weil nur umhüllte Viren inaktiviert werden, wächst durch das Poolen das Infektionsrisiko mit nichtumhüllten Viren. Dies hat dazu geführt, dass z.B. in den USA für S-D-behandeltes frisch gefrorenes Plasma eine zusätzliche NAT-Testung eingeführt werden musste [6, 10, 44, 71, 90].

Unsere eigene Erfahrung mit der S-D-Methode ist auf Gerinnungspräparate und ein chromatographisch hergestelltes anti-D-Hyperimmunglobulin [131] beschränkt. Die zahlreichen Herstellungsschritte zum klassischen IVIg ermöglichen die Kombination verschiedener Viruseliminations- und Virusinaktivierungsmethoden, die der S-D-Methode ebenbürtig sind [77]. Die großen Mengen an IVIg, die in Bern hergestellt werden, erlauben es aus Umweltschutzgründen nicht, die S-D-Methode einzuführen. In den Abwasserreinigungsanlagen, die mit biologischen Reinigungsstufen arbeiten, würden die Bakterien die anfallenden Mengen Lösungsmittel und Detergens nicht überleben. Eine anderweitige Entsorgung der Abfälle wäre entweder kostenintensiv oder ebenfalls problematisch. Abschließend kann festgehalten werden, dass bei einem etablierten, über Jahre bewährten und sicheren Herstellungsverfahren die Einführung der S-D-Methode wegen eventueller Rückstände oder möglicher Veränderungen der Proteinstruktur wohl überlegt sein sollte.

1.5 Ausblick: Hinweise zur Prionensicherheit von IVIg

Als Verursacher der transmissiblen spongiformen Enzephalopathien (TSE) werden Prionen postuliert. Prionen sind „infektiöse" Proteine ohne Nukleinsäureanteil. Sie haben eine veränderte Faltung eines normalen zellulären Proteins. Die „Infektiösität" der Prionen besteht in ihrer Fähigkeit, eine β-Faltblatt-reiche Struktur gegenüber dem normalen Protein anzunehmen und dadurch eine Aggregatebildung zu ermöglichen [41]. Es gibt Hinweise darauf, dass die filamentähnlichen Aggregate degenerative Hirnerkrankungen mit Todesfolge verursachen können. Die menschlichen Formen der TSE sind

Kuru, tödlich familiäre Schlaflosigkeit, Gerstmann-Sträussler-Scheinker-Syndrom und die Creutzfeldt-Jakob-Krankheit (CJK). Es sind heute 4 Formen der CJK bekannt:

- die iatrogene Form,
- die familiäre Form,
- die „klassische/sporadische" Form und die
- „neue Variante".

Heute wird mit dem medizinischen Fragebogen, der von jedem Spender auszufüllen ist, alles unternommen, um eventuelle unerkannte iatrogene oder familiäre CJK identifizieren und die Spende verhindern oder vernichten zu können. Die klassische/sporadische Form der CJK gilt mittlerweile als nicht durch Blut und Blutprodukte übertragbar [9, 143], wogegen die Übertragung durch Nerven-/Hirngewebe oder Hirnextrakte als gegeben angesehen wird [3, 50, 81, 93]. Keiner der Empfänger von Blutprodukten, die aus einer infizierten Spende (klassische CJK) gewonnen wurden, ist gemäß einer Studie des amerikanischen Roten Kreuzes bisher erkrankt. Zwei Fälle von CJK nach Infusion von Albumin wurden als zufälliges Zusammentreffen gewertet [106]. Hingegen hat die spontane Demenz relativ junger Leute (der jüngste vermutlich befallene Patient ist ein Kleinkind), auch als „neue Variante" der Creutzfeldt-Jakob-Krankheit bezeichnet (nvCJK), weltweit Besorgnis erregt. Es gibt Hinweise darauf, dass die Erreger des Rinderwahnsinns (BSE) sehr ähnlich oder sogar identisch sein könnten mit den Prionen, die post mortem bei nvCJK-Patienten gefunden wurden [36, 49]. Aufgeschreckt haben Berichte, wonach das BSE-Prion auf andere Spezies übertragbar ist [29, 36, 36, 82].

Heute kann die Möglichkeit einer Übertragung der nvCJK durch Blut und Blutprodukte nicht mit allerletzter Sicherheit ausgeschlossen werden [58, 137, 141], obwohl keine Hinweise auf transfusionsvermittelte Übertragung von nvCJK vorliegen[1] und die Analyse auf abnormale Prionproteine von 3000 prospektiv entfernten Tonsillen in England keine positiven Ergebnisse gebracht hat [63, 137, 141]. Das (vorerst theoretische) Risiko der Übertragung von nvCJK durch Blut und Blutprodukte zu senken, ist aus folgenden Gründen schwierig:

- unbekannte Natur des Agens, was keine schlüssigen Experimente zulässt,
- seine vermutete Widerstandsfähigkeit gegenüber den üblichen Dekontaminationsmaßnahmen und
- der Mangel an einer raschen, zuverlässigen und empfindlichen Nachweismethode.

---

[1] Nach der Drucklegung wurde die Übertragung von BSE durch Transfusion von Schaf zu Schaf berichtet und hat viel Aufsehen erregt. Die Aufmerksamkeit rührt aber von einer nicht sehr sorgfälltigen Auslegung erster und früher Resultate einer Langzeitstudie, die dann umgehend von kompetenter Seite mit Fragezeichen versehen wurde [34a].

Es bleibt die Möglichkeit, Blutspender mit erhöhtem Risiko auszuschließen. Auf der Grundlage, dass bisher 2 Fälle[2] von nvCJK aus Frankreich [69] und 1 Fall aus Irland [8], aber alle übrigen Fälle aus England berichtet wurden (Stand Ende Juni 2000: 75 Patienten), haben verschiedene Behörden angeordnet, Blutspender, die sich zwischen 1980 und 1996 6 Monate oder mehr in Großbritannien aufgehalten haben, von der Spende auszuschließen. In den USA wird mit einem Ausfall von 1–4,5% des Blutaufkommens gerechnet. Der Nutzen einer Leukodepletion für die Sicherheit von Plasmaprodukten ist ohnehin fraglich und auch für labile Blutprodukte umstritten. Die Replikation von Prionen in lymphatischen Geweben hängt von reifen follikulären dendritischen Zellen ab, die Infektion der Nervenzellen erfolgt offenbar direkt von diesen Zellen aus [87]. Die Reifung der follikulären dendritischen Zellen hängt wiederum von B-Zellen ab [34]. Versuche mit B-Zell-knock-out-Mäusen [79] belegen nicht schlüssig, dass die Prionensicherheit mit Leukodepletion erhöht werden kann. Ob die Ausgrenzung in verschiedene Phasen (Fällung und Filtration in Gegenwart von Filterhilfsmitteln) und die Nanofiltration Prionen während der Plasmafraktionierung entfernt, bleibt zu untersuchen.

Solange die Natur eines möglichen, durch Blut übertragbaren Erregers von nvCJK unklar ist, kann sämtlichen bereits publizierten und noch durchzuführenden Untersuchungen zur Prionensicherheit von Blut- und Blutprodukten bloß ein Modellcharakter zugestanden werden! Als Modell für TSE wird heute meist ein an Nager adaptierter Scrapiestamm verwendet (Hamster Scrapie 263K), welcher aus Hirngewebe isoliert wird. Neuere Untersuchungen haben gezeigt, dass sich andere TSE-Agenzien wie das Prion der klassischen/sporadischen CJK, des Gerstmann-Sträussler-Scheinker-Syndroms oder der BSE in Modellversuchen bezüglich Abreicherung bei der Aufarbeitung von humanem Plasma praktisch identisch verhalten (S. Petteway, persönliche Mitteilung, EMEA-Workshop 2000, CPMP/BWP/1244/00).

Foster hat eine ausgedehnte Studie zur möglichen Reduktion von Prionproteinen während der Fraktionierung vorgelegt. Er hat geschätzt, die Immunglobulinfraktionierung könnte durch Verteilungsprozesse eine Reduktion der Infektiösität von etwa 10^9 bringen [62]. Bei einer Studie zur Prionenabreicherung in Zusammenarbeit mit R. Rhower (Baltimore) kamen eigene Erfahrungen mit der Validierung der Virusabreicherung durch Filtrationen zugute. Die Untersuchungen ergaben ebenfalls signifikante Reduktionen an hamsteradaptiertem Scrapieagens. Es wurden Hirnhomogenate oder Fibrillen dem Ausgangsmaterial beigegeben, bevor die Schritte der Immunglobulinfraktionierung im Labormaßstab durchgeführt wurden (Abb. 1.1). Die Infektiösität der nach der Fraktionierung anfallenden Lösungen wurde durch Titration mittels intrazerebraler Injektion von Verdünnungsreihen in gesunden Hamstern bestimmt. Die Auswertung der Versuche mit Fibrillen erfolgte mit Western blot. In der Summe konnte eine

[2] Inzwischen wurde von einem weiteren Fall in Frankreich berichtet.

Reduktion der infektiösen Titer um 10 Logarithmen gemessen werden. Bei Studien mit dem TSE-Agens stellt sich immer wieder die Frage, ob die Resultate der einzelnen Schritte wirklich aufaddiert werden können, denn verschiedene Stämme mit verschiedener Sensitivität könnten im Inokulum gewesen sein. Um dies zu klären, wurde ein Teil der Versuche wiederholt, wobei 2 Produktionsschritte hintereinander ausgeführt wurden. Die Summe der Logarithmen der Reduktion der einzelnen Schritte war 7,49, die der zu einem Versuch zusammengefassten Schritte war >6,12. Die Nanofiltration erbrachte eine weitere Reduktion um 5 Logarithmen [89]. Kürzlich wurde eine Studie berichtet, bei der der Prionennachweis mit Western blot erfolgte. Die ersten Schritte des Cohn-Fraktionierungsschemas wurden untersucht. Bei der Kryopräzipitation (Abb. 1.1) und Gewinnung von Fraktion I war die Abreicherung nur 10^1, dagegen bei der Gewinnung von Fraktion III 10^4 [83].

Sollten überhaupt Erreger von nvCJK im menschlichen Blut vorkommen, so dürfen nach allgemeiner Ansicht die Titer als sehr niedrig angenommen werden. Eine, wenn auch bloß im Modell nachgewiesene Reduktion der infektiösen Titer um 10^{10} bis 10^{15} dürfte die oben erwähnten epidemiologischen Beobachtungen bezüglich Übertragung von spongiformen Enzephalopathien durch IVIg stützen. Ein am 15./16. Mai 2000 durchgeführtes Expertentreffen der EMEA [11] kommt zu dem Schluss, dass es vorerst keine Hinweise gibt für die Übertragung der klassischen Form von CJK durch Blut oder Blutprodukte.

Für Aussagen zu nvCJK fehlen bisher die Datengrundlagen.

Zitat 6

„There continues to be no evidence that CJD (sporadic, familial and iatrogenic) is transmitted via blood or plasma-derived medicinal products...

A considerable number of spiking studies have been undertaken to investigate the partitioning and removal of the abnormal prion protein (PrP^{SC}) or infectivity during the fractionation process. The results are broadly consistent and suggest that a number of steps contribute to removal of the TSE agent, including ethanol fractionation, precipitation steps, chromatographic procedures, nanofiltration and depth filtration. The extent of removal depends on the processing conditions. There is still uncertainty about the relevant spiking agent to represent the infective agent, if it were present in blood."

EMEA Expert Workshop Report: CPMP/BWP/1244/00 [11]

Literatur

1. Anonym from the Centers for Disease Control and Prevention (1994) Outbreak of hepatitis associated with intravenous immunoglobulin administration - United States, October 1993 - June 1994. J Am Med Assoc 272:424–425
2. Anonym by CPMP Biotechnology Working Party (1996) Note for guidance on virus validation studies: The design, contribution and interpretation of studies validating the incativation and removal of viruses. CPMP/BWP/268/95 Final Version 2:1–13
3. Anonym (1997) Creutzfeldt-Jakob disease associated with cadaveric dura mater grafts - Japan, January 1979-May 1996. Mor Mortal Wkly Rep 46:1066–1069
4. Anonym by CPMP (1999) Note for guidance on plasma derived medicinal products. The European Agency for the Evaluation of Medicinal Products - Human Medicines Evaluation Unit CPMP/BWP/269/95 Final Version 2; London, 23 July 1998:1–17
5. Anonym (1999) First outbreak of TT virus in California. AABB Wkly Rep 5:6–6
6. Anonym (1999) NAT testing of solvent-detergent treated fresh frozen plasma. AABB Wkly Rep 5:3–4
7. Anonym (1999) Newly discovered virus may cause non-A, non-E hepatitis. AABB Wkly Rep 5:1–2
8. Anonym (1999) nvCJD in Ireland. AABB Wkly Rep 5:4–4
9. Anonym (1999) VA study finds no link between CJD and plasma derivatives. ABC Newsletter 17:6
10. Anonym (1999) VI Technologies this week expanded its voluntary recall of its solvent-detergent treated pooled plasma, PLAS-SD to include eleven additional lots. ABC Newsl 1999:9–10
11. Anonym (2000) EMEA expert workshop on human TSEs and plasma-derived medicinal products. The European Agency for the Evaluation of Medicinal Products - Human Medicines Evaluation Unit CPMP/BWP/1244/00:1–13
12. Anonym (2000) FDA has advised that it would „consider elimination of (current viral detection) test if data was presented showing a more sensitive test was available. International Blood/Plasma News 17:161
13. Abe K, Inami T, Asano K, Miyoshi C, Masaki N, Hayashi S, Ishikawa K, Takebe Y, Win KM, El-Zayadi AR, Han KH, Zhang DY (1999) TT virus infection is widespread in the general populations from different geographic regions. J Clin Microbiol 37:2703–2705
14. Ahsan N, Palmer BF, Wheeler D, Greenlee RG, Toto RD (1994) Intravenous immunoglobulin-induced osmotic nephrosis. Arch Intern Med 154:1985–1987
15. Allain JP (2000) Emerging viruses in blood transfusion. Vox Sang 78:243–248
16. Alter HJ, Nakatsuji Y, Melpolder J, Wages J, Wesley R, Shih JWK, Kim JP (1997) The incidence of transfusion-associated hepatitis G virus infection and its relation to liver disease. N Engl J Med 336:747–754
17. Alter MJ, Gallagher M, Morris TT, Moyer LA, Meeks EL, Krawczynski K, Kim JP, Margolis HS (1997) Acute non-A-E hepatitis in the United States and the role of hepatitis G virus infection. N Engl J Med 336:741–746
18. Amstutz H, Balmer V, Lerch P (1996) High-titer immunoglobulin preparation prepared by affinity chromatography of human plasma fractions. In: Kazatchkine MD, Morell A (eds) Intravenous immunoglobulin - research and therapy. The Parthenon Publishing Group, London, pp 305–306
19. Amstutz H, Lerch PG, Morgenthaler JJ (1997) Verfahren zur Gewinnung von Immunglobulinen aus Fraktionen, die bei der Fraktionierung von menschlichem Blutplasma entstehen. Patent Nr. 9581596.7(EP 0 764 658 A1), 1–10

20. Barandun S (1964) Neue Aspekte und Hypothesen. In: Brandun S (ed) Die Gammaglobulin-Therapie. Karger, Basel 113–120
21. Barandun S, Kaiser M, Dostal V (1961) Zur Frage der intravenösen Gammaglobulinapplikation. Helv Med Acta 28:551–555
22. Barandun S, Kistler P, Jeunet F, Isliker H (1962) Intravenous administration of human γ-globulin. Vox Sang 7:157–174
23. Barandun S, Riva G, Spengler GA (1979) Immunologic deficiency: diagnosis, forms and current treatment. In: Bergsman D (ed) Immunological deficiency diseases in man. March of Dimes, New York, pp 40–49
24. Behring E, Kitasato S (1890) Über das Zustandekommen der Diphtherie-Immunität und der Tetanus-Immunität bei Thieren. Dt Med Wochenschr 16:1113–1114
25. Ben-Chetrit E, Putterman C (1992) Transient neutropenia induced by intravenous immune globulin. N Engl J Med 326:270–271
26. Bertorini TE, Nance AM, Horner LH, Greene W, Gelfand MS, Jaster JH (1996) Complications of intravenous gammaglobulin in neuromuscular and other diseases. Muscle Nerve 19:388–391
27. Bleeker WK, Teeling JL, Verhoeven AJ, Rigter GM, Agterberg J, Tool AT, Koenderman AH, Kuijpers TW, Hack CE (2000) Vasoactive side effects of intravenous immunoglobulin preparations in a rat model and their treatment with recombinant platelet-activating factor acetylhydrolase. Blood 95:1856–1861
28. Bolli R, Brügger R, Hodler G, Maeder W, Spycher MO, Gennari K (1996) IgG dimers in liquid intravenous immunoglobulin preparations. In: Kazatchkine MD, Morell A (eds) Intravenous immunoglobulin – research and therapy. The Parthenon Publishing Group, London, pp 307–308
29. Bons N, Mestre-Frances N, Belli P, Cathala F, Gajdusek DC, Brown P (1999) Natural and experimental oral infection of nonhuman primates by bovine spongiform encephalopathy agents. Proc Natl Acad Sci USA 96:4046–4051
30. Bournouf-Radesovich M (1995) Securité virale des préparations d'immunoglobulines G intraveineuses à usage thérapeutique. Transfus Clin Biol 3:167–179
31. Bower RL, Brey RL, Rogers SJ, Stroncek DF, Jackson CE (1994) Intravenous immunoglobulin-induced neutropenia. Ann Neurol 36:291
32. Brambell FWR, Hemmings WA, Morris IG (1964) A theoretical model of gammaglobulin catabolism. Nature 203:1352–1355
33. Brannagan TH, Nagle KJ, Lange DJ, Rowland LP (1996) Complications of intravenous immune globulin treatment in neurologic disease. Neurology 47:674–677
34. Brown KL, Stewart K, Ritchie DL, Mabbott NA, Williams A, Fraser H, Morrison WI, Bruce ME (1999) Scrapie replication in lymphoid tissues depends on prion protein-expressing follicular dendritic cells. Nat Med 5:1308–1312
34a. Brown P (2000) BSE and transmission through blood. Lancet 356:955–956
35. Brox AG, Cournoyer D, Sternbach M, Spurll G (1987) Hemolytic anemia following intravenous gammaglobulin administration. Am J Med 82:633–635
36. Bruce ME, Will RG, Ironside JW, McConnell I, Drummond D, Suttie A, McCardle L, Chree A, Hope J, Birkett C, Cousens S, Fraser H, Bostock CJ (1997) Transmissions to mice indicate that 'new variant' CJD is caused by the BSE agent. Nature 389:498–501
37. Bruton OC (1952) Agammaglobulinemia. Pediatrics 9:722–728
38. Burckhardt JJ (1999) Assessment of needs for plasma for fractionation in Europe. Biologicals 27:337–341
39. Bush MP (2000) HIV, HBV and HCV: New developments related to transfusion safety. Vox Sang 78:253–256
40. Casteels-Van Daele M, Wijndaele L, Hanninck K, Gillis P, Jesse V (1990) Intravenous immune globulin and acute aseptic meningitis (letter). N Engl J Med 323:614–615

41. Caughey B (2000) Transmissible spongiform encephalopathies, amyloidoses and yeast prions: Common threads? Nat Med 6:751–754
42. Chen C, Danekas LH, Ratko TA, Vlasses PH, Matuszewski KA (2000) A multicenter drug use surveillance of intravenous immunoglobulin utilization in US academic health centers. Ann Pharmacother 34:295–299
43. Christian CL (1960) Studies on aggregated γ-globulin. J Immunol 84:112–121
44. Chudy M, Budek I, Keller-Stanislawski B, McCaustland KA, Neidhold S, Robertson BH, Nübling CM, Seitz R, Löwer J (1999) A new cluster of hepatitis A infection in hemophiliacs traced to a contaminated plasma pool. J Med Virol 57:91–99
45. Cohn EJ (1945) Blood proteins and their therapeutic value. Science 101:51–56
46. Cohn EJ, Gurd FRN, Surgenor DM, Barnes BA, Brown RK, Derouaux G, Gillespie JM, Kahnt FW, Lever WF, Liu CH, Mittelman D, Mouton RF, Schmid K, Uroma E (1950) J Am Chem Soc 72:465–474
47. Cohn EJ, Luetscher JA, Oncley JL, Armstrong SH Jr, Davis BD (1940) Preparations and proteries of serum and plasma proteins. III. Size and charge of proteins separating upon equilibration across membranes with ethanol-water mixtures of controlled pH, ionic strength and temperature. J Am Chem Soc 62:3396–3400
48. Cohn EJ, Strong LE, Hughes WLJ, Mulford DJ, Asworth JN, Melin M, Taylor HL (1946) Preparation and properties of serum and plasma proteins. IV: A system for the separation into fractions of the protein and lipoprotein components of biological tissues and fluids. J Am Chem Soc 68:459–475
49. Collinge J, Sidle KC, Meads J, Ironside J, Hill AF (1996) Molecular analysis of prion strain variation and the aetiology of 'new variant' CJD. Nature 383:685–690
50. Collins S, Law MG, Fletcher A, Boyd A, Kaldor J, Masters CL (1999) Surgical treatment and risk of sporadic Creutzfeldt-Jakob disease: a case-control study. Lancet 353:693–697
51. Constantinescu CS, Chang AP, McCluskey LF (1993) Recurrent migraine and intravenous immune globulin therapy. N Engl J Med 329:583–584
52. Crowe JH, Crowe LM, Carpenter JF, Aurell Wistrom C (1987) Satbilization of dry phospholipid bylayers and proteins by sugars. Biochem J 242:1–10
53. Cunningham-Rundles C, Day NK, Wahn V, Smithwick EM, Siegal FP, Gupta S, Good RA (1981) Reactions to intravenous gammaglobulin infusions and immune complex formation. In: Anonymous Immunohemotherapy. Academic Press, London, pp 447–449
54. Dalakas MC (1994) High-dose intravenous immunoglobulin and serum viscosity: Risk of precipitating thromboembolic events. Neurology 44:223–226
55. Desai SM, Muerhoff AS, Leary TP, Erker JC, Simons JN, Chalmers ML, Birkenmeyer LG, Pilot-Matias TJ, Mushahwar IK (1999) Prevalence of TT virus infection in US blood donors and populations at risk for acquiring parenterally transmitted viruses. J Infect Dis 179:1242–1244
56. Deutsch HF, Gosting LJ, Alberty RA, Williams JW (1946) Biophysical studies of blood plasma proteins. III. Recovery of gamma-globulin from human blood protein mixtures. J Biol Chem 164:109
57. Eibl MM, Wolf HM, Furnkranz H, Rosenkranz A (1988) Prevention of necrotizing enterocolitis in low-birth-weight infants by IgA-IgG feeding. N Engl J Med 319:1–7
58. Fernandez-Lopez MJ, van Everbroeck B, Pals P, Martin JJ, Cras P (1998) Creutzfeldt-Jakob disease and blood transfusion. Acta Neurol Belg 98:247–251
59. Feucht HH, Fischer L, Sterneck M, Broelsch CE, Laufs R (1997) GB virus C transmission by blood products. Lancet 349:435
60. Feucht HH, Zöllner B, Polywka S, Knödler B, Schröter M, Nolte H, Laufs R (1997) Prevalence of hepatitis G viremia among healthy subjects, individuals with liver disease, and persons at risk for parenteral transmission. J Clin Microbiol 35:767–768

61. Flora K, Schiele M, Benner K, Montanaro A, Johnston W, Whitham R, Press R (1996) An outbreak of acute hepatitis C among recipients of intravenous immunoglobulin. Ann Allergy Asthma Immunol 76:160–162
62. Foster PR (1999) Assessment of the potential of plasma fractionation processes to remove causative agents of transmissible spongiform encephalopathy. Transfus Med 9:3–14
63. Ghani AC, Donnelly CA, Ferguson NM, Anderson RM (2000) Assessment of the prevalence of vCJD through testing tonsils and appendices for abnormal prion protein. Proc R Soc Lond B Biol Sci 267:23–29
64. Gomperts ED (1996) Gammagard and reported hepatitis C virus episodes. Clin Ther 18:3–8
65. Gronski P, Hofstaetter T, Kanzy EJ, Lüben G, Seiler FR (1983) S-Sulfonation: a reversible chemical modification of human immunoglobulin permitting intravenous application. I. Physicochemical and binding properties of S-sulfonated and reconstituted IgG. Vox Sang 45:144–154
66. Hao YL, Ingham KC, Wickerhauser M (1980) Fractional precipitation of proteins with polyethylene glycol. In: Curling JM (ed) Methods of plasma protein fractionation. Academic Press, London, pp 57–74
67. Harkness K, Howell SJ, Davies-Jones GAB (1996) Encephalopathy associated with intravenous immunoglobulin treatment for Guillain-Barré syndrome. J Neurol Neurosurg Psychiatry 60:586–586
68. Hubsch AP, Powell FS, Lerch PG, Doran JE (1993) A reconstituted, apolipoprotein A-I containing lipoprotein reduces tumor necrosis factor release and attenuates shock in endotoxemic rabbits. Circ Shock 40:14–23
69. Hugh-Jones M (1999) Second case of nvCJD brain disorder found in France. Reuters, Communication Feb 2, 2000
70. Ishizaka T, Ishizaka K, Boros T (1961) Biological activity of aggregated γ-globulin IV. J Immunol 87:433–438
71. Jackson BR, Aubuchon JP, Birkmeyer JD (1999) Update of cost-effectiveness analysis for solvent-detergent-treated plasma. JAMA 282:329
72. Janeway CA (1970) The development of clinical uses of immunoglobulins: a review. In: Merler E (ed) Immunoglobulins biological aspects and clinical uses. National Academy of Sciences, Washington DC, pp 3–14
73. Janeway CA, Rosen FS (1966) The gamma globulins IV. Therapeutic use of gamma globulins. N Engl J Med 275:826–831
74. Jayne DR, Chapel H, Adu D, Misbah S, O'Donoghue D, Scott D, Lockwood CM (2000) Intravenous immunoglobulin for ANCA-associated systemic vasculitis with persistent disease activity. QJM 93:433–439
75. Kato K, Fridman WH, Arata Y, Sautes-Fridman C (2000) A conformational change in the Fc precludes the binding of two Fcgamma receptor molecules to one IgG. Immunol Today 21:310–312
76. Kempf C, Jentsch P, Poirier B, Barre-Sinoussi F, Morgenthaler JJ, Morell A, Germann D (1991) Virus inactivation during production of intravenous immunoglobulin. Transfusion 31:423–427
77. Kempf C, Morgenthaler JJ, Rentsch M, Omar A (1996) Viral safety and manufacturing of an intravenous immunoglobulin. In: Kazatchkine MD, Morell A (eds) Intravenous immunoglobulin research and therapy. The Parthenon Publishing Group, pp 11–18
78. Kistler P, Nitschmann H (1962) Large scale production of human plasma fractions: eight years experience with the alcohol fractionation procedure of Nitschmann, Kistler and Lergier. Vox Sang 7:414–424

79. Klein MA, Frigg R, Flechsig E, Raeber AJ, Kalinke U, Bluethmann H, Bootz F, Suter M, Zinkernagel RM, Aguzzi A (1997) A crucial role for B cells in neuroinvasive scrapie. Nature 390:687–690
80. Koffman BM, Dalakas MC (1997) Effect of high-dose intravenous immunoglobulin on serum chemistry, hematology, and lymphocyte subpopulations: Assessments based on controlled treatment trials in patients with neurological diseases. Muscle Nerve 20:1102–1107
81. Lang CJ, Heckmann JG, Neundorfer B (1998) Creutzfeldt-Jakob disease via dural and corneal transplants. J Neurol Sci 160:128–139
82. Lasmézas CI, Deslys JP, Demaimay R, Adjou KZ, Lamoury F, Dormont D, Robain O, Ironside J, Hauw JJ (1996) BSE transmission to macaques. Nature 381:743–744
83. Lee DC, Stenland CJ, Hartwell RC, Ford EK, Cai K, Miller JLC, Gilligan KJ, Rubenstein R, Fournel M, Petteway SR Jr (2000) Monitoring plasma processing steps with a sensitive Western blot assay for the detection of the prion protein. J Virol Methods 84:77–89
84. Lelie PN, Cuijpers HTM, van Rixel CAGM, van Drimmelen AAJ (2000) Risk reduction of HIV-transmission by blood transfusion after introduction of HIV NAT screening. Vox Sang 78 (suppl 1): oral 077
85. Lerch PG, Förtsch V, Hodler G, Bolli R (1996) Production and characterization of a reconstituted high densitiy lipoprotein for therapeutic applications. Vox Sang 71:155–164
86. Linnen J, Wages JJ, Zhang-Keck Z-Y, Fry KE, Krawczynski KZ, Alter H, Koonin E, Gallagher M, Alter M, Hadziyannis S, Karayiannis P, Fung K, Nakatsuji Y, Shih WKJ, Young L, Piatak MJ, Hoover C, Fernandez J, Chen S, Zou JC, Morris T, Hyams KC, Ismay S, Lifson JD, Hess G, Foung SKH, Thomas H, Bradley D, Margolis H, Kim JP (1996) Molecular cloning and disease association of hepatitis G virus: a transfusion-transmissible agent. Science 271:505–508
86a. Levy JB, Pusey CD (2000) Nephrotoxicity of intravenous immunglobulin. Quart J Med 93:751–755
87. Mabbott NA, MacKay F, Minns F, Bruce ME (2000) Temporary inactivation of follicular dendritic cells delays neuroinvasion of scrapie. Nature Med 6:719–720
88. Marcus DM (1960) A study of the mechanism of the anticomplementary activity of γ-globulin. J Immunol 84:273–284
89. Maring JA, MacAuley C, Theisen PW, Dunston B, Stefanisko K, Adams EJ, Rentsch M, Rohwer RG, Morgenthaler JJ (1998) An-/Abreicherung von TSE-Infektiösität während der Plasmafraktionierung. Infusionstherapie und Transfusionsmedizin 25:85
90. Mast AE, Stadanlick JE, Lockett JM, Dietzen DJ (1999) Solvent/detergent-treated plasma has decreased antitrypsin activity and absent antiplasmin activity. Blood 94:3922–3927
91. Matsumoto A, Yeo AE, Shih JW, Tanaka E, Kiyosawa K, Alter HJ (1999) Transfusion-associated TT virus infection and its relationship to liver disease. Hepatology 30:283–288
92. Munoz SJ, Alter HJ, Nakatsuji Y, Shih JW, Reddy RK, Jeffers L, Schiff ER, Reid AE, Marrone A, Rothstein K, Manzarbeitia C, Liang TJ (1999) The significance of hepatitis G virus in serum of patients with sporadic fulminant and subfulminant hepatitis of unknown etiology. Blood 94:1460–1464
93. Nakamura Y, Aso E, Yanagawa H (1999) Relative risk of Creutzfeldt-Jakob disease with cadaveric dura transplantation in Japan. Neurology 53:218–220
94. Newland AC, Macey MG, Veys PA (1989) Cellular changes during the infusion of high dose intravenous immunoglobulin. Blut 59:82–87
95. Ng PK, O'Rourke PE, Andersen JD, Tsay GC, Dobkin MB (1993) Process-scale purification of immunoglobulin M concentrate. Vox Sang 65:81–86

96. Niel C, de Oliveira JM, Ross RS, Gomes SA, Roggendorf M, Viazov S (1999) High prevalence of TT virus infection in Brazilian blood donors. J Med Virol 57:259–263
97. Nishizawa T, Okamoto H, Konishi K, Yoshizawa H, Miyakawa Y, Mayumi M (1997) A novel DNA virus (TTV) associated with elevated transaminase levels in posttransfusion hepatitis of unknown etiology. Biochem Biophys Res Commun 241:92–97
98. Nitschmann H, Kistler P, Lergier W (1954) Vereinfachtes Verfahren zur Gewinnung von humanem Albumin und Gamma-Globulin aus Blutplasma mittels Alkoholfällung. Helv chim Acta 37:866–873
99. Nübling CM, Gröner A, Löwer J (1998) GB virus C/hepatitis G virus and intravenous immunoglobulins. Vox Sang 75:189–192
100. Nübling CM, Löwer J (1996) GB-C genomes in a high-risk group, in plasma pools, and in intravenous immunoglobulin. Lancet 347:68–68
101. Oncley JL, Melin M, Richert DA, Cameron JW, Gross PM (1949) The separation of the antibodies, isoagglutinins, prothrombin, plasminogen and β1-lipoprotein into subfractions of human plasma. J Am Chem Soc 71:541–550
102. Oomes PG, van der Meché FG, Kleyweg RP and the Dutch Guillain-Barré Study Group (1996) Liver function disturbances in Guillain-Barré syndrome: a prospective longitudinal study in 100 patients. Neurology 46:96–100
103. Painter RH, Law DT (1984) Structural and biological properties of three intravenous immunoglobulin preparations. In: Waters AH, Webster AD (eds) Intravenous immunoglobulins in immunodeficiency syndromes and idiopathic thrombocytopenic purpura. Royal Society of Medicine, London, pp 11–18
104. Parfentjew IA (1936) Method for purification of antitoxins and the like. United States Patent Office No. 2,065,196, pp 1–11
105. Parfentjew IA (1938) Treatment of antitoxins and the like. United States Patent Office No. 2,123,198, pp 1–9
106. Patry D, Curry B, Easton D, Mastrianni JA, Hogan DB (1998) Creutzfeldt-Jakob disease (CJD) after blood product transfusion from a donor with CJD. Neurology 50:1872–1873
107. Pavlova BG, Heinz R, Selim U, Tuchler H, Pittermann E, Eder G (1999) Association of GB virus C (GBV-C)/hepatitis G virus (HGV) with haematological diseases of different malignant potential. J Med Virol 57:361–366
108. Petermann ML, Pappenheimer AM (1941) The ultracentrifugal analysis of diphtheria proteins. J Phys Chem 45:1
109. Pisani G, Cristiano K, Wirz M, Bisso G, Beneduce F, Morace G, Rapicetta M, Gentili G (1999) Prevalence of TT virus in plasma pools and blood products. Br J Haematol 106:431–435
110. Pope CG (1938) Disaggregation of protein by enzymes. Br J Exp Path 19: 245–251
111. Porter RR (1950) The formation of a specific inhibitor by hydrolysis of rabbit antiovalbumin. Biochem J 46:479
112. Porter RR (1973) Structural studies of immunoglobulins. Science 180:713–716
113. Prati D, Lin YH, De Mattei C, Liu JK, Farma E, Ramaswamy L, Zanella A, Lee H, Rebulla P, Allain JP, Sirchia G, Chen B (1999) A prospective study on TT virus infection in transfusion-dependent patients with β-thalassemia. Blood 93: 1502–1505
114. Ratko TA, Burnett DA, Foulke GE, Matuszewski KA, Sacher RA, Ehmann WC, Givner LB, Kahaleh B, Samaha FJ, Siegel J, Wingard JR, Wordell CJ, Yocum DE (1995) Recommendations for off-label use of intravenously administered immunoglobulin preparations. JAMA 273:1865–1870

115. Roux KH, Tankersley DL (1990) A view of the human idiotypic repertoire - Electron microscopic and immunologic analyses of spontaneous idiotype-anti-idiotype dimers in pooled human IgG. J Immunol. 144:1387–1395
116. Rylatt DB, Napoli M, Ogle D, Gilbert A, Lim S, Nair CH (1999) Electrophoretic transfer of proteins across polyacrylamide membranes. J Chromatogr A 865:145–153
117. Saldanha J, Minor P (1996) Detection of human parvovirus B19 DNA in plasma pools and blood products derived from these pools: implications for efficiency and consistency of removal of B19 DNA during manufacture. Br J Haematol 93:714–719
118. Schnorf J, Arnet B, Burek-Kozlowska A, Gennari K, Rohner R, Späth PJ, Spycher MO (1996) Laboratory parameters meaured during infusion of immunoglobulin preparations for intravenous use and related tolerability. In: Kazatchkine MD, Morell A (eds) Intravenous immunoglobulin - research and therapy. The Parthenon Publishing Group, London, pp 312–313
119. Schroeder DD, Tankersley DL, Lundblad JL (1981) A new preparation of modified immune serum globulin (human) suitable for intravenous administration. 1. Standardization of the reduction and alkylation reaction. Vox Sang 40:373–382
120. Schroeder DD, Tankersley DL, Lundblad JL (1981) A new preparation of modified serum globulin (human) suitable for intravenous administration. 2. Functional characterization. Vox Sang 40:383–394
121. Schultze HE, Schwick G (1962) Über neue Möglichkeiten intravenöser Gammaglobulin-Applikation. Dt Med Wochenschr 87:1643–1650
122. Seifried E, Roth WK (2000) First statistical survey of HCV, HBV, HIV-1 NAT screening of blood donors in the red cross blood serivce centers in Germany. Vox Sang 78 (suppl 1): oral 080
123. Shev S, Björkman P, Norkrans G, Foberg U, Frydén A, Lindh G, Lindholm A, Weiland O, Widell A (1998) GBV-C/HGV infection in hepatitis C virus-infected deferred Swedish blood donors. J Med Virol 54:75–79
124. Sorensen PS, Wanscher B, Jensen CV, Schreiber K, Blinkenberg M, Ravnborg M, Kirsmeier H, Larsen VA, Lee ML (1998) Intravenous immunoglobulin G reduces MRI activity in relapsing multiple sclerosis. Neurology 50:1273–1281
125. Späth P, Kempf C (2000) Herstellung von intravenös verabreichbaren Immunglobulinen und Virussicherheit. In: Wahn V (Hrsg) Klinischer Einsatz von intravenösen Immunglobulinen. Unimed, Bremen, S 21–35
126. Stampfli K, Spengler GA, Barandun S, Riva G (1959) Die Therapie bakterieller Infektionen mit γ-Globulin-Präparaten. Helv Med Acta 26:424–460
127. Steg RE, Lefkowitz DM (1994) Cerebral infarction following intravenous immunoglobuilin therapy for myasthenia gravis. Neurology 44:1180–1181
128. Steinbuch M (1980) Protein fractionation by ammonium sulfate, Rivanol and caprylic acid precipitation. In: Curling JM (ed) Methods of plasma protein fractionation. Academic Press, London, pp 33–56
129. Steinhardt B (1998) Blood plasma safety - plasma product risks are low if good manufacturing practices are followed. GAO - United States General Accounting Office 98:1–45
130. Stephan W (1969) Beseitigung der Komplementfixierung von Gamma-Globulin durch chemische Modifizierung mit β-Propiolacton. Z Klin Chem Klin Biochem 7:282–286
131. Stucki M, Moudry R, Kempf C, Omar A, Schlegel A, Lerch PG (1997) Characterisation of a chromatographically produced anti-D immunoglobulin product. J Chromatogr B Biomed Sci Appl 700:241–248
132. Tagger A, Donato F, Ribero ML, Binelli G, Gelatti U, Portera G, Albertini A, Fasola M, Chiesa R, Nardi G (1999) A case-control study on a novel DNA virus

(TT virus) infection and hepatocellular carcinoma. The Brescia HCC Study. Hepatology 30:294–299
133. Tam DA, Morton LD, Stroncek DF, Leshner RT (1996) Neutropenia in a patient receiving intravenous immune globulin. J Neuroimmunol 64:175–178
134. Tan E, Hajinazarian M, Bay W, Neff J, Mendell JR (1993) Acute renal failure resulting from intravenous immunoglobulin therapy. Arch Neurol 50:137–139
135. Tankersley DL (1994) Dimer formation in immunoglobulin preparations and speculations on the mechanism of action of intravenous immune globulin in autoimmune disease. Immunol Rev 139:159–172
136. Taranta A, Franklin EC (1961) Complement fixation by antibody fragments. Science 134:1981–1982
137. Turner ML, Ironside JW (1998) New-variant Creutzfeldt-Jakob disease: the risk of transmission by blood transfusion. Blood Rev 12:255–268
138. Voltz R, Rosen FV, Yousry T, Beck J, Hohlfeld R (1996) Reversible encephalopathy with cerebral vasospasm in a Guillain-Barré syndrome patient treated with intravenous immunoglobulin. Neurology 46:250–251
139. Whittam LR, Hay RJ, Hughes RAC (1997) Eczematous reactions to human immune globulin. Br J Dermatol 137:481–482
140. Widell A, Zhang YY, Andersson-Gare B, Hammarstrom L (1997) At least three hepatitis C virus strains implicated in Swedish and Danish patients with intravenous immunoglobulin-associated hepatitis C. Transfusion 37:313–320
141. Will RG, Kimberlin RH (1998) Creutzfeldt-Jakob disease and the risk from blood or blood products. Vox Sang 75:178–180
142. Williams PE, Yap PL, Gillon J, Grawford RJ, Urbaniak SJ, Galea G (1989) Transmission of Non-A, Non-B hepatitis by pH 4-treated intravenous immunoglobulin. Vox Sang 57:15–18
143. Wilson K, Code C, Ricketts MN (2000) Risk of acquiring Creutzfeldt-Jakob disease from blood transfusions: systematic review of case-controlled studies. BMJ 321:17–19
144. Wölfle J, Berg T, Keller KM, Schreier E, Lentze MJ (1998) Persistent hepatitis G virus infection after neonatal transfusion. J Pediatr Gastroenterol Nutr 26:402–407
145. Wright JK, Tschopp J, Jaton JC, Engel J (1980) Dimeric, trimeric and tetrameric complexes of immunoglobulin G fix complement. Biochem J 187:775–780
146. Yap PL (1996) The viral safety of intravenous immune globulin. Clin Exp Immunol 104:35–42
147. Yokozaki S, Toyoda H, Nakano I, Katano Y, Ebata M, Fukuda Y, Takamatsu J, Saito H, Hayakawa T (1999) Infection with TT virus, a novel transfusion-transmissible DNA virus, in haemophiliacs and in blood products. Br J Haematol 105:1114–1119
148. Yu MW, Mason BL, Guo ZP, Tankersley DL, Nedjar S, Mitchell FD, Biswas RM, Nübling CM, Willkommen H, Löwer J (1995) Hepatitis C transmission associated with intravenous immunoglobulins. Lancet 345:1173–1174
149. Yu Z, Lennon VA (1999) Mechanism of intravenous immune globulin therapy in antibody-mediated autoimmune diseases. N Engl J Med 340:227–228
150. Zuckerman AJ (1996) Alphabet of hepatitis viruses. Lancet 347:558–559

2 Wirkmechanismen von Immunglobulinen

R. Gold, P. Späth

Die zur Therapie von Autoimmunerkrankungen gegebenen intravenösen 7S-Immunglobuline (IgG) besitzen *in vivo* eine Halbwertszeit von 3 bis 4 Wochen. Als klassische Wirkmechanismen der Immunglobuline gelten die Vermittlung der erworbenen und teils auch angeborenen humoralen Immunität, also die Erkennung und schließlich Elimination von pathogenen Erregern sowie ihrer Metaboliten. Zudem können Fraktionen der Immunglobuline und die in den Präparationen enthaltenen aktiven, löslichen Immunmoleküle eine regulatorische Funktion auf die zelluläre und humorale Immunität des menschlichen Organismus ausüben. Dadurch können sie zur Begrenzung z. B. von Entzündungsreaktionen beitragen, weshalb Immunglobulinpräparate mittlerweile breiten Eingang in die Therapie neurologischer Autoimmunerkrankungen gefunden haben. Wir besprechen im Folgenden die Vielzahl von Wirkmechanismen, die *in vitro*, *ex vivo* und *in vivo* beschrieben wurden. Von einer vergleichenden Bewertung der therapeutischen Relevanz der Mechanismen in der Neurologie möchten wir absehen, weil unserer Ansicht nach bei der klinischen Anwendung von Immunglobulinpräparaten immer alle Wirkungen zum Zuge kommen können und die Relevanz einzelner Mechanismen letztlich vom Status des Empfängers abhängt. Das Zusammenwirken der vielfältigen Mechanismen macht es erst möglich, dass die wohl eher milden Einzeleffekte sich zu therapeutischer Bedeutung summieren können.

2.1 Einleitung

Die stetige, rasche und effiziente Abwehr von Krankheitserregern ist in einem großen, vielzelligen Organismus wie dem Menschen nur durch eine lebenslange Anpassungsfähigkeit des Immunsystems möglich. Diese Eigenschaft des Immunsystems wird als erworbene Immunität bezeichnet und beruht auf zellulären und humoralen Mechanismen.

Eine wesentliche Säule der humoralen Immunität stellt die Bildung von Immunglobulinen durch reife B-Lymphozyten dar, die aufgrund spezieller

Rekombinationsmechanismen auf der DNA-Ebene mehr als 10^7 Antikörper mit unterschiedlicher Spezifität abgeben können. Immunglobuline können immunogene Strukturen (*Antigene*) auf eindringenden Mikroorganismen erkennen und durch weitere funktionelle Regionen auf dem Molekül über Aktivierung des Komplementsystems und Stimulation phagozytierender Zellen zur Elimination des Erregers führen. Sie stellen somit ein Bindeglied zwischen Erkennungs- und Effektormechanismen des Immunsystems dar. In Abhängigkeit davon, wie viele B-Lymphozyten über ihre Tochterzellen die Immunreaktion vermitteln, liegen *polyklonale Antworten* vor, zu denen viele Ursprungszellen beitragen, *oligoklonale* (nur wenige Zellklone) und noch seltener *monoklonale Immunantworten* (einzelne Zellklone). Die polyklonalen Antworten werden als physiologisch angesehen. Oligoklonale und v.a. monoklonale Antworten machen sich meist durch eine klinische Abnormität bemerkbar.

Am Anfang fast aller Herstellungsverfahren zur Immunglobulingewinnung steht auch heute noch eine der vielen Abwandlungen der Cohn-Kälte-Äthanol-Fraktionierung des gepoolten Serums von 5000 bis 60000 Spendern [20, 31, 62], gefolgt von weiteren, herstellerspezifischen Reinigungsschritten und speziellen nachgeschalteten Methoden zur Verhinderung der spontanen Aktivierung von Komplement und Zellen durch Aggregatbildung. In den so gewonnenen Präparaten besitzen die IgG-Moleküle mit einer Sedimentationskonstante von 7S, soweit sie bei den nachgeschalteten Methoden nicht chemisch modifiziert wurden, volle biologische Aktivität und entsprechen den Anforderungen der Weltgesundheitsorganisation [19]:

- intakte IgG-Moleküle,
- IgG-Subklassenverteilung wie in Normalserum,
- volle Wirksamkeit in der Vermittlung der IgG-Fc-Funktionen,
- Antikörperprofil der Spender erhalten,
- Sicherheitsaspekte eingehalten.

Daneben enthalten die Immunglobulinpräparationen herstellungsbedingt weitere immunaktive Moleküle, die möglicherweise zu den in Zellkultur und experimentell beschriebenen Eigenschaften der intravenösen Immunglobuline beitragen (s.u.). Unklar ist auch, inwieweit die durch die unterschiedlichen nachgeschalteten Herstellungsprozesse bedingten, *in vitro* und in Tiermodellen nachweisbaren Unterschiede in den immunbiologischen Funktionen (s. z.B. [71]) Relevanz für die therapeutische Wirkung besitzen.

2.2 Allgemeine Struktur und Funktion des Immunglobulinmoleküls

Antikörper sind Proteine, die aus jeweils 2 identischen leichten (L) und schweren (H) Polypeptidketten zusammengesetzt sind [35] (Abb 2.1 [89]). Die Erkennung von Antigen ist an den N-terminalen, variablen Teil der Leicht- und Schwerketten gebunden (*Idiotypen*). Dort liegen auch die hy-

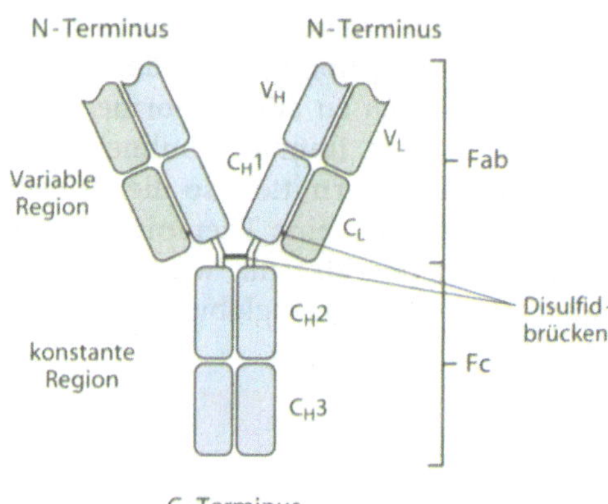

Abb. 2.1. Struktur des Immunglobulinmoleküls (**V** variable Region, **C** konstante Region, **H** schwere Kette, **L** Leichtkette)

pervariablen Regionen (CDR = „complementarity determining residues"), die durch Mutationen und somatische Rekombination entstehen und die Spezifität des Immunglobulins bestimmen. Jedes Molekül besitzt an seiner schweren Kette in Richtung des freien C-terminalen Endes einen konstanten Teil (*Isotyp*), der die Zugehörigkeit zu einer bestimmten Hauptgruppe, auch Immunglobulinklasse genannt, determiniert. Daneben ist an den *Isotyp* hauptsächlich das Vermitteln von Effektorfunktionen durch Bindung an sog. Fc-Rezeptoren auf Immunzellen im Organismus gekoppelt [35, 70, 79, 89]. Über den konstanten Teil der Immunglobuline kann auch das Komplementsystem aktiviert werden [79]. Durch spezifische Proteasen wie Papain kann das IgG-Molekül in Untereinheiten aus dem Fc-Teil und den spezifischen Fab-Teilen zerlegt werden.

Beim Menschen existieren 5 Immunglobulinklassen, nämlich IgG, IgA, IgM, IgD und IgE. Die IgG-Klasse wird aufgrund weiterer Aminosäurevariationen in ihrer schweren Kette noch in die Subklassen IgG_1 bis IgG_4 eingeteilt [89]. IgM liegt als Pentamer vor und ist das Immmunglobulin der primären humoralen Immunantwort - das Immunglobulin des „first-line defense" [60]. Beim IgA existieren auch di- und trimere Moleküle, die die Immunität der Mukosa gewährleisten. Darüber hinaus unterscheiden sich die Immunglobulinklassen nicht nur in ihren physikalischen Eigenschaften, sondern üben auch unterschiedliche Effektorfunktionen aus [79]. IgG wird überwiegend bei der sekundären Immunantwort, also bei wiederholtem Kontakt mit Fremdantigen gebildet und vermittelt so das humorale immunologische Gedächtnis. Für die Anwendung bei neurologischen Autoimmunerkrankungen haben nur IgG–Präparate eine besondere Bedeutung erlangen können, sodass wir uns im Rahmen dieses Kapitels auf seine Funktion konzentrieren werden.

Etwa 80% des körpereigenen Immunglobulins besteht aus IgG [70]. IgG hat ein Molekulargewicht von ca. 150 000 Da (IgG_3 170 000), einen Kohlenhydratanteil unter 3% und kann beim Menschen in den Subklassen IgG_1, IgG_2 und IgG_3 Komplement aktivieren, wenn auch mit unterschiedlicher

Effizienz: Beim Menschen besitzen IgG_1 und IgG_3 die beste Bindungsfähigkeit für die C1q-Komponente der Komplementkaskade und zeigen auch die höchste Affinität zu allen 3 Formen der Fc-Rezeptoren [44, 54]. Im Gegensatz zu anderen Immunglobulinen passieren alle IgG-Subklassen die Plazentarschranke vermitteln so die Neugeborenenimmunität und ermöglichen unter Umständen, eine Therapie *in utero* ins Auge zu fassen. Der Transport von IgG in der Plazenta wird durch einen speziellen MHC-Klasse-I verwandten, mit β-Mikroglobulin assoziierten $Fc\gamma$-Rezeptor der Synzytiotrophoblasten ermöglicht.

2.3 Zusammensetzung von intravenösen Immunglobulinpräparationen (IVIg) und Dosierung bei neurologischen Autoimmunerkrankungen

Präparate für den intravenösen Einsatz bestehen fast ausschließlich aus IgG und enthalten nur noch Spuren von anderen Immunglobulinen oder Aggregaten [42]. Die IgG-Subklassenverteilung entspricht meist der in normalem Serum, nämlich ca. 65% IgG_1, 20% IgG_2 und kleinere Anteile von IgG_3 und IgG_4 [70, 89]. Man nimmt an, dass die IgG-Subklassen, bis auf das rascher abgebaute IgG_3, in vivo eine Halbwertszeit von bis zu 3 Wochen besitzen [25, 42]. Durch die hohe Zahl von Spendern enthalten die gepoolten, polyvalenten Präparationen eine Vielfalt von Antikörpern, die das Repertoire eines einzelnen Menschen bei weitem übersteigt, wobei Repertoires, die in der breiten Bevölkerung vorkommen, angereichert sind und „private“ Repertoires in den Pools verdünnt werden.

Neben Immunglobulinen kommen in den kommerziell verfügbaren Präparationen noch weitere, potentiell immunregulatorische Inhaltsstoffe wie lösliche HLA- und CD4-Moleküle [16, 33] oder Zytokine [43] vor. Da ihr Gehalt je nach Hersteller und Präparation stark schwanken kann und nicht gesondert angegeben wird, sind Aussagen über die Bedeutung dieser „Kontaminationen“ für die therapeutische Wirksamkeit z. Z. nicht möglich. Am ehesten sehen wir eine Rolle solcher Moleküle im Zusammenspiel aller IVIg-vermittelten Mechanismen und nicht als einzelnen Mechanismus.

Die gebräuchlichste Dosierung von IVIg in der Neurologie, nämlich 0,4 g/kg Körpergewicht über 3 bis 5 Tage, folgt jener für die idiopathische (immun) thrombozytopenische Purpura (ITP) und wurde zunächst empirisch festgelegt [38]; sie wurde später durch die Erfahrungen großer kontrollierter Therapiestudien [90, 92] vorerst als sinnvoll bestätigt. Es muss sich aber in Dosisfindungsstudien noch zeigen, ob die Therapie mit 0,4 g/kg Körpergewicht über 3 bis 5 Tage wirklich optimal ist. Es gibt Hinweise darauf, dass eine immunmodulatorische Wirkung mit wenigen, aber hohen Dosen besser erzielbar ist als die gleiche oder höhere Dosis, verteilt über mehrere Gaben. Dies konnte in Tierexperimenten gezeigt werden [13] und ist für die Behandlung des Kawasaki-Syndroms entscheidend [59]. Bei der akuten ITP ist die Dosis von $5 \times 0,4$ g/kg Körpergewicht bereits abgelöst worden durch die einmalige Gabe von 0,8 g/kg Körpergewicht, abwarten für 3 Tage und dann entscheiden, ob eine zweite Infusion nötig ist oder nicht. Mit diesem Therapieschema ist in einer Annäherung zugleich eine Individualisierung der IVIg-Therapie erreicht, etwas, das über kurz oder lang bei anderen Anwendungen auch angestrebt werden sollte.

Ein 70 kg schwerer Patient erhält dabei innerhalb von 3 bis 5 Tagen insgesamt 90 g an IVIg. Dies stellt etwa die doppelte Menge des im Plasma vorhandenen körpereigenen IgG (circa 40 g) dar und entspricht etwas mehr als der Hälfte des Gesamtgehalts an IgG im Extrazellulärraum (170 g). Bis zur Umverteilung durch Diffusion ins Interstitium wird kurzzeitig der IgG-Gehalt im Plasma etwa verdoppelt [14, 27]. Entsprechend der Pharmakokinetik von IgG *in vivo* [25, 42] normalisieren sich die erhöhten IgG-Spiegel theoretisch innerhalb von 3 bis 6 Wochen [27]. Wahrscheinlich führt die Hypergammaglobulinämie jedoch zu einem beschleunigten Abbau [97, 99]. Die relativ lange Halbwertszeit ermöglicht es, mit so hohen Dosen unter klinisch annehmbaren Bedingungen zu arbeiten.

2.4 Immunmodulation durch Immunglobuline – mögliche Wirkmechanismen

Autoimmunerkrankungen werden als Ausdruck einer Dysregulation des Immunsystems angesehen, die zu einer fehlgesteuerten Immunreaktion gegen körpereigenes Gewebe führt. In diesem fehlgesteuerten Netzwerk, das aus Helfer- und Suppressor-T-Lymphozyten sowie aus davon abhängigen B-Zellen gebildet wird, können exogen zugeführte polyvalente Immunglobuline auf mehreren Stufen modulierend eingreifen. Zur Immunmodulation durch Immunglobulinpräparate tragen bei *antiidiotypische Antikörper* (Übersicht in [42]), *Neutralisierung von komplementvermittelten Effekten* [13, 28] und *Hemmung der überschießenden Komplementaktivierung* [50], *Hemmung der pathogenen Antikörperproduktion von B-Zellen* [11] sowie *erhöhte Katabolie von pathogenem IgG über protektive Fc-Rezeptoren* [99], *Internalisation von Fc-Rezeptoren* [77], *Inhibition von CD5+-B-Zellen durch Anti-CD5-Antikörper* [94], *lösliche HLA-Klasse II , CD4-Moleküle und Zytokine* [16, 33], *Neutralisierung von Superantigenen und infektiösen Erregern* [52, 87], *antiidiotypische (-klonotypische) Effekte auf T-Zellen* [51] sowie die *Verminderung der Produktion von proinflammatorischen Zytokinen wie IL-1, IL-6, IFN-γ* [6, 7, 86]. Im Folgenden werden die vielfältigen, sich ergänzenden Wirkmechanismen detailliert besprochen.

2.4.1 Besonderheiten bei der Bewertung experimenteller Befunde

Viele der oben aufgeführten Wirkmechanismen wurden erhoben, indem in Gegenwart von IVIg die Modulation von *In-vitro*-Funktionen mononukleärer Zellen charakterisiert wurde. Bei der Beurteilung dieser Studien ist zu beachten, dass IVIg-Präparate sämtliche Stabilisatoren enthalten, die den firmenspezifischen Herstellungsprozessen (s. o.) Rechnung tragen. Typischerweise sind dies Zucker wie Glukose, Sukrose und Maltose oder auch Aminosäuren wie Glyzin. Durch diese Substanzen kann z. B. die Proliferationsantwort von Leukozyten auf mitogene Lektine wie das Phytohämagglutinin oder auf T-Zellrezeptoraktivierung deutlich vermindert werden [3].

In den Untersuchungen auf immunaktive Inhaltsstoffe werden oft kommerziell verfügbare Testsysteme eingesetzt, die von den Anwendern nicht mehr weiter evaluiert werden. Durch Kreuzreaktivität z. B. von ELISA-Testkits können unspezifische Ergebnisse erhalten werden. So fanden Perosa und Mitarbeiter [65], dass der Nachweis von löslichen, durch Immunzellen abgeschilferten CD4-Molekülen in IVIg durch kreuzreagierende, antiidiotypische IgG in den Immunglobulinpräparationen vorgetäuscht werden kann.

Anhand dieser beiden Beispiele sei illustriert, wie sorgfältig vorgegangen werden muss, bevor beschriebene Wirkmechanismen als spezifisch akzeptiert werden. Gewicht haben also nur Resultate, die durch geeignete Kontrollen abgesichert und in Testsystemen erhoben worden sind, die vorgängig auf ihre Eignung geprüft wurden.

2.4.2 Humorale Effekte von Immunglobulinen

Antiidiotypische Antikörper. Das Vorkommen von Antikörpern, die die Antigenerkennungsregion („Idiotyp") von pathogenetisch relevanten Patientenantikörpern erkennen, wurde erstmals 1984 von Sultan und Mitarbeitern [38] *in vivo* und in IVIg-Präparaten nachgewiesen [84]. Wahrscheinlich stellen antiidiotypische Effekte auch eine der Grundlagen für die erstmals durch Imbach und Mitarbeiter [38] beschriebene immunmodulatorische Anwendung von IVIg bei der thrombozytopenischen Purpura dar [38]). Antiidiotypen neutralisieren autoagressive Antikörper [1] und begünstigen wahrscheinlich ihre nachfolgende Elimination über Fcγ-Rezeptoren. Diese „Antiantikörper" (Übersicht in [42]) sollen eine inhärente Komponente der Immunregulation sein, kommen deshalb bei Gesunden, also auch dem Spenderpool für IVIg, vor und bieten einen natürlichen Schutz vor pathologischen Autoantikörpern. Ein indirekter Hinweis auf idiotypische Wechselwirkungen von IgG-Molekülen leitet sich aus elektronenmikroskopischen Untersuchungen ab; in Abhängigkeit von der Poolgröße liegen bis gegen 20% der Immunglobuline eines Spenderpools in dimerer Form vor [36, 74].

Antiidiotypen sind allerdings bisher nur in der Rekonvaleszenzphase einiger weniger Immunkrankheiten sicher nachgewiesen worden (s. u.) [84]. Einzelne Befunde bei der chronisch-entzündlichen Polyneuritis (CIDP) [91], bei Patienten mit Guillain-Barré-Syndrom (GBS) [49] und bei Patienten mit Lupus erythematodes [72] sprechen durchaus für Effekte auf dieser Ebene. Bei 2 Patienten mit akuter sensomotorischer axonaler Neuropathie

(AMSAN), einer axonalen Unterform des GBS, gelang es *in vitro,* einen funktionell antiidiotypischen Effekt von IVIg mit der sog. Makropatch-clampmethode zu demonstrieren (Buchwald B und Toyka KV, zur Publ. eingereicht).

Hemmung oder Neutralisierung von komplementvermittelten Effekten. Komplementvermittelte Gewebeschäden sind offenbar an der Pathogenese vieler neurologischer Autoimmunerkrankungen wesentlich beteiligt [34]. IgG kann einerseits die Pathologie fördern oder unterhalten, wenn es an (Auto-)Antigen gebunden ist, Komplement aktiviert und die Entzündung lokal verstärkt. Anderseits kann monomeres IgG (7S) die Pathologie einschränken, wenn es als „Rezeptor" für den Komplementfaktor C3b, die zentrale aktive Komponente des Komplementsystems, wirkt und so die C3b-Ablagerungen vom Zielgewebe auf das 7-S-IgG lenkt (Abb. 2.2 [89]). Dies schützt das Zielgewebe vor den Folgen lokaler Komplementaktivierung [12, 13, 28]. Neuere Untersuchungen haben ergeben, dass monomeres IgG die Inaktivierung des Komplementsystems an zentraler Stelle fördert, indem es die Inaktivierung von C3b in $C3b_n$-IgG-Komplexen beschleunigt. Daraus resultiert nämlich, dass das System an C3-Konvertasen verarmt [51]. Eine Anreicherung einer „spezifischen" IgG-Fraktion aus IVIg-Präparaten ist mittlerweile gelungen (Lutz H. U., persönliche Mitteilung).

Diese *in vitro* gewonnenen Ergebnisse konnten auch in Therapiestudien untermauert werden. So konnte bei der Dermatomyositis gezeigt werden, dass die Gabe von IVIg [22] die lokale Komplementablagerung zumindest vorübergehend fast völlig verhindert [12]. Die Dermatomyositis stellt prak-

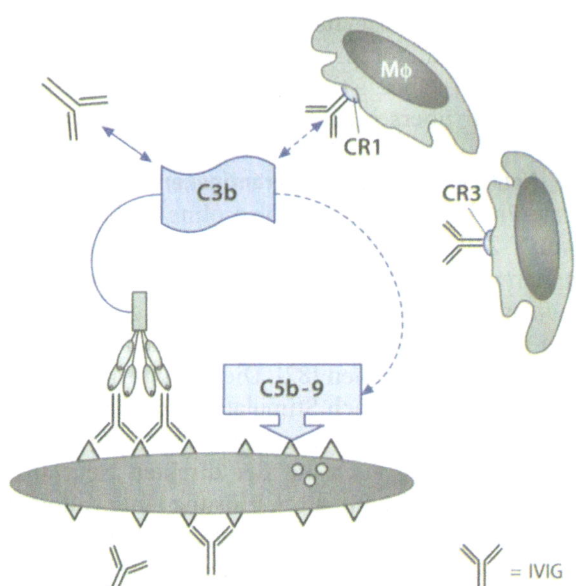

Abb. 2.2. Modulation und Schutz vor komplementvermittelten Schäden durch IVIg

tisch die einzige neurologische Autoimmunerkrankung dar, bei der der Effekt von IVIg-Gaben direkt mit einem Rückgang der Komplementaktivierung im Serum korreliert werden kann [12]. Die Verminderung der $C3b_n$-haltigen Immunkomplexe nach IVIg-Gabe konnte *in vivo* bei der Dermatomyositis gezeigt werden [29]. Auch bei der experimentellen Neuritis spielt wahrscheinlich die Modulation der Komplementablagerung eine zentrale Rolle [56]. Inwieweit eine Remyelinisierung nach der Komplementhemmung durch IVIg möglich ist, wird momentan noch diskutiert [30].

Weiterhin konnte unter Immunglobulintherapie bei Myastheniepatienten ein deutlicher Abfall von C3c, also von Abbauprodukten im Rahmen der Komplementaktivierung, als Hinweis auf verminderte Komplementaktivierung nachgewiesen werden [40]. Als zusätzlicher Mechanismus von IVIg wurden die Protektion von Oligodendrozyten vor Komplementlyse [81] sowie die Auflösung lokaler Immunkomplexe bei Glomerulonephritiden beschrieben [39].

Mögliche Beeinflussung der T-Zell-Aktivierung durch lösliche HLA-Klasse II, CD4-Moleküle und Zytokine sowie suppressorische Mechanismen. CD4- und CD8-Moleküle sind Glykoproteine, die sowohl membranständig auf T-Zellen als auch in löslicher freier Form existieren können und als Liganden die Interaktion zwischen T-Zelle und HLA-Molekülen auf antigenpräsentierenden Zellen stabilisieren. In kommerziellen IVIg-Präparationen konnten hauptsächlich CD4- und HLA-Moleküle, seltener auch CD8-Moleküle nachgewiesen werden [16, 33], die durch Blockade der jeweiligen Rezeptoren immunmodulierend wirken könnten [23]. Diese Ergebnisse wurden mittlerweile um den Nachweis von IFN-γ [47] und des immunsuppressiv wirkenden TH2-Zytokins TGF-β [43] in IVIg-Präparaten mehrerer Hersteller erweitert. Diese löslichen Immunmoleküle könnten zusammen mit natürlichen Autoantikörpern gegen zellständige Liganden wie HLA-Klasse-I-Moleküle [41] synergistisch zur Modulation der Immunantwort und damit zur Korrektur überschießender Entzündungsreaktionen beitragen.

Neutralisierung von Superantigenen. Superantigene sind bakterielle oder virale Produkte, die direkt, also ohne vorherige Sensibilisierung, Subgruppen von T-Zellen durch Vernetzung des T-Zell-Rezeptors mit HLA-Molekülen aktivieren können [37]. Immunglobulinpräparate enthalten hohe Konzentrationen an neutralisierenden Antikörpern gegen Staphylokokkentoxine, die *in vitro* spezifisch die unrestringierte T-Zell-Aktivierung durch diese Superantigene hemmen können [87]. Dies konnte auch anhand einer verminderten Zytokinproduktion nach Stimulation von Blutleukozyten durch Streptokokkenexotoxin A oder LPS bestätigt werden [5]. Daneben könnte der Therapieerfolg mit IVIg auch auf der direkten Neutralisierung infektiöser Erreger [52] basieren, die für die Auslösung einer Autoimmunantwort in Frage kommen (z.B. *Campylobacter jejuni* [26]). Eine Rolle von Superantigen wird auch beim Kawasaki-Syndrom diskutiert, bei welcher IVIg *nur* in hohen Dosen ($\geq$1 g/kg Körpergewicht) gute therapeutische Wirkung zeigt.

Direkte Neutralisierung von Zytokinen und Verminderung der Produktion proinflammatorischer Zytokine. Durch Immunglobulinpräparate kann eine direkte Neutralisierung von IL-1a IL-6 [86], IFN-*α* und -*β* [73] sowie TNF-*α* [83] bewirkt und so die proinflammatorische oder zytotoxische Wirkung von Zytokinen reduziert werden. Dies konnte auch *ex vivo* bei GBS-Patienten gezeigt werden [76]. Daneben kann durch IVIg-Gabe die Produktion verschiedener Zytokine vermindert werden, was als Maß für eine Hemmung der Zellaktivierung angesehen werden kann. Hier liegen Ergebnisse aus Zellkulturuntersuchungen für IL-2, IL-4 [4, 58], IL-6 [6], IFN-*γ* und Lymphotoxin [7] vor. Möglichweise werden diese Wirkungen über akzessorische Zellen des Immunsystems vermittelt.

In *Ex-vivo*-Analysen wurde eine Reduktion der IL-1-Produktion nach Immunglobulintherapie von Kindern mit Kawasaki-Syndrom [48] sowie wahrscheinlich auch bei primärer Hypogammaglobulinämie [10] festgestellt. Im Tiermodell der experimentell autoimmunen Enzephalomyelitis (EAE) wurde die Sekretion von TNF-*α* durch IVIg supprimiert [2]. Die Mechanismen dieser Effekte sind noch nicht restlos geklärt.

2.4.3 Zelluläre Effekte von Immunglobulinen

Beeinflussung der Fc-Rezeptoren. Viele der IVIg-Wirkungen sind am stärksten bei Verwendung von intaktem 7-S-IgG, das mit seiner konstanten Region an die Fc-Rezeptoren von B- und T-Zellen binden kann und regulatorisch auf die Lymphozyten wirkt [77]. Für die IVIg-Wirkung bei der thrombozytopenischen Purpura konnte dies auf mehreren Wegen gezeigt werden [75], wobei eine Internalisation der Fc*γ*R im Vordergrund steht [24]. Festzustehen scheint, dass eine einfache Besetzung der Fc*γ*-Rezeptoren durch Immunkomplexe (Blockade) nicht die Wirkung des IVIg sein dürfte. Erstens vermag ein aus einem polyklonalen Anti-D-IgG-Präparat gewonnenes, auf Rh(D)-Antigen angereichertes IgG eine ADCC (zellulär vermittelte Zytotoxizität) nicht zu vermitteln, das an Anti-Rh(D) verarmte IgG dagegen wohl [66]. Zweitens war das an anti-D-verarmte IgG in der Lage, die Plättchenzahl bei der akuten ITP anzuheben [78]. Drittens hat es sich erwiesen, dass monoklonale Anti-D-IgG, welche das beschleunigte Abräumen von Rh(D)-positiven Erythrozyten bewirken, keinen Effekt bei der ITP haben, polyklonale Anti-D-IgG-Präparate dagegen wohl [32]. Möglicherweise wird die immunregulatorische Wirkung durch lösliche Fc-*γ*-Rezeptor-Typ-III-Bestandteile in IVIg zusätzlich verstärkt [24]. Auch an der experimentellen Neuritis, dem Tiermodell für das menschliche Guillain-Barré-Syndrom, spielen Fc-vermittelte Effekte von IVIg möglicherweise eine zentrale Rolle [56].

Neben den klassischen Fc-Rezeptoren wird die Wirkung der sog. protektiven Fc-Rezeptoren FcRp zunehmend diskutiert. Diese stellen Transportmoleküle für IgG in endozytotischen Vesikeln dar und können IgG-Moleküle auf diese Weise vor Degradation schützen und rezirkulieren (Übersicht in [99]). Durch die exogene Gabe von IVIg kommt es wahrscheinlich zur

Übersättigung dieses Rezirkulationssystems und damit zu relativ vermehrter Katabolie körpereigener, autoreaktiver Immunglobulinmoleküle. Diese Konzepte konnten bereits in Knockoutmodellen bestätigt werden, ebenso wurde ein humanes Homolog zu dem zunächst in Nagetieren beschriebenen Rezeptor identifiziert [99]. Allerdings sind die unmittelbaren, oft frappanten Wirkungen von IVIg-Präparaten mit diesem Modell kaum erklärt.

■ **Hemmung der Antikörperproduktion von B-Zellen.** Antiidiotypen in IVIg-Präparationen können nicht nur sezernierte Antikörper neutralisieren, sondern auch direkt den Antigenrezeptor auf B-Zellen oder Fc-Rezeptoren auf der Zellmembran erkennen und so über rezeptorvermittelte intrazelluläre Signalwege die Immunglobulinsekretion durch B-Zellen hemmen [15, 45]. Derartige hemmende Effekte wirken sich dann auch auf die Interaktion mit T-Zell-Subpopulationen aus [11]. Wohl am besten charkterisiert ist die Wirkung von Anti-Hinge-IgG in Präparaten. Diese Moleküle haben offenbar bei korrekter (lokaler) Konzentration eine hohe Wirksamkeit in der B-Zell-Regulation [88]. Weiter wurden natürliche Autoantikörper gegen B-Zell-Glykolipide beschrieben, die die Proliferation von B-Zellen hemmen.

■ **Inhibition von CD5+-B-Zellen durch Anti-CD5-Antikörper.** Das CD5-Molekül wird auf T-Lymphozyten sowie auf einer Subpopulation von B-Lymphozyten exprimiert, die als sog. natürliche Autoantikörper produzierende Zellen eine pathogenetische Relevanz bei verschiedenen Autoimmunerkrankungen wie Lupus erythematodes und chronischer Polyarthritis spielen könnten [18, 85]. In IVIg-Präparationen wurden Antikörper gegen das CD5-Molekül nachgewiesen, die immunregulatorische Funktionen auf T-Zellen und potentiell autoreaktive B-Zellen ausüben könnten, welche dieses Oberflächenmolekül tragen [94]. Offensichtlich existieren im gesunden Spenderpool B-Zellen mit regulatorischen Funktionen, die CD5+-B-Zellen kontrollieren. Neben Anti-CD5-Antikörpern existiert in IVIg-Präparaten noch ein breites Spektrum an natürlichen Autoantikörpern, die ein begrenztes Muster an Gewebsautoantigenen erkennen und so zur Aufrechterhaltung des immunologischen Netzwerks beitragen [46, 57].

■ **Antiidiotypische (-klonotypische) Effekte auf T-Zellen.** Die beiden Ketten des T-Zell-Rezeptors stellen als Mitglieder der Immunglobulinfamilie selbst „Idiotypen“ für IVIg-Präparationen dar, entsprechend dem Paradigma der die variablen Regionen vernetzenden Immunität. Somit war anzunehmen, IVIg könne über eine Blockade von T-Zell-Rezeptoren hemmende Effekte auf pathogenetisch relevante Subpopulationen von T-Zellen ausüben. Antiidiotypen gegen die β-Kette des T-Zell-Rezeptors konnten tatsächlich bereits bei Gesunden nachgewiesen werden [51]. Es wird vermutet, die direkte Hemmung antigenspezifischer Aktivierung krankheitsspezifischer T-Zell-Klone oder die selektive Hemmung der Wirkung stimulierender Superantigene (s.o.) auf Lymphozytensubpopulationen könne ein weiterer Wirkmechanismus von IVIg sein.

Am Modell der EAE konnten Pashov und Mitarbeiter nachweisen [63], dass die intraperitoneale Gabe von IVIg nicht nur vor der Erkrankung schützt, sondern auch antigenspezifische Anergie erzeugt. Dies könnte u. a. durch die Neutralisierung von kostimulatorischen humoralen oder zellständigen Signalmolekülen durch IVIg mit bedingt sein.

Hemmung von Immunfunktionen durch Blockade von Adhäsion und Induktion von Apoptose. Die Immunantwort kann in eine Induktions- und eine Effektorphase unterteilt werden. Dabei kommt den Adhäsionsmolekülen eine unterschiedlich starke Rolle während verschiedener Phasen von Autoimmunerkrankungen zu (s. Übersicht in [8]). Vereinfacht lassen sich die Pathomechanismen bei der Migration von T-Zellen folgendermaßen darstellen: Während der Effektorphase der Immunantwort haften aktivierte T-Zellen aus der Zirkulation an venöse Endothelien an und durchdringen dann die Blut-Nerven-Schranke oder Blut-Hirn-Schranke. Durch proinflammatorische Zytokine wie TNF-α oder IL-1β werden auf Endothelzellen vermehrt Adhäsionsmoleküle exprimiert und verstärken auf diese Weise den Einstrom entzündlicher T-Zellen. IVIg-Präparate üben einen hemmenden Einfluss auf diese zytokinbedingte Expression von Adhäsionsmolekülen auf Endothelzellen aus [98]. Gleichzeitig enthalten IVIg blockierende Antikörper gegen RGD-Sequenzen [95]. Diese RGD-Sequenzen vermitteln als Erkennungsmotive von Matrixproteinen die Anheftung von Leukozyten an Endothelzellen über die entsprechenden Integrinliganden. Somit können IVIg über einen weiteren Mechanismus den Einstrom entzündlicher Infiltratzellen während der Effektorphase einer Immunantwort verhindern. Dem gegenüber steht die prinzipielle Vermehrung der Gefäßpermeabilität durch IVIg, die wahrscheinlich über plättchenaktivierenden Faktor (PAF) vermittelt wird [17].

Zur Effektorphase ist auch die Modulation von zytotoxischen Funktionen von Makrophagen und monozytären Zellen (ADCC) durch IVIg zu rechnen (Abb. 2.3 [89]).

Durch Immunglobulinpräparate kann auf direktem Wege, durch Induktion von Apoptose, die Immunantwort vermindert werden. Davon sind sowohl lymphozytäre als auch monozytäre Zellen in unterschiedlichen Aktivierungsstadien betroffen [67]. Prasad und Mitarbeiter [67] konnten zeigen, dass diese Wirkung durch die Bindung von IVIg an den Fas-Rezeptor vermittelt wird und mit den typischen molekularen Veränderungen und DNA-Fragmentation während der Apoptose einhergeht. Die Einleitung des Zelltods könnte dadurch begünstigt werden, dass durch IVIg auch „Überlebenszytokine“ für Leukozyten wie z. B. IL-2 gebunden und neutralisiert werden. Daneben könnten IVIg auch protektiv auf Gewebszellen des Wirtes wie z. B. Keratinozyten wirken und sie unter inflammatorischen Bedingung vor dem apoptotischen Zelltod schützen [96]. Dies wurde am Modell der toxischen Epidermolyse (Lyell-Syndrom) nachgewiesen. Wahrscheinlich beruht die IVIg-Wirkung dort auf der funktionellen Blockade des Fas-Rezeptors.

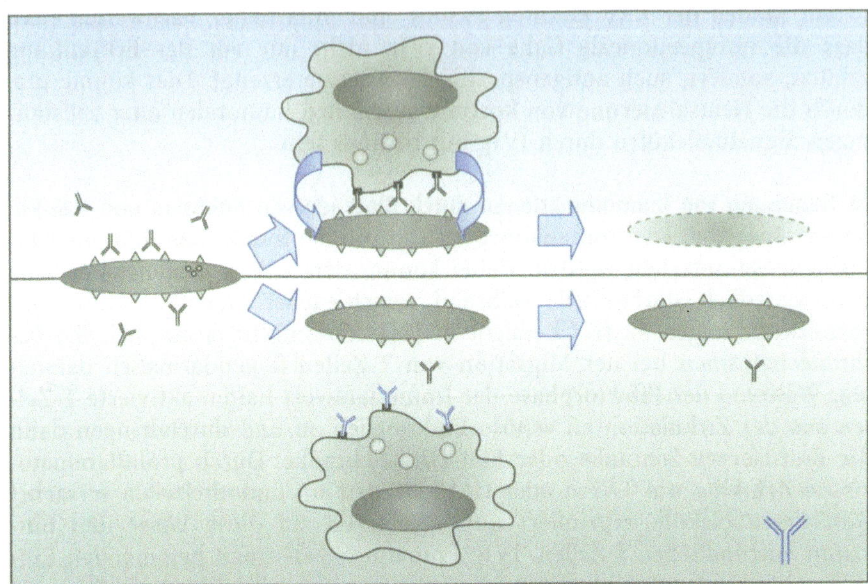

Abb. 2.3. Blockade von zellulär vermittelter Zytotoxizität **ADCC** durch IVIg

Es ist abzusehen, dass auf dem Gebiet der Modulation der Apoptose in naher Zukunft einige neue Erkenntnisse für die Klinik gewonnen werden können. Zukünftige Forschung muss zeigen, welche Zellen unter welchen Bedingungen durch IVIg in die Apoptose getrieben und welche vor der Apoptose geschützt werden.

Direkte Wirkung von Immunglobulinen auf organspezifische Antigene. IVIg-Präparate haben mittlerweile breiten Einzug in die Therapie neuromuskulärer Autoimmunerkrankungen gefunden [21, 82]. Immer wieder gibt es Patienten, die über Myalgien nach den Infusionen klagen. Van Engelen und Mitarbeiter [93] beschrieben eine direkte Wirkung von IVIg auf Muskelzellen, die zu einem vermehrten Ca-Flux führt und über den Ryanodinrezeptorkomplex vermittelt wird. Dieser Effekt wurde durch ein Nicht-IgG-Protein aus den IVIg-Präparaten verursacht und beeinflusst möglicherweise die Überlebensfähigkeit der Muskelzellen im inflammatorischen Milieu.

2.4.4 Förderung der Remyelinisierung durch Immunglobuline

Die Vorstellung, dass durch IVIg eine Remyelinisierung gefördert werden könnte, wurde aus der Wirkung polyklonaler Immunoglobuline gegen Rückenmarkshomogenat am Modell der Theilervirusenzephalitis abgeleitet [68]. Die Theilerviruserkrankung stellt ein Modell für die multiple Sklerose dar, die von der sog. „Virushypothese" der menschlichen Erkrankung ausgeht. In Nachfolgestudien konnte der Nachweis erbracht werden, dass diese remyelinisierende Wirkung auf Antikörpern gegen basisches Myelinprotein beruhen dürfte [69]. Schließlich gelang Rodriguez und Mitarbeitern die Etablierung eines Hybridoms, das einen monoklonalen IgMκ-Antkörper sezernierte, der Remyelinisierung vermitteln konnte [55], die Entzündungsreaktion unterdrückte und auch in einem Modell einer toxischbedingten Demyelinisierung wirksam war [64]. Die weitere Charakterisierung dieses Antikörpers ergab, dass er polyreaktiv war und Antigene auf der Oberfläche sowie im Zytoplasma von Oligodendrozyten und anderen Gliazellen erkannte [9]. Von den verschiedenen möglichen Wirkmechanismen zur Förderung der Remyelinisierung stellt die Modulation von Oligodendrozyten sicherlich das einleuchtendste Konzept dar [53]. Gleichzeitig wird damit auch die traditionelle Ansicht in Frage gestellt, dass Antikörper gegen Myelinbestandteile grundsätzlich pathogen sind und Demyelinisierung vermitteln. Remyelinsierungsfördernde Wirkungen von IVIg wurden auch am Modell der experimentellen Neuritis postuliert [30].

Es gibt allerdings einige Befunde, die gegen eine direkte, spezifische Remyelinisierungsförderung durch IVIg sprechen. So konnten Untersuchungen aus der Arbeitsgruppe von Compston keinen Effekt auf Proliferation und Differenzierung von Oligodendrozyten belegen [80], wohl aber einen Schutz vor komplementvermittelter Zytotoxizität (s. o.) [81]. Auch die Ergebnisse einer Studie an MS-Patienten, die bisher nur in Abstraktform publiziert sind, sprechen nicht für einen pauschal remyelinisierungsfördernden Effekt. Nach diesen zunächst enttäuschenden Ergebnissen wurde eine Subanalyse durchgeführt, die zeigt, dass möglicherweise MS-Patienten mit stabilem Verlauf von IVIg profitieren [61].

2.5 Ausblick

Es ist erstaunlich, dass im Zeitalter der molekularen Medizin einem Plasmaprodukt, also einer natürlichen Substanz wie dem IVIg, noch derart große Bedeutung zukommen kann. Es ist wahrscheinlich, dass das polyklonale IVIg auch in absehbarer Zukunft nicht durch molekularbiologisch erzeugte Produkte ersetzt werden kann.

Von den vielfältigen Wirkmechanismen, die experimentell und in Zellkulturuntersuchungen beschrieben wurden, kommt wahrscheinlich bei neurologischen Autoimmunerkrankungen einigen wenigen besondere Bedeutung zu. Dazu dürften Mechanismen der Modulation der Komplementinaktivierung und der Makrophagenaktivität zählen, Letzteres erreicht durch Internalisation von Fc-Rezeptoren sowie Neutralisierung von proinflammatorischen Zytokinen. Allerdings ist zu bedenken, dass mit der IVIg-Gabe alle erwähnten Mechanismen zum Zuge kommen und im Zusammenspiel die klinische Wirkung entfalten können, auch wenn sie als Einzelwirkung nur eine untergeordnete Rolle spielen und die relative Bedeutung je nach Erkrankung variiert. Diese Ansicht wird unterstützt durch die Tatsache, dass polyklonale Anti-D-Präparate bei der ITP wirken, monoklonale dagegen nicht [32]. Um präziser etwas über die relative Rolle einzelner Wirkmechanismen von IVIg bei bestimmten Erkrankungen aussagen zu können, ist sicherlich noch eine weitere Charakterisierung der Pathomechanismen von gewebespezifischen Autoimmunerkrankungen nötig.

Literatur

1. Abdou MI, Wall H, Lindsley HB, Hasley JF, Susuki T (1981) Network theory in autoimmunity: in vitro suppression of serum anti-DNA antibody binding to DNA by anti-idiotypic antibody in systemic lupus erythematosus. J Clin Invest 67:1297–1304
2. Achiron A, Margalit R, Hershkoviz R et al (1994) Intravenous immunoglobulin treatment of experimental T cell-mediated autoimmune disease. Upregulation of T-cell proliferation and downregulation of tumor necrosis factor secretion. J Clin Invest 93:600–605
3. Alder LBA, Morgan LA, Spickett GP (1996) Contribution of stabilizing agents present in intravenous immunoglobulin preparations to modulation of mononuclear cell proliferation *in vitro*. Scand J Immunol 44:585–591
4. Amran D, Renz H, Lack G, Bradley K, Gelfand EW (1994) Suppression of cytokine-dependent human T-cell proliferation by intravenous immunoglobulin. Clin Immunol Immunopathol 73:180–186
5. Andersson J, Fehniger T, Björk L, Andersson U (1996) Intravenous immune globulin has effects on superantigen-induced cytokine synthesis. Infusionsther Transfus Med 23:7–14
6. Andersson JP, Andersson UG (1990) Human intravenous immunoglobulin modulates monokine production in vitro. Immunology 71:372–376
7. Andersson UG, Björk L, Skansen-Saphir U, Andersson JP (1993) Down-regulation of cytokine production and interleukin-2 receptor expression by pooled human IgG. Immunology 79:211–216
8. Archelos JJ, Previtali SC, Hartung HP (1999) The role of integrins in immune-mediated diseases of the nervous system. Trends Neurosci. 22:30–38
9. Asakura K, Miller DJ, Murray K, Bansal R, Pfeiffer SE, Rodriguez M (1996) Monoclonal autoantibody SCH94.03, which promotes central nervous system remyelination, recognizes an antigen on the surface of oligodendrocytes. J Neurosci Res 43:273–281
10. Aukrust P, Müller F, Svenson M, Nordoy I, Bendtzen K, Froland SS (1999) Administration of intravenous immunoglobulin (IVIG) in vivo-down-regulatory effects on the IL-1 system. Clin Exp Immunol 115:136–143
11. Ballow M, White W, Desbonnet C (1989) Modulation of in vitro synthesis of immunoglobulin and the induction of suppressor activity by therapy with intravenous immune globulin. J Allergy Clin Immunol 84:595–602
12. Basta M, Dalakas M (1994) High-dose intravenous immunoglobulin exerts its beneficial effect in patients with dermatomyositis by blocking endomysial deposition of activated complement fragments. J Clin Invest 94:1729–1735
13. Basta M, Kirshbom P, Frank MM, Fries LF (1989) Mechanism of therapeutic effect of high-dose intravenous immunoglobulin. Attenuation of acute, complement-dependent immune damage in a guinea pig model. J Clin Invest 84:1974–1981
14. Besinger U, Fateh-Moghadam A, Knorr-Held S, Wick M, Kissel H, Albitz M (1987) Immunomodulation in myasthenia gravis by high-dose intravenous 7S-immunoglobulins. Ann N Y Acad Sci 505:828–831

15. Bijsterbosch MK, Klaus GGB (1985) Cross-linking of surface immunoglobulin and Fc receptors on B lymphocytes inhibits stimulation of inositol phospholipid breakdown via the antigen receptors. J Exp Med 162:1825–1836
16. Blasczyk R, Westhoff U, Grosse Wilde H (1993) Soluble CD4, CD8, and HLA molecules in commercial immunoglobulin preparations. Lancet 341:789–790
17. Bleeker WK, Teeling JL, Verhoeven AJ et al (2000) Vasoactive side effects of intravenous immunoglobulin preparations in a rat model and their treatment with recombinant platelet-activating factor acetylhydrolase. Blood 95:1856–1861
18. Burastero SE, Casali P, Wilder RL et al (1988) Monoreactive high affinity and polyreactive low affinity rheumatoid factors are produced by CD5+ B cells from patients with rheumatoid arthritis. J Exp Med 168:1979–1992
19. Clinical Immunology Committee IUoISaWHO (1982) Appropriate uses of human immunoglobulin in clinical practice. Bull World Health Organ 60:43–47
20. Cohn EJ, Strong LE, Hughes WL et al (1946) Preparation and properties of serum and plasma proteins. I. A system for the separation into fractions of the protein and lipoprotein components of biological issues and fluids. J Am Chem Soc 68:459–475
21. Dalakas MC (1998) The use of intravenous immunoglobulin for neurologic diseases. Neurology 51:S1–S1
22. Dalakas MC, Illa I, Dambrosia JM et al (1993) Efficacy of high-dose intravenous immunoglobulin in the treatment of dermatomyositis: a double-blind, placebo-controlled study. N Engl J Med 329:1993–2000
23. De Magistris MT, Alexander J, Coggeshall M et al (1992) Antigen analog major histocompatibility complexes act as antagonists of the T cell receptor. Cell 68:625–634
24. Debre M, Bonnet M-C, Fridman W-H et al (1993) Infusion of Fcg fragments for treatment of children with acute immune thrombocytopenic purpura. Lancet 342:945–949
25. Drews J (1986) Immunpharmakologie. Springer, Berlin Heidelberg
26. Enders U, Karch H, Toyka KV et al (1993) The spectrum of immune responses to campylobacter jejuni and glycoconjugates in Guillain-Barre syndrome and in other neuroimmunological disorders. Ann Neurol 34:136–144
27. Fateh-Moghadam A, Wick M, Besinger U, Geursen RG (1984) High-dose intravenous gammaglobulin for myasthenia gravis. Lancet 1:848–849
28. Frank MM, Basta M, Fries LF (1992) The effects of intravenous immune globulin on complement-dependent immune damage of cells and tissues. Clin Immunol Immunopathol 62:S82–S86
29. Frigerio S, Silei V, Ciusani E, Massa G, Lauro GM, Salmaggi A (2000) Modulation of Fas-Ligand (Fas-L) on human microglial cells: an in vitro study. J Neuroimmunol 105:109–114
30. Gabriel CM, Gregson NA, Redford EJ, Davies M, Smith KJ, Hughes RAC (1997) Human immunoglobulin ameliorates rat experimental autoimmune neuritis. Brain 120:1533–1540
31. Geng YM, Shane RB, Berencsi K et al (2000) Chlamydia pneumoniae inhibits apoptosis in human peripheral blood mononuclear cells through induction of IL-10. J Immunol 164:5522–5529
32. Godeau B, Oksenhendler E, Brossard Y et al (1996) Treatment of chronic autoimmune thrombocytopenic purpura with monoclonal anti-D. Transfusion 36:328–330
33. Grosse-Wilde H, Blasczyk R, Westhoff U (1992) Soluble HLA class I and class II concentrations in commercial immunoglobulin preparations. Tissue Antigens 39:74–77

34. Hartung HP, Zielasek J, Jung S, Toyka KV (1996) Effector mechanisms in demyelinating neuropathies. Rev Neurol (Paris) 152:320–327
35. Hasemann CA, Capra JD (1989) Immunoglobulins: Structure and function. In: Paul WE (ed) Fundamental Immunology. Raven Press, New York, pp 209–233
36. Hauser SL, Oksenberg JR, Lincoln R et al (2000) Interaction between HLA-DR2 and abnormal brain MRI in optic neuritis and early MS. Neurology 54:1859–1861
37. Herman A, Kappler JW, Marrack P, Pullen AM (1991) Superantigens: mechanism of T-cell stimulation and role in immune responses. Ann Rev Immunol 9:745–772
38. Imbach P, Barandun S, d'Apuzzo V et al (1981) High dose intravenous gammaglobulin for idiopathic thrombocytopenic purpura. Lancet I:1228–1231
39. Jordan SC (1989) Intravenous gamma-globulin therapy in systemic lupus erythematosus and immune complex disease. Clin Immunol Immunopathol 53:S164–S169
40. Kamolvarin N, Hemachudha T, Ongpipattanakul B, Phanuphak P, Viddayakorn P, Sueblinvong T (1989) Plasma C3c changes in myasthenia gravis patients receiving high-dose intravenous immunoglobulin during crisis. Acta Neurol Scand 80:324–326
41. Kaveri S, Vassilev T, Hurez V et al (1996) Antibodies to a conserved region of HLA class molecules, capable of modulating CD8 T cell-mediated function, are present in pooled normal immunoglobulin for therapeutic use. J Clin Invest 97:865–869
42. Kaveri SV, Dietrich G, Hurez V, Kazatchkine MD (1991) Intravenous immunoglobulins (IVIg) in the treatment of autoimmune diseases (published erratum appears in Clin Exp Immunol 1992 88(2):373). Clin Exp Immunol 86:192–198
43. Kekow J, Reinhold D, Pap T, Ansorge S (1998) Intravenous immunoglobulins and transforming growth factor *β*. Lancet 351:184–185
44. Klein J (1991) Immunologie. VCH Verlagsgesellschaft, Weinheim
45. Kondo N, Ozawa T, Mushiake K et al (1991) Suppression of immunoglobulin production of lymphocytes by intravenous immunoglobulin. J Clin Immunol 11:152–158
46. Lacroix-Desmazes S, Kaveri SV, Mouthon L et al (1998) Self-reactive antibodies (natural autoantibodies) in healthy individuals. J Immunol Methods 216:117–137
47. Lam L, Whitsett CF, McNicholl JM, Hodge TW, Hooper J (1993) Immunologically active proteins in intravenous immunoglobulin. Lancet 342:678–678
48. Leung DY, Kurt-Jones E, Newburger JW, Cotran RS, Burns JC, Prober J (1989) Endothelial cell activation of high interleukin-1 secretion in the pathogenesis of acute Kawasaki disease. Lancet II:1298–1298
49. Lundkvist I, van Doorn PA, Vermeulen M, Brand A (1993) Spontaneous recovery from the Guillain-Barre syndrome is associated with anti-idiotypic antibodies recognizing a cross-reactive idiotype on anti-neuroblastoma cell line antibodies. Clin Immunol Immunopathol 67:192–198
50. Lutz HU, Stammler P, Jelezarova E, Nater M, Spath PJ (1996) High doses of immunoglobulin G attenuate immune aggregate-mediated complement activation by enhancing physiologic cleavage of C3b in C3bn-IgG complexes. Blood 88:184–193
51. Marchalonis JJ, Kaymaz H, Dedeoglu F, Schluter SF, Yocum DE, Edmundson AB (1992) Human autoantibodies reactive with synthetic autoantigens from T-cell receptor *β* chain. Proc Natl Acad Sci USA 89:3325–3329
52. Masson PL (1993) Elimination of infectious antigens and increase of IgG catabolism as possible modes of action of IVIg. J Autoimmun 6:683–689
53. McGavern D, Asakura K, Rodriguez M (1999) Do antibodies stimulate myelin repair in multiple sclerosis? The Neuroscientist 5:19–28
54. Mellman I, Koch T, Healey G et al (1988) Structure and function of Fc receptors on macrophages and lymphocytes. J Cell Sci 89 (S):45–65

55. Miller DJ, Sanborn KS, Katzmann JA, Rodriguez M (1994) Monoclonal autoantibodies promote central nervous system repair in an animal model of multiple sclerosis. J Neurosci 14:6230–6238
56. Miyagi F, Horiuchi H, Nagata I et al (1997) Fc portion of intravenous immunoglobulin suppresses the induction of experimental allergic neuritis. J Neuroimmunol 78:127–131
57. Mouthon L, Kaveri SV, Spalter SH et al (1996) Mechanisms of action of intravenous immune globulin in immune mediated diseases. Clin Exp Immunol 104:3–9
58. Nachbaur D, Herold M, Eibl B et al (1997) A comparative study of the in vitro immunomodulatory activity of human intact immunoglobulin (7S IVIG), $F(ab')_2$ fragments (5S IVIG) and Fc fragments. Evidence for post-transcriptional IL-2 modulation. Immunology 90:212–218
59. Newburger JW, Takahashi M, Beiser AS et al. (1991) A single intravenous infusion of gamma globulin as compared with four infusions in the treatment of acute Kawasaki syndrome. N J Engl Med 324(23):1633–1639
60. Ochsenbein AF, Fehr T, Lutz C et al (1999) Control of early viral and bacterial distribution and disease by natural antibodies. Science 286:2156–2159
61. Okuda Y, Sakoda S, Saeki Y, Kishimoto T, Yanagihara T (2000) Enhancement of Th2 response in IL-6-deficient mice immunized with myelin oligodendrocyte glycoprotein. J Neuroimmunol 105:120–123
62. Olivares-Villagómez D, Wensky AK, Wang YJ, Lafaille JJ (2000) Repertoire requirements of $CD4^+$ T cells that prevent spontaneous autoimmune encephalomyelitis. J Immunol 164:5499–5507
63. Pashov A, Dubey C, Kaveri SV et al (1998) Normal immunoglobulin G protects against experimental allergic encephalomyelitis by inducing transferable T-cell unresponsiveness to myelin basic protein. Eur J Immunol 28:1823–1831
64. Pavelko KD, van Engelen BGM, Rodriguez M (1998) Acceleration in the rate of CNS remyelination in lysolecithin induced demyelination. J Neurosci 18:2498–2505
65. Perosa F, Rizzi R, Pulpito V, Dammacco F (1995) Soluble CD4 antigen reactivity in intravenous immunoglobulin preparations: is it specific? Clin Exp Immunol 99:16–20
66. Petri IB, Lörintz A, Berek I (1986) Further investigation of nonspecific biological substance in anti-Rh(D) preparations. Vox Sang 51:291
67. Prasad NK, Papoff G, Zeuner A et al (1998) Therapeutic preparations of normal polyspecific IgG (IVIg) induce apoptosis in human lymphocytes and monocytes: A novel mechanism of action of IVIg involving the Fas apoptotic pathway. J Immunol 161:3781–3790
68. Rodriguez M, Lennon VA (1990) Immunoglobulins promote remyelination in the central nervous system. Ann Neurol 27:12–17
69. Rodriguez M, Miller DJ, Lennon VA (1996) Immunoglobulins reactive with myelin basic protein promote CNS remyelination. Neurology 46:538–545
70. Roitt IM (1989) Leitfaden der Immunologie. : Steinkopff, Darmstadt
71. Romer J, Spath PJ, Skvaril F, Nydegger UE (1982) Characterization of various immunoglobulin preparations for intravenous application. II. Complement activation and binding to staphylococcus protein A. Vox Sang 42:74–80
72. Ronda N, Haury M, Nobrega A, Coutinho A, Kazatchkine MD (1994) Selectivity of recognition of variable (V) regions of autoantibodies by intravenous immunoglobulin (IVIg). Clin Immunol Immunopathol 70:124–128
73. Ross C, Svenson M, Hansen MB, Vejlsgaard GL, Bendtzen K (1995) High avidity IFN-neutralizing antibodies in pharmaceutically prepared human IgG. J Clin Invest 95:1974–1978

74. Roux KH, Tankersley DL (1990) A view of the human idiotypic repertoire. Electron microscopic and immunologic analyses of spontaneous idiotype-anti-idiotype dimers in pooled human IgG. J Immunol 144:1387–1395
75. Schmidt RE, Budde V, Schäfer G, Stroehmann I (1981) High-dose intravenous gamma globulin for idiopathic thrombocytopenic purpura. Lancet 2:475–476
76. Sharief MK, Ingram DA, Swash M, Thompson EJ (1999) IV immunoglobulin reduces circulating proinflammatory cytokines in Guillain-Barre syndrome. Neurology 52:1833–1838
77. Sinclair NRS (1991) Fc-receptor-mediated immunomodulation. Immunol Today 12:46
78. Smith NA, Chakraverety RK, Broughton BJ (1998) The successful treatment of idiopathic thrombocytopenic purpura with the low dose, non-specific IgG component of anti-D immunoglobulin. Clin Lab Hematol 12:131–136
79. Späth PJ (1999) Structure and function of immunoglobulins. Sepsis 3:197–218
80. Stangel M, Compston A, Scolding NJ (1999) Polyclonal immunoglobulins for intravenous use do not influence the behaviour of cultured oligodendrocytes. J Neuroimmunol 96:228–233
81. Stangel M, Compston A, Scolding NJ (2000) Oligodendroglia are protected from antibody-mediated complement injury by normal immunoglobulins („IVIg"). J Neuroimmunol 103:195–201
82. Stangel M, Hartung HP, Marx P, Gold R (1998) Intravenous immunoglobulin treatment of neurological autoimmune diseases. J Neurol Sci 153:203–214
83. Stangel M, Schumacher HC, Ruprecht K, Boegner F, Marx P (1997) Immunoglobulins for intravenous use inhibit TNFα cytotoxicity in vitro. Immunol Invest 26:569–578
84. Sultan Y, Kazatchkine MD, Maisonneuve P, Nydegger UE (1984) Anti-idiotypic suppression of autoantibodies to factor VIII (antihaemophilic factor) by high-dose intravenous gammaglobulin. Lancet 2:765–768
85. Suzuki N, Sakane T, Engleman EG (1990) Anti-DNA antibody production by CD5+ and CD5− B cells of patients with systemic lupus erythematosus. J Clin Invest 85:238–247
86. Svenson M, Hansen MB, Bendtzen K (1993) Binding of cytokines to pharmaceutically prepared human immunoglobulin. J Clin Invest 92:2533–2539
87. Takei S, Arora YK, Walker SM (1993) Intravenous immunoglobulin contains specific antibodies inhibitory to activation of T cells by staphylococcal toxin superantigens (see comment). J Clin Invest 91:602–607
88. Terness P, Opelz G (1998) Natural anti-immunoglobulin autoantibodies: Irrelevant by-products or immunoregulatory molecules? Int Arch Allergy Immunol 115:270–277
89. Toyka KV, Hartung HP, Hohlfeld R (1987) Klinische Neuroimmunologie. Diagnostik, Pathophysiologie, Therapie. VCH Verlagsgesellschaft, Weinheim
90. van der Meche FGA, Schmitz PIM, and the Dutch Guillain-Barre study group (1992) A randomized trial comparing intravenous immune globulin and plasma exchange in Guillain-Barre syndrome. N Engl J Med 326:1123–1129
91. van Doorn PA, Rossi F, Brand A, van Lint M, Vermeulen M, Kazatchkine MD (1990) On the mechanism of high-dose intravenous immunoglobulin treatment of patients with chronic inflammatory demyelinating polyneuropathy. J Neuroimmunol 29:57–64
92. van Doorn PA, Vermeulen M, Brand A, Mulder PG, Busch HF (1991) Intravenous immunoglobulin treatment in patients with chronic inflammatory demyelinating polyneuropathy. Clinical and laboratory characteristics associated with improvement. Arch Neurol 48:217–220

93. van Engelen BGM, Benders AAGM, Wevers RA, Gabrels FJM, Renier WO, Veerkamp JH (1998) Intravenous immunoglobulin preparation increases myoplasmic calcium concentration by activating the dihydropyridine-ryanodine receptor complex. J Neurol Sci 156:35–40
94. Vassilev T, Gelin C, Kaveri SV, Zilber MT, Boumsell L, Kazatchkine MD (1993) Antibodies to the CD5 molecule in normal human immunoglobulins for therapeutic use (intravenous immunoglobulins, IVIg). Clin Exp Immunol 92:369–372
95. Vassilev TL, Kazatchkine MD, Van Huyen JP et al (1999) Inhibition of cell adhesion by antibodies to Arg-Gly-Asp (RGD) in normal immunoglobulin for therapeutic use (intravenous immunoglobulin, IVIg). Blood 93:3624–3631
96. Viard I, Wehrli P, Bullani R, et al (1998) Inhibition of toxic epidermal necrolysis by blockade of CD95 with human intravenous immunoglobulin. Science 282:490–493
97. Waldmann TA, Strober W (1969) Metabolism of immunoglobulins. Prog Allergy 13:1–110
98. Xu C, Poirier B, Van Huyen JP, et al (1998) Modulation of endothelial cell function by normal polyspecific human intravenous immunoglobulins – A possible mechanism of action in vascular diseases. Am J Pathol 153:1257–1266
99. Yu ZY, Lennon VA (1999) Mechanism of intravenous immune globulin therapy in antibody-mediated autoimmune diseases. N Engl J Med 340:227–228

3 Auswahl und Verabreichung von Immunglobulinen: Nebenwirkungen und Risikofaktoren für Unverträglichkeiten

M. Stangel

Mit der größer werdenden Anzahl von Indikationen und dem zunehmenden Einsatz von intravenösen Immunglobulinen (IVIg) im klinischen Alltag werden auch mehr unerwünschte Wirkungen berichtet. Ursprünglich wurde die Häufigkeit von Nebenwirkungen mit 5–10% angegeben [29, 78]. Einige neuere Untersuchungen haben jedoch teilweise wesentlich höhere Komplikationsraten bis zu 81% berichtet [10, 17, 102]. Die häufigen Nebenwirkungen sind dabei allerdings milde und komplett reversibel, während schwerwiegende unerwünschte Reaktionen nur sehr selten auftreten [79, 101]. Für die tägliche Praxis und den behandelnden Arzt bedeutet dies, dass bei Indikationsstellung zur Gabe von IVIg Benefit und Risiko gut abgewogen werden sollten und die Therapie überwacht werden muss, um potentielle Nebenwirkungen zu vermeiden bzw. rechtzeitig zu erkennen.

3.1 Nebenwirkungen von intravenösen Immunglobulinen

3.1.1 Unspezifische Symptome

Kopfschmerzen sind die am meisten berichtete Nebenwirkung von IVIg, wobei die Angaben über die Häufigkeit stark variieren. In retrospektiven Studien wurden sehr hohe Komplikationsraten bei 26–45% der Patienten beschrieben [10, 17, 102], während der ersten Infusion sogar bis 56% [94]. Im Gegensatz hierzu stehen die Ergebnisse aus großen randomisierten Therapiestudien mit IVIg, bei denen eine sehr niedrige Nebenwirkungsrate berichtet wird [35, 84, 113]. Möglicherweise wurden hierbei Kopfschmerzen zu selten berichtet, da sie nur eine milde, transiente Komplikation darstellen, andererseits klagten viele Patienten schon vor der IVIg-Gabe über Kopfschmerzen, sodass die retrospektiven Studien möglicherweise falsch hohe Angaben machen [102]. Therapeutisch genügt oft die Reduktion der Infusionsrate, ansonsten ist die Gabe von nichtsteroidalen Analgetika meist ausreichend [94]. Patienten mit Migräne in der Anamnese scheinen häufiger Kopfschmerzen zu entwickeln, wobei eine prophylaktische Therapie bei wiederholten IVIg-Gaben möglich ist [25, 36].

Weitere Schmerzsyndrome wie *Rückenschmerzen*, *Gliederschmerzen*, *Myalgien* oder *Arthralgien* können ebenso vorkommen [10, 29, 102]. Wie die Kopfschmerzen treten diese unerwünschten Wirkungen meist noch während der Infusion auf und sind selbst limitiert, sodass eine Therapie in der Regel nicht erforderlich ist.

Übelkeit und *Erbrechen* sowie *Abgeschlagenheit* und *Fieber* stellen weitere leichte Nebenwirkungen dar, deren Häufigkeit von unter 5 bis über 30% angegeben wird [10, 17, 29, 85].

Herz-Kreislauf-Beschwerden mit *Hypertension*, *Hypotension* oder *Tachykardie* sind mehrfach beobachtet worden, wobei auch hier in der Regel keine Behandlung nötig war. Ursächlich könnten hier einerseits die zu schnelle Vergrößerung des Plasmavolumens sein (Hypertension); andererseits sind leichte allergische Reaktionen (s. u.) als Ursache für Hypotension und Tachykardie denkbar.

3.1.2 Allergische und immunvermittelte Reaktionen

Schwere *anaphylaktische Reaktionen* sind während der Behandlung mit IVIg aufgetreten [20] und stellen die einzige absolute Kontraindikation für IVIg dar. Besonders gefährdet sind Patienten mit selektivem *IgA-Mangel*, einem der häufigsten Immunmangelsyndrome mit einer Prävalenz von ca. 1:1000. Ungefähr ein Drittel der Patienten mit IgA-Mangel entwickeln Antikörper gegen IgA-Moleküle, die in unterschiedlicher Konzentration noch in IVIg vorhanden sind [91]. Das Vorhandensein von Anti-IgA-Antikörpern erlaubt jedoch keine Vorhersage über das Auftreten einer anaphylaktischen Reaktion [13]. Einige Autoren fordern zwar die Testung für IgA-Mangel vor der Gabe von IVIg [71, 75], eine allgemeine Empfehlung wurde bei Konsensuskonferenzen jedoch nicht ausgesprochen [78, 85].

Eine weitere schwere unerwünschte Wirkung von IVIg ist das Auftreten einer *hämolytischen Anämie* [18, 24, 26, 121]. Die meisten dieser Reaktionen sind auf das Vorhandensein von Isoantikörpern gegen Erythrozytenmerkmale zurückzuführen [95, 106], aber auch das Komplementsystem scheint eine Rolle zu spielen [60, 96]. Einige Hersteller entfernen zwar diese Antiköper mittels Affinitätschromatographie, Anti-A/-B sind jedoch weiterhin in unterschiedlichem Maß in den IVIg-Präparaten enthalten [91]. Oft ist die Hämolyse nur gering ausgeprägt und nicht behandlungsbedürftig, aber schwere, transfusionspflichtige Reaktionen können auftreten. In vielen Fällen scheint das Wechseln der Charge bei weiteren IVIg-Gaben ausreichend [121].

Als seltene immunologisch vermittelte Nebenwirkungen von IVIg wurden *Immunkomplexarthritis* [72] und *hypersensitive (eosinophile) Myokarditis* [62] beschrieben.

Eine im Zusammenhang mit einer IVIg-Behandlung aufgetretene *Uveitis* wurde dem Vorhandensein von Antikörpern gegen cytoplasmatische Neutrophilenantigene (cANCA) in IVIg-Präparaten zugeschrieben, wobei neuere Arbeiten von einem Auftreten von atypischen cANCA durch IVIg berichten [55]. Von diesen einzelnen Fallberichten kann derzeit jedoch nicht sicher auf die Kausalität durch IVIg geschlossen werden.

3.1.3 Renale Komplikationen

In einer Vielzahl von Fallberichten wurde das Auftreten von *akutem Nierenversagen* nach IVIg-Gabe belegt [1, 2, 33, 65, 82, 86, 105, 109]. Insbesondere bei Patienten mit einer vorbestehenden Nierenfunktionsstörung scheint ein erhöhtes Risiko zu bestehen [1, 3, 82, 93]. Die in Nierenbiopsien demonstrierte Schwellung und Vakuolisierung von Zellen im proximalen Teil des Tubulus deuten auf eine osmotische Schädigung [1, 2, 44, 86, 109]. Vakuolisierte Zellen im Urinsediment lassen möglicherweise diese Auffälligkeit schon früh erkennen [3, 61]. Ursächlich für diese Nebenwirkung scheinen bestimmte Zucker zu sein, die als Stabilisatoren in den IVIg-Präparaten vorhanden sind. Bei der überwiegenden Mehrzahl der aufgetretenen Fälle wurde eine Präparation mit Sukrose (=Saccharose) eingesetzt, seltener Mannose [3, 44, 47, 65, 82]. Nach Umsetzen auf ein Präparat ohne Sukrose trat in zumindest 2 Fällen diese Nebenwirkung nicht wieder auf [44, 47]. Das Nierenversagen entwickelt sich innerhalb von Tagen nach Beginn der IVIg-Behandlung und normalisiert sich in der Regel nach Tagen bis Wochen wieder [1]. Eine vorübergehende Dialyse kann jedoch notwendig sein [17, 61, 105, 109]. Daten über die Häufigkeit dieser eher seltenen Komplikation liegen nicht vor; in einer Studie mit 88 Patienten trat bei 1 Patienten ein akutes Nierenversagen auf und bei einem weiteren eine transiente Proteinurie [17]. Ob die wiederholte langfristige Gabe von IVIg aufgrund einer kumulativen Dosis zu einer renalen Schädigung führen kann, ist derzeit nicht geklärt, ebenso wenig der mögliche protektive Effekt durch eine Komedikation mit Steroiden [115].

3.1.4 Leberveränderungen

In einer Studie zur Therapie des Guillain-Barré-Syndroms (GBS) wurde eine *Erhöhung der Leberenzyme* bei 69% der mit IVIg behandelten Patienten beobachtet, im Gegensatz zu 36% nach Plasmapheresebehandlung. Da bereits vor Behandlungsbeginn die Leberenzyme bei ungefähr 40% der Patienten erhöht waren, wurde diskutiert, ob die Laborveränderungen Teil des natürlichen Krankheitsverlaufes bei GBS sind und die Plasmapherese durch Entfernen von Plasmaproteinen eine mögliche Erhöhung maskiert [73]. Jedenfalls tritt die Erhöhung der Leberwerte durch IVIg krankheitsspezifisch beim GBS auf, bei anderen neuromuskulären Erkrankungen oder der multiplen Sklerose (MS) wurde sie nicht beobachtet [63, 73, 100, 102]. Bei Patienten mit Leberwerterhöhungen nach IVIg-Gabe tritt diese Nebenwirkung nicht regelhaft wieder bei nachfolgenden IVIg-Infusionen auf [102]. Da die Erhöhung der Leberwerte nur transient ist und sich innerhalb einiger Tage bis Wochen wieder normalisiert, kann diese Nebenwirkung als leicht angesehen werden. Auf jeden Fall sollte ein Monitoring der

Leberparameter erfolgen, da auch die Übertragung einer *Hepatitis* möglich ist (s. S. 68).

3.1.5 Hämatologische Komplikationen

Neutropenien nach Gabe von IVIg sind mehrfach berichtet worden [7, 16, 17, 108]. Obwohl diese Nebenwirkung als selten angesehen wurde [79, 101], zeigte sich, dass ein Absinken der Neutrophilen bei den meisten Patienten nach IVIg auftritt [63] und eine Neutropenie bei einem Drittel von IVIg-behandelten Kindern mit thrombozytopenischer Purpura zu beobachten ist [9]. Die Neutrophilenzahl normalisierte sich in diesen Fällen innerhalb von 48 Stunden, sodass keine Therapie nötig war. Bei den meisten Patienten konnte nach IVIg-Gabe eine Verminderung der Lymphozytenzahl beobachtet werden, wobei selektiv die T-Zellen betroffen waren [63]. Eine *Leukopenie* kam in bis zu 37% vor, doch auch dieser Effekt war transient [63] und kann somit nicht als schwere Nebenwirkung eingestuft werden. Möglicherweise stellt eine Reduktion der Leukozyten oder einiger ihrer Subpopulationen gar einen Wirkmechanismus von IVIg dar und wäre somit erwünscht [103].

Die *hämolytische Anämie* als Unverträglichkeitsreaktion bei IVIg wurde bereits erwähnt (Abschnitt 3.1.2).

3.1.6 Thromboembolische Komplikationen

Die Gabe von IVIg führt zu einer deutlichen Erhöhung der Serumviskosität und ist somit ein Risikofaktor für thromboembolische Ereignisse [27, 87]. Hierzu gehören *tiefe Venenthrombosen* [17, 40, 102], *zerebrale Infarkte* [10, 97, 104, 111, 122], *Pulmonalarterienembolien* [27], *Myokardinfarkte* [32, 122] und *Verschluss der retinalen Venen* [81]. In einer retrospektiven Untersuchung an 295 Patienten traten bei 3% thromboembolische Ereignisse innerhalb von 24 Stunden nach IVIg-Infusion auf, innerhalb von 30 Tagen bei weiteren 2,4% [45]. Obwohl eine ähnliche Häufigkeit auch bei anderen, kleineren Studien angegeben wird, muss doch bedacht werden, dass viele der Patienten zusätzlich ein hohes Risiko für thrombotische Ereignisse hatten, wie z.B. Immobilisation [17, 102], kardialer Thrombus [10], Karotisstenose [122] oder M. Waldenström [27]. Insbesondere bei Patienten mit solch einem erhöhten Risiko sollte daher auf eine ausreichende Antikoagulation geachtet werden, z.B. bei immobilisierten Patienten, bei denen eine klare Indikation für eine IVIg-Therapie besteht.

3.1.7 Neurologische Komplikationen

Das Auftreten einer *aseptischen Meningitis* ist die wohl häufigste neurologische Komplikation bei IVIg-Gabe bei bis zu 11% der Patienten [21, 83, 94, 114, 117]. Die Symptome Kopfschmerz, Meningismus, Lichtscheu und Fieber treten innerhalb von Stunden bis 2 Tagen nach IVIg-Infusion auf und bilden sich innerhalb von 3 bis 5 Tagen wieder zurück. Im Liquor ist in den meisten Fällen eine Pleozytose mit polymorphonukleären oder eosinophilen Zellen zu finden [83,94]. Der Mechanismus ist nicht geklärt und scheint weder mit der Infusionsrate noch mit einer bestimmten IVIg-Präparation zusammenzuhängen [94]. Das Auftreten ist häufiger bei Patienten mit Migräne und die Symptomatik kann bei wiederholter Gabe erneut auftreten [94, 114]. Die Behandlung ist rein symptomatisch mit Paracetamol und Antihistaminika [56], während Kortikosteroide nicht hilfreich zu sein scheinen [94]. Da sich die Symptome in allen Fällen komplett zurückgebildet haben und es nie zu neurologischen Ausfällen gekommen ist, muss diese Nebenwirkung trotz der starken Kopfschmerzen nicht als schwer eingestuft werden.

Bei 4 Patienten wurde das Auftreten einer *Enzephalopathie* in Zusammenhang mit IVIg-Infusionen dokumentiert, zweimal in Kombination mit zerebralen Vasospasmen [46, 74, 107, 116]. Die Symptomatik bildete sich in allen Fällen komplett zurück. Das Bild ist dem einer reversiblen posterioren Leukenzephalopathie ähnlich, wie sie für einige Patienten mit hypertensiver Enzephalopathie, Eklampsie, Immunsuppression oder auch nach Bluttransfusion beschrieben wurde [49, 52].

3.1.8 Dermatologische Komplikationen

Pruritus kommt als seltene milde Nebenwirkung von IVIg vor, ebenso wie ein vorübergehender urtikarieller oder makulopapulöser *Hautausschlag* [10, 17, 102]. In einem Fall konnte ein unter IVIg-Therapie aufgetretener Hautausschlag auf eine vaskulitische Reaktion zurückgeführt werden [50]. In anderen Fällen wurde eine *lichenoide Dermatitis* beschrieben [98, 124]. Bei wiederholter Exposition kann sich ein generalisierter makulopapulöser Ausschlag entwickeln, der dem Baboon-Syndrom ähnelt [6], einer systemischen Kontaktdermatitis mit Betonung über dem Gesäß und den Beugeseiten der Extremitäten. In einer IVIg-Studie bei multipler Sklerose entwickelten 11 von 26 Patienten ein *schweres Ekzem* [99]. Zwei bis 4 Tage nach der IVIg-Infusion traten zunächst kleine Vesikel oder Papeln an den Handinnenflächen auf, in einigen Fällen kam es zur Generalisierung innerhalb von 2 bis 3 Wochen. Bioptisch wurde ein nichtspezifisches Infiltrat gefunden. Das Ekzem bildete sich in allen Fällen nach einigen Wochen zurück, war aber bei mehreren Patienten der Grund für einen Therapieabbruch [99]. Ähnliche vesikuläre ekzematöse Veränderungen werden auch von anderen Autoren beschrieben, aber mit einer wesentlich geringeren Häufigkeit [43, 51, 118]. Es wurde spekuliert, dass möglicherweise die bei den MS-Kranken verabreichte hohe Dosis, die in sehr kurzer Zeit infundiert wurde, zu der hohen Komplikationsrate führte. Eine spezifische Charge oder ein Hersteller scheinen nicht verantwortlich zu sein [118].

3.1.9 Übertragung infektiöser Erkrankungen

Da IVIg ein biologisches Produkt sind, besteht das Risiko zur Übertragung infektiöser, insbesondere viraler Erkrankungen. Schon früh gab es Berichte über das Auftreten von Non-A-, Non-B-Hepatitiden nach IVIg-Behandlung [12, 70, 80, 120], die in der Folge als *Hepatitis C* identifiziert wurden. Aufgrund von kontaminierten Chargen kam es weltweit zu einigen hundert Hepatitis-C-Infektionen durch IVIg [11, 31, 37, 57]. Als Konsequenz musste dieses IVIg-Präparat vom Markt genommen werden und im Herstellungsprozess ein Verfahren zur Inaktivierung von lipidumhüllten Viren eingeführt werden [92]. Verschiedene Schritte im Reinigungsprotokoll zur Herstellung von IVIg eliminieren virale Kontaminationen [23, 48, 59, 112, 123]. Eine weitere Sicherheit gibt das Screening der Spender und Ausschluss von infizierten Personen [28, 123]. Hinweise auf Übertragung einer *Hepatitis A* oder *Hepatitis B* durch IVIg gibt es derzeit keine [79, 123]. Eine Übertragung von *Hepatitis-G-Viren* (HGV), die in einer Vielzahl von nicht virusinaktivierten Plasmaprodukten vorkommen, wurde zwar auch für IVIg dokumentiert, allerdings scheint eine Infektion nur in einem sehr geringen Maß zu erfolgen und klinisch kaum relevant zu sein [8, 53, 69].

Das humane *Parvovirus B19*, der Erreger von Ringelröteln und transienten aplastischen Krisen bei Patienten mit hämolytischer Anämie, ist ein weiteres Virus, das in IVIg-Präparaten nachgewiesen [90] und mit einer Infektion in Verbindung gebracht wurde [34].

Eine Übertragung von *HIV* (humanes Immundefizienzvirus) durch IVIg wurde bislang nicht dokumentiert, auch nicht in der Zeit vor dem Screening der Spender und als HIV durch die Gabe von Gerinnungsfaktoren übertragen wurde [42, 79, 123]. Der Grund scheint darin zu liegen, dass durch das Herstellungsverfahren für IVIg die HI-Viren inaktiviert werden [48, 59, 112].

Seit Beschreibung der neuen Variante der *Creutzfeldt-Jakob-Erkrankung* (nvCJD) und deren Zusammenhang mit der bovinen spongiformen Enzephalopathie (BSE) ist auch die Diskussion über eine mögliche Übertragung von *Prionen* durch Blutprodukte angeregt worden. Bislang wurde eine iatrogene Infektion durch IVIg nicht bechrieben [28, 79, 119], jedoch liegen derzeit auch aufgrund der langen Inkubationszeit nur wenig Daten vor. Dies hat dazu geführt, dass Blutprodukte von Spendern, die ein CJD entwickeln, vom Markt genommen werden [28, 119]. Durch verschiedene Reinigungsschritte bei der Herstellung von IVIg wird das infektiöse Agens in einem hohen Maß reduziert [38, 39, 68]. Insgesamt scheint das Risiko einer Übertragung von Prionen daher extrem gering zu sein (vgl. S. 31–34).

Auch wenn die heute auf dem Markt befindlichen IVIg-Präparate als weitgehend sicher angesehen werden können und das Risiko der Übertragung einer infektiösen Erkrankung durch IVIg sehr gering ist, kann dies doch nie völlig ausgeschlossen werden. Andererseits enthalten IVIg-Präparate teilweise hohe Titer von Antikörpern gegen eine Vielzahl von Viren [91], die durch Neutralisierung vor einer Infektion schützen können [123].

3.1.10 Sonstige Nebenwirkungen

Serumspiegel von *Elektrolyten* wie Natrium, Kalzium und Magnesium können unter IVIg-Therapie leicht fallen, wobei dies in der Regel ohne klinische Relevanz ist [63]. Durch den Anstieg des Serumproteins kommt es zu einer artifiziellen *Pseudohyponatriämie* [63, 67]. Weitere seltene Nebenwirkungen sind Alopezie [22] und Hypothermie [30], die als Fallberichte beschrieben wurden, wobei jedoch die Häufigkeit und der kausale Zusammenhang zu IVIg unklar sind.

3.2 Zusammensetzung und Auswahl von intravenösen Immunglobulinpräparaten

Die *Herstellung* von IVIg erfolgt aus einem Pool von über 1000 bis zu 30000 Spendern [91]. Ein Screening für Infektionen mit HIV, HBV (Hepatitis-B-Virus), HCV (Hepatitis-C-Virus) und Syphilis sowie eine normale GPT/ALT (Glutamat-Pyruvat-Transaminase) und Ausschluss positiver Spender sorgen für eine Reduktion des Infektionsrisikos von IVIg-Präparaten [28]. Die Herkunft der Plasmaspenden ist je nach Präparat unterschiedlich, z.B. bei Sandoglobulin® aus Deutschland oder bei Alphaglobin® aus den USA [91]. Am Beginn des Herstellungsprozesses steht bei den meisten Präparaten die Kälte-Äthanol-Fällung nach Cohn, gefolgt von einer Reihe weiterer Reinigungsverfahren wie z.B. Behandlung mit niedrigem pH, β-Propiolacton-Behandlung, Solvent-Detergent-Verfahren, Pepsinbehandlung, Ultrafiltration oder Sterilfiltration [89, 91]. Diese Schritte dienen auch der Inaktivierung von viralen Kontaminationen; Unterschiede zwischen den einzelnen Herstellern können die Sicherheit eines Präparates beeinflussen [123]. Das aufgereinigte Produkt besteht zu über 95% aus Immunglobulinen mit einer Subklassenverteilung, die dem des normalen Serums entspricht, wobei kleine Unterschiede zwischen den Präparaten bestehen [19, 64, 76, 88]. Da der unterschiedliche Gehalt an IgA für unerwünschte allergische Reaktionen verantwortlich sein kann entfernen einige Hersteller das IgA durch Immunadsorption. In Tabelle 3.1 sind die *IgA-Konzentrationen* verschiedener Präparate aufgeführt. Insbesondere bei Patienten mit bekanntem IgA-Mangel sollte ein Präparat mit niedrigem IgA-Gehalt eingesetzt werden.

Zur Stabilisierung der Immunglobulinmoleküle enthalten alle Präparate in unterschiedlichen Mengen *Zusatzstoffe*, die für Nebenwirkungen von IVIg verantwortlich sein können. So scheint beispielsweise Sukrose ein wesentlicher Faktor beim Auftreten von akutem Nierenversagen zu sein. Andererseits kann Glukose zu einer diabetischen Stoffwechsellage führen oder Fruktose Nebenwirkungen bei Patienten mit Fruktoseintoleranz hervorrufen. In Tabelle 3.2 sind die Stabilisatoren und Hilfsstoffe der einzelnen Präparate aufgelistet.

Tabelle 3.1. Gehalt von IgA in IVIg-Präparationen (nach [91])

Präparat	IgA (g/l)	IgA (% des Gesamt-Ig)
Alphaglobin®[a]	<0,008	<0,0016
Cytoglobin®	<0,21	
Cytotect®	=5,0	<5
Endobulin S/D®	=0,05	=0,05
Gammonativ®	<0,02	
Hepatect®	=5,0	<5
Intraglobin F®	=2,5	<5
Intrimmun®		0,01
Octagam®	=0,1	
Pentaglobin®	6	12
Polyglobin 5%®	<0,21	
Sandoglobulin®	0,72	
Varitect®	=5,0	<5
Venimmun N®		8

[a] Neuer Handelsname: Flebogamma®

Tabelle 3.2. Stabilisatoren und Hilfsstoffe in IVIg-Präparaten (nach: Rote Liste 2000)

Präparat	Stabilisatoren und Hilfsstoffe
Cytoglobin®	Maltose
Cytotect®	Natriumchlorid
Endobulin S/D®	Glukose, Makrogol[b], Natriumchlorid
Flebogamma®[a]	Sorbitol, Makrogol[b], Natriumchlorid
Gammabulin®	Glyzin, Natriumazetat, Natriumchlorid, Natriumzitrat, Natriummonohydrogenphosphat
Gammagard S/D®	Glyzin, Natriumchlorid, Glukose, Makrogol[b], Albumin
Gamma-Venin®	Glyzin, Natriumchlorid
Gammonativ®	Glukose, Glyzin, Natriumoctanoat, N-Azetyl-DL-Tryptophan, Albumin
Hepatect®	Natriumchlorid
Intraglobin F®	Glukose, Natriumchlorid
Intrimmun®	Sukrose[c], Albumin, Natriumchlorid, Albumin
Octagam®	Maltose
Pentaglobin®	Glukose, Natriumchlorid
Polyglobin 5%®	Maltose
Sandoglobulin®	Sukrose, Natriumchlorid, Albumin
Varitect®	Natriumchlorid
Venimmun N®	Glyzin, Natriumchlorid

[a] Alter Handelsname: Alphaglobin®
[b] Makrogol = Polyethylenglykol (PEG)
[c] Sukrose = Saccharose

Neben Immunglobulinen sind in IVIg auch Spuren anderer Proteine nachweisbar. Hierzu gehören lösliche HLA-Moleküle [41, 66], lösliches CD4 und CD8 [14] sowie Zytokine [58, 66]. Diese könnten einerseits zwar einen Wirkmechanismus von IVIg darstellen [103], andererseits können Zytokine auch Nebenwirkungen hervorrufen.

In ihrer klinischen Wirksamkeit werden die verschiedenen 7-S-IVIg-Präparate (komplette IgG-Moleküle) als gleichwertig angesehen [78, 85]. Die *Auswahl des Präparates* sollte daher am ehesten anhand der enthaltenen Hilfsstoffe erfolgen, um das durch die Begleiterkrankungen des Patienten vorhandene Risiko für Nebenwirkungen zu minimieren.

3.3 Entstehungsmechanismen von Nebenwirkungen

Für die Entstehung von Nebenwirkungen können die IgG-Moleküle selbst, andere Inhaltsstoffe oder die Infusion an sich verantwortlich sein.

Die Bildung von IgG-*Aggregaten* führt zu einer Aktivierung des Komplementsystems. Die Elimination von Aggregaten aus den Präparaten erbrachte bei der Entwicklung von Immunglobulinen zur intravenösen Anwendung den entscheidenden Durchbruch [76]. Ferner können aber die *Fc-Teile* von IgG über den Fc-Rezeptor eine Aktivierung und Degranulation z. B. von Granulozyten hervorrufen [77, 110], wodurch Zytokine oder vasoaktive Stoffe freigesetzt werden, die Nebenwirkungen verursachen [5, 15]. Durch die antigenbindenden *F(ab)-Teile* von IgG hervorgerufene unerwünschte Reaktionen sind die anti-A/B-vermittelte hämolytische Anämie oder die ANCA-positive Uveitis. Über die Modulation des retikulohistiozytären Systems mit Freisetzung von Zytokinen und vasoaktiven Stoffen kann die Gabe von IVIg zu einem Blutdruckabfall oder einer entzündlichen Reaktion mit Fieber, Myalgien und Kopfschmerzen führen [4, 5, 15].

Anaphylaktische Reaktionen können durch die in IVIg enthaltenen *IgA*-Moleküle hervorgerufen werden, eine entzündliche Reaktion durch die in Spuren vorhandenen *Zytokine.*

Die Infusion selbst kann durch die *Erhöhung des Plasmavolumens* zu einer Herzinsuffizienz oder einem Hypertonus führen bzw. vorbestehende Herzkreislaufprobleme verschlechtern. Durch die Proteinzufuhr und damit verbundene *Hyperviskosität* wird das Risiko für thromboembolische Ereignisse erhöht. Die *Temperatur der Infusion* könnte bei Patienten mit Kälteagglutininen eine Rolle spielen und ist verantwortlich für Unbehagen an der Injektionsstelle.

Tabelle 3.3 fasst die durch die verschiedenen Bestandteile von IVIg hervorgerufenen Nebenwirkungen und deren Mechanismen zusammen.

Tabelle 3.3. Entstehungsmechanismen von Nebenwirkungen bei IVIg-Therapie

IVIg-Bestandteil		Mechanismus/Reaktion
IgG-Molekül	Immunkomplexe	Komplementaktivierung
	Fc-Teile	Granulozytenaktivierung
	F(ab)-Teile	Anti-A/-B: Hämolyse ANCA: Uveitis
	Immunmodulation	Freisetzung von Zytokinen/vasoaktiven Stoffen
Andere Inhaltsstoffe	IgA	anaphylaktische Reaktion
	Zytokine	Entzündungsreaktion, Fieber, Kopfschmerz
	vasoaktive Stoffe	Hypotonie, Tachykardie
	infektiöse Partikel/Viren	insbesondere Hepatitis C
	Stabilisatoren	Sukrose: osmotische Nierenschädigung Glukose: diabetische Stoffwechsellage
Infusion	Volumen/Proteinload	Hypertonus, Herzinsuffizienz
	Hyperviskosität	thromboembolische Ereignisse
	Temperatur	problematisch bei Kälteagglutininen Unbehagen an der Injektionsstelle

ANCA Antikörper gegen Neutrophilenantigene

3.4 Praktische Hinweise zur Verabreichung von intravenösen Immunglobulinen und Vermeidung von Nebenwirkungen

Wie bereits erwähnt, kann bei Beachtung einiger einfacher Grundsätze eine Reihe von Nebenwirkungen vermieden werden. Dies beginnt bei der *Anamneseerhebung*, die im Hinblick auf potentielle Nebenwirkungen vor IVIg-Gabe bei jedem Patienten entscheidend ist. In Tabelle 3.4 sind die Risikofaktoren für verschiedene Nebenwirkungen zusammengestellt. Entsprechend sollten einige *Laborparameter* (Tabelle 3.5) kontrolliert werden. In Abhängigkeit von Vorerkrankungen und Laborbefunden sollte die *Auswahl des Präparates* getroffen werden, z.B. Vermeidung von Sukrose bei Niereninsuffizienz, keine glukosehaltigen Präparate bei Diabetes mellitus. Bei der *Vorbereitung der Infusion* ist darauf zu achten, dass lyophilisierte Präparate komplett aufgelöst sind, da Aggregate nicht nur die Infusionsschläuche verstopfen, sondern auch Nebenwirkungen durch Aktivierung des Immunsystems hervorrufen können. Auch die Temperatur der Infusionslösung sollte nicht zu niedrig sein, da dies Missempfindungen an der Injektionsstelle auslösen kann. Bei Patienten mit Kälteagglutininen kann es sogar zum Auslösen einer Immunreaktion kommen. Da eine Reihe von Nebenwirkungen nur bei einer hohen *Infusionsgeschwindigkeit* auftritt, sollte die Flussrate zu Beginn bei ungefähr 30 ml/h liegen und kann dann auf bis zu 150–200 ml/h gesteigert werden. Während und nach der Verabreichung von IVIg sollte das betreuende Personal auf das Auftreten von Symptomen wie

Tabelle 3.4. Risikofaktoren für Nebenwirkungen bei IVIg-Behandlung

Vor-/Begleiterkrankung	Risikofaktor für
Nierenfunktionsstörung	akutes Nierenversagen
kardiale Erkrankung	Herzinsuffizienz, Myokardinfarkt
Lebererkrankung	Leberenzymerhöhung
Migräne	Kopfschmerz, Aseptische Meningitis
Diabetes mellitus	diabetische Entgleisung bei Präparaten mit Glukose
IgA-Mangel	anaphylaktische Reaktion
Blutgruppe A/B	hämolytische Anämie
Immobilisierung	thromboembolische Ereignisse

Tabelle 3.5. Empfohlene Laboruntersuchungen bei IVIg-Therapie

- Blutbild
- Serum Kreatinin/Harnstoff
- Elektrolyte
- Blutzucker
- Leberenzyme (und ggf. Hepatitisserologie und PCR)
- Harnstatus
- Nicht obligat ggf. vor IVIg: IgA
Blutgruppe
Erkrankungsspezifische Serologie

PCR Polymerase-Ketten-Reaktion

Tachykardie, Hypo- und Hypertonie gezielt achten, mit entsprechenden Kontrollen (Tabelle 3.5). Als Hilfe sind in Tabelle 3.6 die Nebenwirkungen von IVIg nach ihrem zeitlichen Auftreten aufgelistet. Wegen der möglicherweise langen Inkubationszeit sollte bei entsprechender Symptomatik auch nach längeren Zeitabständen an die potentielle Übertragung von Krankheitserregern durch IVIg gedacht werden. Aus diesem Grund ist die *Dokumentation der Charge* Pflicht.

Da IVIg das Risiko für thromboembolische Ereignisse erhöhen, ist bei immobilisierten Patienten auf eine ausreichende Antikoagulation zu achten. Einige Autoren empfehlen die *prophylaktische Gabe* von Antihistaminika und/oder Steroiden zur Vermeidung von Nebenwirkungen [29, 54, 85]. Dies kann insbesondere bei Patienten mit wiederholt auftretenden unerwünschten Reaktionen trotz Reduktion der Infusionsrate nötig sein. Auch bei einigen Patienten mit dermatologischen Komplikationen kann eine orale Begleitmedikation mit Steroiden hilfreich sein [43]. Bei rezidivierenden Migräneattacken unter IVIg ist eine Prophylaxe mit einem β-Blocker möglich [25].

Tabelle 3.6. Zeitliches Auftreten von Nebenwirkungen durch IVIg

Zeitraum	Nebenwirkung
Während bis Stunden nach der Infusion	Kopfschmerz Übelkeit Myalgie Fieber Tachykardie Hypo-/Hypertonus Herzinsuffizienz Anaphylaktische Reaktion
Stunden bis Tage nach der Infusion	Akutes Nierenversagen Thromboembolische Komplikationen Aseptische Meningitis Enzephalopathie Hämolyse Ekzem/Dermatologische Komplikationen Leuko-/Neutropenie Leberenzymerhöhung
Wochen nach der Infusion	Hepatitis C

Sind *serologische Untersuchungen* nötig, so sollten diese vor Gabe von IVIg durchgeführt oder zumindest Serum konserviert werden, da die Vielzahl von Antikörperspezifitäten in IVIg eine serologische Untersuchung beeinflussen. Dies gilt auch für die Blutgruppenbestimmung [106].

3.5 Therapie von Nebenwirkungen durch intravenöse Immunglobuline

Wie ausgeführt, lassen sich viele Nebenwirkungen durch ein sorgfältiges Vorgehen bei der Verabreichung von IVIg vermeiden. Beim Auftreten von unspezifischen Symptomen wie Kopfschmerz, Übelkeit, Druckgefühl über der Brust oder Fieber genügt in den meisten Fällen die Reduktion der Infusionsgeschwindigkeit; sonst sollte die Infusion unterbrochen und nach Abklingen der Symptomatik mit einer niedrigeren Infusionsrate fortgeführt werden. Nichtsteroidale Antiphlogistika können in Einzelfällen nötig sein und reichen in der Regel auch beim Auftreten einer aseptischen Meningitis.

Bei schwerwiegenden unerwünschten Wirkungen muss die Infusion unverzüglich gestoppt werden und es gelten die allgemein üblichen Behandlungen für den jeweiligen Zustand. Tabelle 3.7 fasst die Prävention und Behandlung der wesentlichen Nebenwirkungen von IVIg zusammen.

Tabelle 3.7. Prävention und Therapie von Nebenwirkungen bei IVIg

Nebenwirkung	Prävention	Therapie
Kopfschmerz Myalgie Übelkeit	Langsame Infusionsgeschwindigkeit Vor nächster Infusion eventuell Steroide/ Antihistaminika	Infusion stoppen, nach Abklingen mit niedrigerer Tropfrate beginnen ggf. nichtsteroidale Antiphlogistika
Anaphylaktische Reaktion	Präparat mit niedrigem IgA-Gehalt	Steroide, Antihistaminika, allgemeine Maßnahmen bei allergischem Schock
Nierenversagen	Präparat ohne Sukrose	Allgemein übliche Behandlung einer Niereninsuffizienz, Dialyse
Thromboembolische Komplikationen	Antikoagulation bei Immobilisation	Behandlung entsprechend der jeweiligen Komplikation
Aseptische Meningitis	–	Analgetika, Antihistaminika
Hämolyse	Präparat mit niedrigen Anti-A/-B-Titern	Allgemein übliche Maßnahmen, Transfusion
Leukopenie Neutropenie Leberwerterhöhung	–	Kontrollen, keine spezifischen Maßnahmen nötig
Dermatologische Komplikationen	Steroide	Steroide topisch und/oder systemisch

3.6 Risiko und Benefit von intravenösen Immunglobulinen

Obwohl die Zahl der beschriebenen Nebenwirkungen für IVIg hoch ist, können IVIg als weitgehend sicheres Therapeutikum angesehen werden [79, 101]. Zwar wird in neueren Untersuchungen eine hohe Komplikationsrate beschrieben, doch sind die meisten Nebenwirkungen sehr mild und selbstlimitiert. Durch einen sorgfältigen Umgang mit IVIg kann das Auftreten vieler unerwünschter Wirkungen auch vermieden werden. Seltene schwerwiegende Nebenwirkungen auch mit Langzeitmorbidität können vorkommen und verlangen daher ein adäquates Monitoring der Patienten. Auch wenn das Risiko der Übertragung einer Infektionskrankheit wahrscheinlich gering ist, so kann es doch nicht vollkommen ausgeschlossen werden. Der behandelnde Arzt sollte sich der Risiken bewusst sein und die Indikation zur Behandlung mit IVIg verantwortungsvoll stellen. Bei klarer Indikation und entsprechendem Benefit für den Patienten können leichte Nebenwirkungen möglicherweise in Kauf genommen bzw. ein Auftreten durch eine prophylaktische Medikation vermieden werden. Bei einigen Erkrankungen gehen alternative Therapien (z. B. Immunsuppression) mit noch stärkeren und auch langfristigen unerwünschen Wirkungen einher, sodass IVIg trotz alledem das Mittel der Wahl darstellen. Mit entsprechender Patientenauswahl und Beachtung der Risikofaktoren für Nebenwirkungen ist der Benefit in der Regel wesentlich größer als das Risiko.

Literatur

1. Ahsan N (1998) Intravenous immunoglobulin induced-nephropathy: a complication of IVIG therapy. J Nephrol 11:157–161
2. Ahsan N, Palmer BF, Wheeler D, Greenlee RG, Toto RD (1994) Intravenous immunoglobulin-induced osmotic nephrosis. Arch Int Med 154:1985–1987
3. Ahsan N, Wiegand LA, Abendroth CS, Manning EC (1996) Acute renal failure following immunoglobulin therapy. Am J Nephrol 16:532–536
4. Andersson J, Skansén-Saphir U, Sparrelid E, Andersson U (1996) Intravenous immune globulin affects cytokine production in T lymphocytes and monocytes/macrophages. Clin Exp Immunol 104(suppl 1):10–20
5. Bagdasarian A, Tonetta S, Harel W, Mamidi R, Uemura Y (1998) IVIG adverse reactions: Potential role of cytokines and vasoactive substances. Vox Sang 74:74–82
6. Barbaud A, Trechot P, Granel F, Lonchamp P, Faure G, Schmutz JL, Bene MC (1999) A Baboon syndrome induced by intravenous human immunoglobulins: report of a case and immunological analysis. Dermatology 199:258–260
7. Ben-Chetrit E, Putterman C (1992) Transient neutropenia induced by intravenous immune globulin. N Engl J Med 326:270–271
8. Berger A, Scharrer I, Doerr HW, Hess G, Weber B (1997) Infection with hepatitis G virus in immunoglobulin recipients. Lancet 349:207
9. Berkovitch M, Dolinski G, Tauber T, Aladjem M, Kaplinsky C (1999) Neutropenia as a complication of intravenous immunoglobulin (IVIG) therapy in children with

autoimmune thrombocytopenic purpura: common but non-alarming. Int J Immunopharmacol 21:411–415
10. Bertorini TE, Nance AM, Horner LH, Greene W, Gelfand MS, Jaster JH (1996) Complications of intravenous gammaglobulin in neuromuscular and other diseases. Muscle Nerve 19:388–391
11. Bjoro K, Froland SS, Yun Z, Samdal HH, Haaland T (1994) Hepatitis C infection in patients with primary hypogammaglobulinemia after treatment with contaminated immune globulin. N Engl J Med 331:1607–1611
12. Björkander J, Cunningham-Rundles C, Lundin P, Olsson R, Sönderström R, Hanson LA (1988) Intravenous immunoglobulin prophylaxis causing liver damage in 16 of 77 patients with hypogammaglobulinemia or IgG subclass deficiency. Am J Med 84:107–111
13. Björkander J, Hammarström L, Smith CIE, Buckley RH, Cunningham-Rundles C, Hanson LA (1987) Immunoglobulin prophylaxis in patients with antibody deficiency syndromes and anti-IgA antibodies. J Clin Immunol 7:8–15
14. Blasczyk R, Westhoff U, Grosse-Wilde H (1993) Soluble CD4, CD8, and HLA molecules in commercial immunoglobulin preparation. Lancet 341:789–790
15. Bleeker WK, Teeling JL, Verhoeven AJ, Rigter GMM, Agterberg J, Tool ATJ, Koenderman AHL, Kuijpers TW, Hack CE (2000) Vasoactive side effects of intravenous immunoglobulin preparations in a rat model and their treatment with recombinant platelet-activating factor acetylhydrolase. Blood 95:1856–1861
16. Bower LR, Brey RL, Rogers SJ, Stroncek DF, Jackson CE (1994) Intravenous immunoglobulin-induced neutropenia. Ann Neurol 36:291
17. Brannagan TH, Nagle KJ, Lange DJ, Rowland LP (1996) Complications of intravenous immune globulin treatment in neurologic disease. Neurology 47:674–677
18. Brox AG, Cournoyer D, Sternbach M, Spurl G (1987) Hemolytic anemia following intravenous gammaglobulin administration. Am J Med 82:633–635
19. Burckhardt JJ, Gardi A, Oxelius VA, Preud'homme JL, Scherz R, Skvaril F, Heiniger HJ (1989) Immunoglobulin G subclass distribution in three human intravenous immunoglobulin preparations. Vox Sang 57:10–14
20. Burks AW, Sampson HA, Buckley RH (1986) Anaphylactic reactions after gamma globulin administration in patients with hypogammaglobulinemia. N Engl J Med 314:560–564
21. Casteels-van Daele M, Wijndaele L, Hunninck K (1990) Intravenous immune globulin and acute aseptic meningitis. N Engl J Med 323:614–615
22. Chan-Lam D, Fitzsimons EJ, Douglas WS (1987) Alopecia after immunoglobulin infusion. Lancet 1:1436
23. Chandra S, Cavanaugh JE, Lin CM, Pierre-Jerome C, Yerram N, Weeks R, Flanigan E, Feldman F (1999) Virus reduction in the preparation of intravenous immune globulin: in vitro experiments. Transfusion 39:249–257
24. Comenzo RL, Malachowski ME, Meissner HC, Fulton DR, Berkman EM (1992) Immune hemolysis, disseminated intravascular coagulation, and serum sickness after large doses of immune globulin given intravenously for Kawasaki disease. J Pediatr 120:926–928
25. Constantinescu CS, Chang AP, McCluskey LF (1993) Recurrent migraine and intravenous immune globulin therapy. N Engl J Med 329:583–584
26. Copelan EA, Strohm PL, Kennedy MS, Tutschka PJ (1986) Hemolysis following intravenous immune globulin therapy. Transfusion 26:410–412
27. Dalakas MC (1994) High-dose intravenous immunoglobulins and serum viscosity: risk of precipitating thrombembolic events. Neurology 44:223–226
28. Dodd RY (1996) Infectious risk of plasma donations: relationship to safety of intravenous immune globulins. Clin Exp Immunol 104 (suppl 1):31–34

29. Duhem C, Dicato MA, Ries F (1994) Side-effects of intravenous immune globulins. Clin Exp Immunol 97(suppl 1):79–83
30. Duhem C, Ries F, Dicato M (1996) Intravenous immune globulin and hypothermia. Am J Hematol 51:172–173
31. Echevarriá JM, León P, Domingo CJ, López JA, Elola C, Madurga M, Salmerón F, Yap PL, Daub J, Simmonds P (1996) Laboratory diagnosis and molecular epidemiology of an outbreak of hepatitis C virus infection among recipients of human intravenous immunoglobulin in Spain. Transfusion 36:725–730
32. Elkayam O, Paran D, Milo R, Davidovitz Y, Almoznino-Sasafian D, Zeltser D, Yaron M, Caspi D (2000) Acute myocardial infarction associated with high dose intravenous immunoglobulin infusion for autoimmune disorders. A study of four cases. Ann Rheum Dis 59:77
33. Ellie E, Combe C, Ferrer X (1992) High-dose intravenous immunoglobulin and acute renal failure. N Engl J Med 327:1032–1033
34. Erdman DD, Anderson BC, Torok TJ, Finkel TH, Anderson LJ (1997) Possible transmission of parvovirus B19 from intravenous immune globulin. J Med Virol 53:233–236
35. Fazekas F, Deisenhammer F, Strasser-Fuchs S, Nahler G, Mamoli B, for the Austrian Immunoglobulin in Multiple Sclerosis Study Group (1997) Randomised placebo-controlled trial of monthly intravenous immunoglobulin therapy in relapsing-remitting multiple sclerosis. Lancet 349:589–593
36. Finkel AG, Howard JFJ, Mann JD (1998) Successful treatment of headache related to intravenous immunoglobulin with antimigraine medications. Headache 38:317–321
37. Flora K, Schiele M, Benner K, Montanaro A, Johnston W, Whitham R, Press R (1996) An outbreak of acute hepatitis C among recipients of intravenous immunoglobulin. Ann Allergy Asthma Immunol 76:160–162
38. Foster PR (1999) Assessment of the potential of plasma fractionation processes to remove causative agents of transmissible spongiform encephalopathy. Transfus Med 9:3–14
39. Foster PR, Welch AG, McLean C, Griffin BD, Hardy JC, Bartley A, MacDonald S, Bailey AC (2000) Studies on the removal of abnormal prion protein by processes used in the manufacture of human plasma products. Vox Sang 78:86–95
40. Go RS, Call TG (2000) Deep venous thrombosis of the arm after intravenous immunoglobulin infusion: case report and literature review of intravenous immunoglobulin-related thrombotic complications. Mayo Clin Proc 75:83–85
41. Grosse-Wilde H, Blasczyk R, Westhoff U (1992) Soluble HLA class I and class II concentrations in commercial immunoglobulin preparations. Tissue Antigens 39:74–77
42. Gutteridge CN, Veys P, Newland AC (1988) Safety of intravenous immunoglobulin for treatment of auto-immune thrombocytopenia. Acta Haematol 79:88–90
43. Hamdalla MMH, Hawkes CH, Spokes EG et al (1996) Intravenous immunoglobulin in the Guillain-Barré syndrome. Br Med J 313:1399–1400
44. Hansen-Schmidt S, Silomon J, Keller F (1996) Osmotic nephrosis due to high-dose immunoglobulin therapy containing sucrose (but not with glycine) in a patient with immunoglobulin A nephritis. Am J Kidney Dis 28:451–453
45. Haplea SS, Farrar JT, Gibson GA, Laskin M, Pizzi LT, Asbury AK (1997) Thromboembolic events associated with intravenous immunoglobulin therapy. Neurology 48:A54
46. Harkness K, Howell SJL, Davies-Jones GAB (1996) Encephalopathy associated with intravenous immunoglobulin treatment for Guillain-Barré syndrome. J Neurol Neurosurg Psychiatry 60:586

47. Haskin JA, Warner DJ, Blank DU (1999) Acute renal failure after large dose of intravenous immune globulin. Ann Pharmacother 33:800–803
48. Hénin Y, Maréchal V, Barré-Sinoussi F, Chermann JC, Morgenthaler JJ (1988) Inactivation and partition of human immunodeficiency virus during Kistler and Nitschmann fractionation of human blood plasma. Vox Sang 54:78–83
49. Hinchey J, Chaves C, Appignani B, Breen J, Pao L, Wang A, Pessin MS, Lamy C, Mas JL, Caplan LR (1996) A reversible posterior leukoencephalopathy syndrome. N Engl J Med 334:494–500
50. Howse M, Bindoff L, Carmichael A (1998) Facial vasculitic rash associated with intravenous immunoglobulins. Br Med J 317:1291
51. Iannaccone S, Sferrazza B, Quattrini A, Smirne S, Ferini-Strambi L (1999) Pompholyx (vesicular eczema) after i.v. immunoglobulin therapy for neurologic disease. Neurology 53:1154–1155
52. Ito Y, Niwa H, Iida T, Nagamatsu M, Yasuda T, Yanagi T, Sobue G (1997) Posttransfusion reversible posterior leukoencephalopathy syndrome with cerebral vasoconstriction. Neurology 49:1174–1175
53. Jarvis LM, Davidson F, Hanley JP, Yap PL, Ludlam CA, Simmonds P (1996) Infection with hepatitis G virus among recipients of plasma products. Lancet 348:1352–1355
54. Jayabose S, Mahmoud M, Levendoglu-Tugal O, Sandoval C, Ozkaynak F, Giamelli J, Visintainer P (1999) Corticosteroid prophylaxis for neurologic complications of inrtavenous immunoglobulin G therapy in childhood immune thrombocytopenic purpura. J Pediatr Hematol Oncol 21:514–517
55. Jolles S, Deacock S, Turnbull W, Silvestrini R, Bunn C, White P, Ward M (1999) Atypical C-ANCA following high dose intravenous immunoglobulin. J Clin Pathol 52:177–180
56. Jolles S, Hill H (1998) Management of aseptic meningitis secondary to intravenous immunoglobulin. Br Med J 316:936
57. Jonas MM, Baron MJ, Bresee JS, Schneider LC (1996) Clinical and virologic features of hepatitis C virus infection associated with intravenous immunoglobulin. Pediatrics 98:211–215
58. Kekow J, Reinhold D, Pap T, Ansorge S (1998) Intravenous immunoglobulins and transforming growth factor . Lancet 351:184–185
59. Kempf C, Jentsch P, Barré-Sinoussi F, Morgenthaler JJ, Morell A, Germann D (1991) Virus inactivation during production of intravenous immunoglobulin. Transfusion 31:423–427
60. Kessary-Shoham H, Levy Y, Shoenfeld Y, Lorber M, Gershon H (1999) In vivo administration of intravenous immunoglobulin (IVIg) can lead to enhanced erythrocyte sequestration. J Autoimmun 13:129–135
61. Khalil M, Shin HJ, Tan A, DuBose TDJ, Ordonez N, Katz RL (2000) Macrophage-like vacuolated renal tubular cells in the urine of a male with osmotic nephrosis associated with intravenous immunoglobulin therapy. A case report. Acta Cytol 44:86–90
62. Koehler PJ, Koudstaal J (1996) Lethal hypersensitivity myocarditis associated with the use of intravenous gammaglobulin for Guillain-Barre syndrome, in combination with phenytoin. J Neurol 243:366–367
63. Koffman BM, Dalakas MC (1997) Effect of high-dose intravenous immunoglobulin on serum chemistry, hematology, and lymphocyte subpopulations: Assesssments based on controlled treatment trials in patients with neurological diseases. Muscle Nerve 20:1102–1107
64. Kotitschke R, Lang H, Page M (1995) IgG-Subklassenverteilung in IGIg-Produkten: Ermittlung der Reproduzierbarkeit einer Methode der IgG-Subklassenbestimmung. Infusionsther Transfusionsmed 22:360–363

65. Laidlaw S, Bainton R, Wilkie M, Makris M (1999) Acute renal failure in acquired haemophilia following the use of high dose intravenous immunoglobulin. Haemophilia 5:270–272
66. Lam L, Whitsett CF, McNicholl JM, Hodge TW, Hooper J (1993) Immunologically active proteins in intravenous immunoglobulin. Lancet 342:678
67. Lawn N, Wijdicks EFM, Burritt MF (1998) Intravenous immune globulin and pseudohyponatremia. N Engl J Med 339:632
68. Lee DC, Stenland CJ, Hartwell RC, Ford EK, Cai K, Miller JL, Gilligan KJ, Rubenstein R, Fournel M, Petteway SRJ (2000) Monitoring plasma processing steps with a sensitive western blot assay for the detection of the prion protein. J Virol Methods 84:77–89
69. Lefrère JJ, Ravera N, Corbi C, Mariotti M, Loiseau P (1997) Infection with hepatitis G virus in immunoglobulin recipients. Lancet 349:206
70. Lever AML, Webster ADB, Brown D, Thomas HC (1984) Non-A, non-B hepatitis occurring in agammaglobulinaemic patients after intravenous immunoglobulin. Lancet 2:1062–1064
71. Liblau R, Morel E, Bach JF (1992) Autoimmune diseases, IgA deficiency, and intravenous immunoglobulin treatment. Am J Med 93:114
72. Lisak RP (1996) Arthritis associated with circulating immune complexes following administration of intravenous immunoglobulin therapy in a patient with chronic inflammatory demyelinating polyneuropathy. J Neurol Sci 135:85–88
73. Lisak RP (1996) Liver function in GBS. Neurology 47:1606
74. Mathy I, Gille M, Van Raemdonck F, Delbecq J, Depre A (1998) Neurological complications of intravenous immunoglobulin (IVIg) therapy: an illustrative case of acute encephalopathy following IVIg therapy and a review of the literature. Acta Neurol Belg 98:347–351
75. McCluskey DR, Boyd NAM (1990) Anaphylaxis with intravenous gammaglobulin. Lancet 336:874
76. Morell A, Skvaril F (1980) Struktur und biologische Eigenschaften von Immunglobulinen und g-Globulin-Präparaten. Schweiz med Wschr 110:80–85
77. Nemes E, Teichman F, Roos D, Marodi L (2000) Activation of human granulocytes by intravenous immunoglobulin preparations is mediated by FcgammaRII and FcgammaRIII receptors. Pediatr Res 47:357–361
78. NIH consensus conference (1990) Intravenous immunoglobulin. Prevention and treatment of disease. JAMA 264:3189–3193
79. Nydegger UE, Sturzenegger M (1999) Adverse effects of intravenous immunoglobulin therapy. Drug Safety 21:171–185
80. Ochs HD, Fischer SH, Virant FS, Lee ML, Kingdon HS, Wedgwood RJ (1985) Non-A, non-B hepatitis and intravenous immunoglobulin. Lancet 1:404–405
81. Oh KT, Boldt HC, Danis RP (1997) Iatrogenic central retinal vein occlusion and hyperviscosity associated with high-dose intravenous immunoglobulin administration. Am J Ophthalmol 124:416–418
82. Perazella MA, Cayco AV (1998) Acute renal failure and intravenous immune globulin: sucrose nephropathy in disguise? Am J Ther 5:399–403
83. Picton P, Chisholm M (1997) Aseptic meningitis associated with high dose immunoglobulin: case report. Br Med J 315:1203–1204
84. Plasma Exchange/Sandoglobulin Guillain-Barré syndrome trial group (1997) Randomized trial of plasma exchange, intravenous immunoglobulin, and combined treatments in Guillain-Barré syndrome. Lancet 349:225–230
85. Ratko TA, Burnett DA, Foulke GE, Matuszewski KA, Sacher RA, University consortium expert panel (1995) Recommendations for off-label use of intravenously administered immunoglobulin preparations. JAMA 273:1865–1870

86. Rault R, Piraino B, Johnston JR, Oral A (1991) Pulmonary and renal toxicity of intravenous immunoglobulin. Clin Nephrol 36:83–86
87. Reinhard WH, Berchtold PE (1992) Effect of high-dose intravenous immunoglobulin therapy on blood rheology. Lancet 339:662–664
88. Römer J, Morgenthaler JJ, Skvaril F (1982) Characterization of various immunoglobulin preparations for intravenous application. I. Protein composition and antibody content. Vox Sang 42:62–73
89. Rütter GH (1994) Requirements for safety and quality of intravenous immunoglobulin G preparations. J Neurol Neurosurg Psychiatry 57 (suppl):2–5
90. Saldanha J, Minor P (1996) Detection of human parvovirus B19 DNA in plasma pools and blood products derived from these pools: implications for efficiency and consistency of removal of B19 DNA during manufacture. Br J Haematol 93:714–719
91. Schaffer C, Blanché-Ganter E (1998) Qualität polyvalenter Immunglobuline. Krankenhauspharmazie 19:280–286
92. Schiff RI (1994) Transmission of viral infections through intravenous immune globulin. N Engl J Med 331:1649–1650
93. Schifferli J, Leski M, Favre H, Imbach P, Nydegger U, Davies K (1991) High-dose intravenous IgG treatment and renal function. Lancet 337:457–458
94. Sekul EA, Culper EJ, Dalakas MC (1994) Aseptic meningitis associated with high-dose intravenous immunoglobulin therapy: Frequency and risk factors. Ann Intern Med 121:259–262
95. Shoham-Kessary H, Gershon H (1999) Isoantibodies in immunoglobulin for intravenous use may cause erythrocyte sequestration. Vox Sang 77:33–39
96. Shoham-Kessary H, Naot Y, Gershon H (1998) Immune complex-like moieties in immunoglobulin for intravenous use (IVIg) bind complement and enhance phagocytosis of human erythrocytes. Clin Exp Immunol 113:77–84
97. Silbert PL, Knezevic WV, Bridge DT (1992) Cerebral infarction complicating intravenous immunoglobulin therapy for polyneuritis cranialis. Neurology 42:257–258
98. Smith KJ, Dutka AL, Skelton HG (1998) Lichenoid/interface cutaneous eruptions to IVIg with the primary infusion may be related to the re-regulation of anti-idiotype network. J Cutan Med Surg 3:96–101
99. Sorensen PS, Wanscher B, Jensen CV, Schreiber K, Blinkenberg M, Ravnborg M, Kirsmeier H, Larsen VA, Lee ML (1998) Intravenous immunoglobulin G reduces MRI activity in relapsing multiple sclerosis. Neurology 50:1273–1281
100. Stangel M, Boegner F, Klatt CH, Hofmeister C, Seyfert S (2000) A placebo-controlled pilot trial to study the remyelinating potential of intravenous immunoglobulins in multiple sclerosis. J Neurol Neurosurg Psychiatry 68:89–92
101. Stangel M, Hartung HP, Marx P, Gold R (1997) Side effects of high dose intravenous immunoglobulins. Clin Neuropharmacol 20:385–393
102. Stangel M, Müller M, Marx P (1998) Adverse events during treatment with high dose intravenous immunoglobulins for neurological disorders. Eur Neurol 40:173–174
103. Stangel M, Toyka KV, Gold R (1999) Mechanisms of high-dose intravenous immunoglobulins in demyelinating diseases. Arch Neurol 56:661–663
104. Steg RE, Lefkowitz DM (1994) Cerebral infarction following intravenous immunoglobulin therapy for myasthenia gravis. Neurology 44:1180–1181
105. Steward RRC, Winney RJ, Cash JD (1993) Renal toxicity of intravenous immunoglobulin. Vox Sang 65:244
106. Strobel E, Wüllenweber J, Peters J (1995) Nachweis und Nebenwirkungen von Isoantikörpern in intravenös applizierbaren Immunglobulinpräparaten. Infusionsther Transfusionsmed 22:31–35

107. Sztajzel R, Le Floch-Rohr J, Eggimann P (1999) High-dose intravenous immunoglobulin treatment and cerebral vasospasm: a possible mechanism of ischemic encephalopathy. Eur Neurol 41:153–158
108. Tam DA, Morton LD, Stroncek DF, Leshner RT (1996) Neutropenia in a patient receiving intravenous immune globulin. J Neuroimmunol 64:175–178
109. Tan E, Hajinazarian M, Bay W, Neff J, Mendell JR (1993) Acute renal failure resulting from intravenous immunoglobulin therapy. Arch Neurol 50:137–139
110. Teeling JL, De Groot ER, Eerenberg AJM, Bleeker WK, van Mierlo G, Aarden LA, Hack CE (1998) Human intravenous immunoglobulin (IVIG) preparations degranulate human neutrophils in vitro. Clin Exp Immunol 114:264–270
111. Turner B, Wills AJ (2000) Cerebral infarction complicating intravenous immunoglobulin therapy in a patient with Miller Fisher syndrome. J Neurol Neurosurg Psychiatry 68:790–791
112. Uemura Y, Uriyu K, Hirao Y, Takechi K, Ishikawa H, Nakajima T, Kagitani Y, Yokoyama K, Funakoshi S, Nishida M, Yabushita S, Furuta K, Hamamoto Y, Tochikura TS, Yamamoto N (1989) Inactivation and elimination of viruses during the fractionation of an intravenous immunoglobulin preparation: liquid heat treatment and polyethylene glycol fractionation. Vox Sang 56:155–161
113. van der Meche FGA, Schmitz PIM, the Dutch Guillain-Barré Study Group (1992) A randomized trial comparing intravenous immune globulin and plasma exchange in Guillain-Barré syndrome. N Engl J Med 326:1123–1129
114. Vera-Ramirez M, Charlet M, Parry GJ (1992) Recurrent aseptic meningitis complicating intravenous immunoglobulin therapy for chronic inflammatory demyelinating polyradiculoneuropathy. Neurology 42:1636–1637
115. Verny M, Item C, Eymard B, Petitclerc T, Bouche P, Leger JM (1996) A study of renal function in long-term treatment of peripheral nervous system diseases with intravenous immunoglobulin. Neurology 46:A235
116. Voltz R, Rosen FV, Yousry T, Beck J, Hohlfeld R (1996) Reversible encephalopathy with vasospasm in a Guillain-Barre syndrome patient treated with intravenous immunoglobulin. Neurology 46:250–251
117. Watson JDG, Gibson J, Joshua DE, Kronenberg H (1991) Aseptic meningitis associated with high dose intravenous immunoglobulin therapy. J Neurol Neurosurg Psychiatry 54:275–276
118. Whittam LR, Hay RJ, Hughes RAC (1997) Eczematous reactions to human immune globulin. Br J Dermatol 137:481–482
119. Will RG, Kimberlin RH (1998) Creutzfeldt-Jakob disease ant the risk from blood or blood products. Vox Sang 75:178–180
120. Williams PE, Yap PL, Gillon J, Crawford RJ, Urbaniak SJ, Galea G (1989) Transmission of non-A, non-B hepatitis by pH4-treated intravenous immunoglobulin. Vox Sang 57:15–18
121. Wilson JR, Bhoopalam N, Fisher M (1997) Haemolytic anemia associated with intravenous immunoglobulin. Muscle Nerve 20:1142–1145
122. Woodruff RK, Gigg AP, Firkin FC, Smith IL (1986) Fatal thrombotic events during treatment of autoimmune thrombocytopenia with intravenous immunoglobulin in elderly patients. Lancet 2:217–218
123. Yap PL (1996) The viral safety of intravenous immune globulin. Clin Exp Immunol 104 (Suppl 1):35–42
124. Yockey SM, Ahmed I (1997) Intravenous immunoglobulin-induced lichenoid dermatitis: a unique adverse reaction. Mayo Clin Proc 72:1151–1152

4 Polymyositis, Dermatomyositis, Einschlusskörpermyositis und okuläre Myositis

A. Lindner, S. Zierz

Zu den entzündlichen Myopathien zählen Polymyositis, Dermatomyositis und Einschlusskörpermyositis, wobei es sich in der Mehrzahl der Fälle um sog. immunogene Myopathien handelt. Die Polymyositis (PM) ist eine chronisch progredient oder schubförmig verlaufende entzündliche Erkrankung der Skelettmuskulatur. Bei der Dermatomyositis (DM) liegt zusätzlich eine Beteiligung der Haut bzw. der Hautanhangsgebilde vor. Besonders bei älteren Patienten mit einer Dermatomyositis muss an ein paraneoplastisches Syndrom gedacht werden. Bei der Einschlusskörpermyositis (EM) („inclusion body myositis"), die klinisch das Bild einer Polymyositis nachahmen kann, finden sich charakteristische Veränderungen im Zytoplasma und in den Zellkernen der Skelettmuskelzelle, die elektronenmikroskopisch filamentäre Strukturen zeigen.

Therapeutisch zählen Kortikosteroide zu den Mitteln der ersten Wahl, auch wenn hierzu bis jetzt ebenso wie für andere Immunsuppressiva, wie z.B. Azathioprin, Cyclophosphamid, Ciclosporin oder Methotrexat, keine doppelblind kontrollierten Studien vorliegen. Während die Wirksamkeit der intravenösen Immunglobuline (IVIg) bei therapierefraktären Formen der DM in einer plazebokontrollierten Cross-over-Studie belegt werden konnte, liegen zu deren Wirksamkeit in der PM und EM bis auf die kürzlich veröffentlichten doppelblind plazebokontrollierten Studien von Dalakas und Mitarbeitern bei 19 Patienten mit EM und Walter und Mitarbeitern bei 22 Patienten mit EM nur unkontrollierte Studien mit teilweise unterschiedlichen Ergebnissen vor.

4.1 Polymyositis und Dermatomyositis

4.1.1 Klinik, Ätiologie und Pathogenese

Es handelt sich um entzündlich-immunogene Erkrankungen der Skelettmuskulatur. Sie stellen mit einer Inzidenz von jährlich 5–10/1 000 000 Einwohner seltene Erkrankungen dar.

Tabelle 4.1. Diagnosekriterien der Polymyositis bzw. Dermatomyositis [24]

Klinik
- Proximal betonte symmetrische Muskelschwäche, evtl. mit Schluckstörungen und Schwäche der Atemmuskulatur
- Typische Erytheme bei der Dermatomyositis

Diagnostik
- Erhöhung der Muskelenzyme (CK, LDH, GOT, GPT, Aldolase) und des Myoglobins
- Myopathische EMG-Veränderungen (kleine polyphasische Willkürpotentiale, kurze Potentialdauer, Spontanaktivität)
- Muskelbiopsie: Nachweis einer entzündlichen Muskelerkrankung mit den jeweils charakteristischen Veränderungen von DM/PM

DM Dermatomyositis, **PM** Polymyositis

Tabelle 4.2. Klinische Befunde (%) bei Polymyositis und Dermatomyositis (nach [10])

Symptome	%
Paresen	
– proximal	78–98
– distal	33
Schwäche der Halsmuskulatur	66
Schluckstörungen	54
Schwäche der Gesichtsmuskulatur	11
Augenmuskelbeteiligung	2
Myalgien	58
Muskelatrophien	52
Hautveränderungen typisch-atypisch	42–20
Mischkollagenosen	27
Malignome	20–71
Serumenzyme erhöht	64–98
BSG beschleunigt	55
EMG pathologisch	90
Biopsie myositisch	65–70

BSG Blutkörperchensenkungsgeschwindigkeit, **EMG** Elektromyographie

Klinische Leitsymptome sind symmetrische, progrediente, meist proximal betonte Paresen. Muskelschmerzen finden sich bei der eher akut verlaufenden DM häufiger als bei der meist subakut verlaufenden PM. Laborchemisch findet sich eine Erhöhung der Muskelenzyme (CK, LDH, GOT, GPT, Aldolase) und des Myoglobins im Serum. Die Blutkörperchensenkungsgeschwindigkeit (BSG) ist nur bei ca. 50% der Patienten beschleunigt. Das Elektromyogramm zeigt typische myopathische Veränderungen, häufig Fibrillationen, und unterstützt mit dem histologischen Befund, der letztendlich beweisend ist, die Diagnose [15, 16, 17, 24] (Tabelle 4.1 und 4.2).

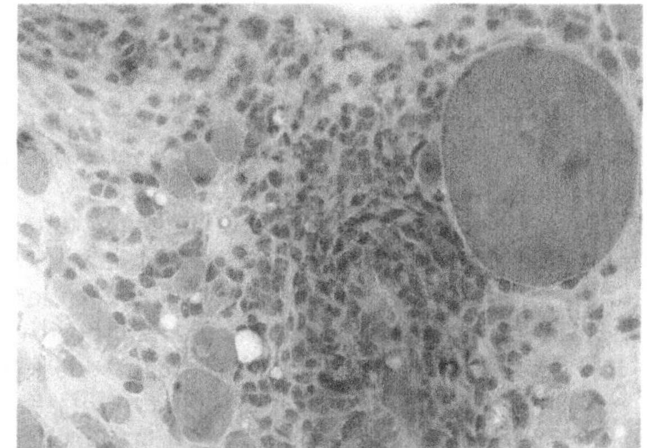

Abb. 4.1. Ausgeprägtes myositisches Gewebssyndrom mit interstitiellen Infiltraten mononukleärer Entzündungszellen, degenerativen Muskelfaserveränderungen, atrophischen Fasern sowie ausgeprägter interstitieller Bindegewebsvakatwucherung (HE)

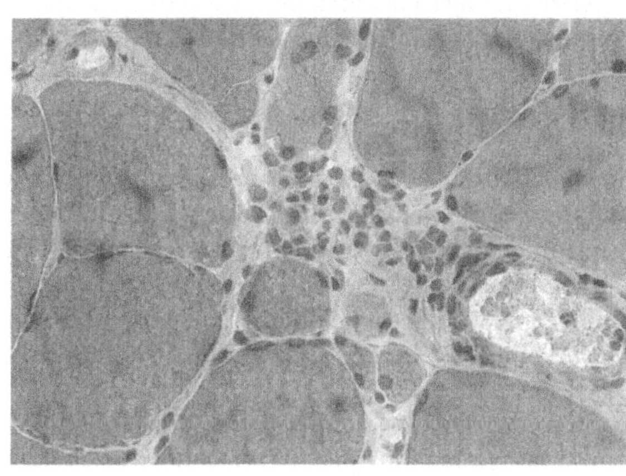

Abb. 4.2. Perivaskuläres Infiltrat mononukleärer Entzündungszellen zwischen normkalibrigen und atrophischen Muskelfasern im Sinne einer sekundären interstitiellen Myositis bei Vaskulitis (HE)

Das Auftreten von malignen Tumoren im Zusammenhang mit der DM ist signifikant erhöht (8–30%), während ein solcher Zusammenhang mit der PM nicht sicher ist. Die Muskelsymptome treten häufig vor den eigentlichen Tumorsymptomen auf; nur in einem Drittel der Fälle entwickeln sie sich bei bereits bekannten Tumoren, wobei es sich meist um Karzinome der Lungen, Brust, Ovarien, des Magens oder Kolons handelt [24].

Eine kardiale Beteiligung in Form von EKG-Veränderungen, Herzmuskelentzündungen, dilatativer Kardiomyopathie und Rhythmusstörungen bis hin zum Herzversagen kommt sowohl bei der DM als auch bei der PM vor [6, 36]. Daher sollte stets eine ausführliche kardiologische Abklärung erfolgen. Interstitielle Lungenerkrankungen kommen bei etwa 9% der Patienten mit Myositiden vor und können sowohl der Haut- oder Muskelmanifestation vorausgehen als auch erst im späteren Verlauf manifest werden. Die Mortalität der DM und PM ist signifikant höher, wenn eine interstitielle Lungenerkrankung vorliegt [2]. Auch kann die Atemmuskulatur mitbetroffen sein. Als Folge einer Beteiligung der Schluckmuskulatur können Aspirationspneumonien resultieren [36].

Ebenfalls vorwiegend bei der DM werden sog. „Overlapsyndrome" beobachtet (Jo-1-Syndrom, progressive Sklerodermie, „mixed connective tissue disease"). Hier ist der Nachweis myositisassoziierter Autoantikörper von Bedeutung (u.a. Mi 2, Jo 1, PmScL) [23].

Trotz vieler klinischer Gemeinsamkeiten unterscheiden sich PM und DM hinsichtlich ihrer Pathogenese. Die PM ist eher zellulär-immunologisch bedingt. Es finden sich daher vorwiegend endomysiale Infiltrate (Abb. 4.1, 4.2), die immunhistologisch v.a. als CD8-positive T-Zellen sichtbar werden [16]. Die DM ist eher humoral bedingt, sodass lichtmikroskopisch vorwiegend perivaskuläre und perifaszikuläre Infiltrate zu finden sind, welche immunhistologisch überwiegend aus CD4-positiven T-Zellen sowie B-Lymphozyten bestehen. Charakteristisch sind hier Komplement (C5b9)-Ablagerungen im Bereich der kleinen Arteriolen und Kapillaren, die zu einer intramuskulären Mikroangiopathie führen [18, 26].

4.1.2 Therapie

Sowohl bei der DM als auch bei der PM ist die Wirksamkeit einer immunsuppressiven Therapie seit langem belegt, auch wenn dazu bis jetzt keine kontrollierten Studien existieren. Kontrolliert untersucht wurden bislang nur die Plasmapherese und die IVIg-Therapie, wobei in einer plazebokontrollierten Studie mit 39 Patienten und 3 Therapiearmen weder durch die Plasmapherese noch durch die Leukapherese ein positiver Effekt nachgewiesen werden konnte [31].

Steroide stellen die Therapie der ersten Wahl dar. Bei fulminanten, schweren Verlaufsformen ist eine hochdosierte Initialtherapie mit 1 g Methylprednisolon für drei Tage sinnvoll [43]. Sonst beginnt man mit 1–2 mg/kg Körpergewicht für 3 bis 4 Wochen. Der Erfolg der Behandlung wird an der objektivierten Zunahme der Muskelkraft und der Abnahme der Serum-CK gemessen. Die CK-Veränderungen gehen der klinischen Besserung meistens voraus. Bei Patienten mit schweren progredienten Krankheitsverläufen sollten Kortikosteroide mit Azathioprin kombiniert werden, da mittelfristig hierdurch Kortikoide eingespart werden können [11]. Die tägliche Dosis liegt bei 2–3 mg/kg Körpergewicht. Wegen der Rezidivgefahr sollte die Behandlung nach Erreichen eines klinisch stabilen Zustandes mindestens 1 Jahr fortgeführt werden (Tabelle 4.3).

Manchmal kann das erneute Auftreten von Paresen im Verlauf zu diagnostischen Schwierigkeiten bei der Abgrenzung zu einer Steroidmyopathie führen. Dann müssen ggf. die Kortikoide abgesetzt und eine erneute Biopsie durchgeführt werden.

Methotrexat sollte dann zum Einsatz kommen, wenn Azathioprin sich als nicht genügend wirksam erweist. Ciclosporin, Cyclophosphamid und Chlorambucil sind Mittel der 3. Wahl und sollten nur bei Versagen der herkömmlichen Therapie zum Einsatz kommen.

Tabelle 4.3. Therapeutisches Vorgehen bei Dermatomyositis und Polymyositis

- Prednison 80–100 mg/d über 3–4 Wochen bis zum Rückgang der Serum-CK und der Paresen
- Dosisreduktion nur an jedem 2. Tag („alternate day program")
  1. Woche: 100 mg/90 mg ...
  2. Woche: 100 mg/80 mg ...
- Nach einem Monat mit einer Dosis von 100 mg jeden 2. Tag weitere Reduktion um 5–10 mg alle 4 Wochen
- Erhaltungsdosis von 10–15 mg jeden 2. Tag über 1–2 Jahre

Dass im Gegensatz zur EM, die durch konventionelle Immunsuppressiva nicht beeinflussbar zu sein scheint [17, 18, 29], ein Teil der Patienten mit DM und PM auf eine immunsuppressive Therapie mit Kortikosteroiden alleine oder in Kombination mit Azathioprin, Cyclophosphamid, Ciclosporin A oder Methotrexat anspricht, konnte in zahlreichen unkontrollierten Studien gezeigt werden [16, 18, 34]. Da dieses Therapieregime von zahlreichen Nebenwirkungen begleitet ist und auch nicht alle Patienten mit DM oder PM darauf ansprechen, wurden 1990 von Cherin und Mitarbeitern [12] mit großem Erfolg IVIg bei therapierefraktären Poly- und Dermatomyositiden eingesetzt, nachdem Roifman und Mitarbeiter [33] 1987 über die dramatische Verbesserung einer therapierefraktären PM bei einem 15-jährigen Mädchen nach IVIg berichteten. Diese positiven Ergebnisse konnten zum Großteil in weiteren unkontrollierten Studien bestätigt werden [13, 27]. In der Gesamtpatientengruppe von Cherin und Mitarbeitern [27] profitierten 24 der 35 Patienten (70%) mit therapieresistenter PM bzw. DM gleich gut von einer IVIg-Therapie, wobei kein signifikanter Unterschied zwischen der Gruppe, die 1g/kg Körpergewicht IVIg über 2 Tage und der Gruppe, die 0,4 g/kg Körpergewicht über 5 Tage erhielt, bestand. In einer weiteren Studie [14] konnten Cherin und Mitarbeiter feststellen, dass IVIg in der Ersttherapie von PM bzw. DM weniger erfolgreich erschien als bei therapierefraktären Fällen. So zeigten nur 3 der 11 untersuchten Patienten eine deutliche Besserung der myopathischen Beschwerden nach IVIg als Mittel der ersten Wahl, wobei unter den gebesserten Fällen je eine PM nach Coxsackie-B-Virus-Infektion und eine penicillamininduzierte DM waren.

Dalakas und Mitarbeiter [19] untersuchten in einer plazebokontrollierten Cross-over-Studie die Wirksamkeit der IVIg bei 15 Patienten mit therapieresistenter DM. Die durchschnittliche Prednisolontherapie von 25 mg/d wurde unverändert fortgeführt. Die für die IVIg-Therapie randomisierten Patienten erhielten monatlich 2g/kg Körpergewicht über 3 Monate mit der Option eines „cross-over" in die andere Therapiegruppe für weitere 3 Monate. Bei den 8 Patienten, die primär IVIg erhalten hatten, konnte eine signifikante Verbesserung der Muskelkraft festgestellt werden, nicht jedoch bei den 7 Patienten, die der Plazebogruppe angehörten. Aufgrund der Möglichkeit des Therapiewechsels nach 3 Monaten erhielten insgesamt 12 Patienten IVIg. Davon zeigten 9 der zuvor schwer behinderten Patienten eine deutliche Besserung bis nahezu Normalisierung der Muskelkraft. Zwei Patienten zeigten eine geringe Besserung, 1 Patient blieb unverändert. Bei keinem der nach „cross-over" insgesamt 11 mit Plazebo behandelten Patienten konnte eine signifikante Verbesserung der Muskelkraft festgestellt werden, 3 wiesen eine geringgradige Verbesserung auf, weitere 3 blieben unverändert, 5 Patienten verschlechterten sich. Der therapeutische Effekt konnte auch durch wiederholte Biopsien an 5 Patienten aus der Gruppe derer, die sich signifikant verbessert hatten, objektiviert werden.

Die Ergebnisse der dargestellten Studien lassen den Schluss zu, dass der Einsatz von IVIg bei therapierefraktären Formen der PM und v.a. bei der DM gerechtfertigt ist. Um deren endgültigen Stellenwert festzusetzen, müssen die Ergebnisse randomisierter, prospektiver Studien abgewartet werden, die IVIg und Immunsuppressiva in der Therapie der aktiven steroidrefraktären DM und PM vergleichen.

4.2 Einschlusskörpermyositis

4.2.1 Klinik, Ätiologie und Pathogenese

Die Einschlusskörpermyositis (EM) zeichnet sich durch eine schleichende, asymmetrische, beinbetonte Muskelschwäche unter Mitbeteiligung distaler Muskeln sowie selektiv ausgeprägten Muskelatrophien aus, imitiert aber nicht selten das klinische Bild einer Polymyositis. Der Verlauf ist jedoch bei der EM primär chronisch und progredient (Abb. 4.3, Tabelle 4.4).

Sie tritt in der Regel nach dem 50. Lebensjahr auf und betrifft Männer häufiger als Frauen. Die CK ist allenfalls leicht erhöht. Elektrophysiologisch findet man neben myopathischen Veränderungen auch neurogene. Die Hälfte der Erkrankten leidet zusätzlich an kardiovaskulären Affektionen. Neben sporadischen Fällen gibt es auch eine familiäre Häufung [9, 16, 17].

Kernspintomographisch kann man fettige oder fibrosierende Umbauvorgänge in der Unterarmmuskulatur, vornehmlich im M. flexor digitorum profundus finden, sodass das MRT zur Diagnosestützung und Biopsieplanung herangezogen werden kann [37].

Pathogenetisch werden eine Autoimmungenese (Übersicht bei [5]) bzw. eine degenerative Erkrankung [8, 39] diskutiert.

Für die zellulär-immunologische Genese spricht u.a. die Tatsache, dass bei der EM wie bei der Polymyositis immunhistologisch endomysial v.a. CD8-positive T-Zellen gefunden werden [16]. Auch wurden Fälle von sporadischer EM bei Patienten mit anderen autoimmunvermittelten Erkrankungen wie Sklerodermie, Sjögren-Syndrom, Dermatomyositis, Lupus erythematodes oder chronischer immunvermittelter Thrombozytopenie beschrieben [35]. Ferner unterstützt die hohe Assoziation der sporadischen EM mit dem HLA-DR3-Phänotyp (92% der untersuchten Fälle mit sporadischer EM gegenüber 25% in der Kontrollgruppe [22]) die Annahme einer Autoimmungenese.

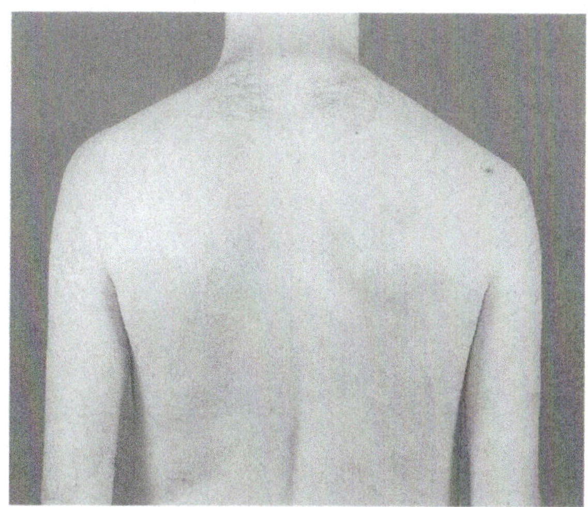

Abb. 4.3. Atrophie der Schultergürtelmuskulatur bei einem 39-jährigen Patienten mit Einschlusskörpermyositis

Tabelle 4.4. Klinisches Erscheinungsbild der Einschlusskörpermyositis bei 36 Patienten (nach [9])

Symptome	n	%
Schwäche	35	97
Atrophien	30	83
Myalgien	15	42
Parästhesien	5	14
Dysphagie	5	14
Gesichtsmuskelschwäche	4	11
Muskeleigenreflexe (abgeschwächt oder fehlend)		
– obere Extremitäten	12	33
– untere Extremitäten	33	92
Verteilung der Paresen oder Atrophien		
– proximal	21	58
– distal	2	6
– proximal/distal	13	36
– asymmetrisch	7	19

Andererseits ließen sich im Muskelgewebe von EM-Patienten eine Vielzahl von Proteinen nachweisen, die z. T. auch im Gehirn von Patienten mit M. Alzheimer gefunden wurden [3, 4, 8, 30]. Nicht alle diese Befunde konnten jedoch reproduziert werden.

Pathognomonisch sind die in der HE-Färbung sichtbaren Vakuolen mit eosinophilen zytoplasmatischen Einschlüssen (sog. „rimmed vacuoles"), die elektronenmikroskopisch als filamentäre Einschlüsse erkennbar werden (Abb. 4.4).

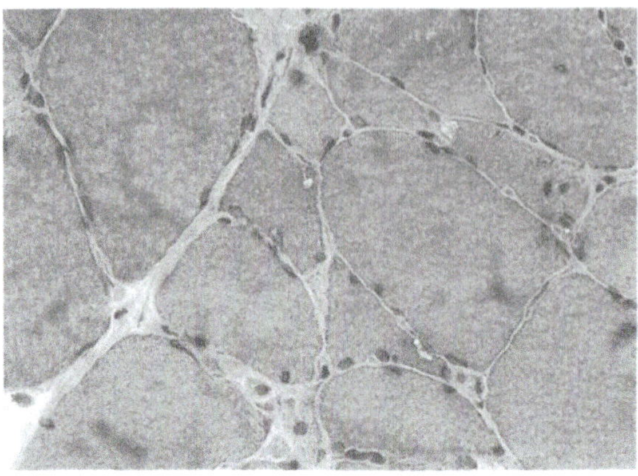

Abb. 4.4. Basophil begrenzte Vakuolen („rimmed vacuoles") in einzelnen Muskelfasern bei Einschlusskörpermyositis (HE)

4.2.2 Therapie

Die EM scheint durch konventionelle Immunsuppressiva nicht beeinflussbar zu sein [16, 17, 18, 29]. Soueidan und Dalakas konnten bei 3 von 4 Patienten mit EM eine signifikante Verbesserung der Muskelkraft nach IVIg in einer Dosierung von 2 g/kg Körpergewicht zweimal monatlich beobachten, wobei sich proximale und weniger atrophische Muskeln am raschesten erholten. Die Verbesserung hielt 2 bis 4 Monate an [40]. Amato und Mitarbeiter hingegen konnten in einer Studie mit 9 Patienten mit einer EM nach IVIg-Gabe keine Besserung beobachten [1].

Dalakas und Mitarbeiter veröffentlichten 1997 die Ergebnisse der ersten doppelblind geführten, plazebokontrollierten Cross-over-Studie bei 19 Patienten mit EM [20]. Die Patienten erhielten alle 4 Wochen 2 g/kg Körpergewicht IVIg oder Plazebo für die Dauer von 3 Monaten. Nach einer Wash-out-Periode wechselten die Patienten zu der alternativen Behandlung für weitere 3 Monate. Zur Überprüfung des Therapieerfolgs wurden Muskelkraft („medical research council score" MRC-Score, 0–10 Punkte), Maximum der willkürlichen isometrischen Kontraktion („maximum voluntary isometric contraction" MVIC-Score) und Schluckfunktion, u.a. mit Ultraschall und Videofluoroskopie, in regelmäßigen Abständen untersucht. Der MRC-Score nahm nach IVIg-Gabe um durchschnittlich 4,2 Punkte zu, während dieser nach Plazebo um 2,7 Punkte abnahm, wobei die Verbesserung des Scores nicht signifikant war. Ähnliche Ergebnisse zeigten sich für den MVIC-Score und nach „crossing-over". Bei lediglich 6 Patienten konnte eine funktionell bedeutsame Verbesserung der Muskelkraft in Form von mehr als 10 MRC-Punkten unter IVIg beobachtet werden. Die Muskelkraft nahm jedoch nach Wechsel in die Plazebogruppe wieder ab. Zwar nahm die Muskelkraft der unteren Extremitäten unter IVIg in 39% der Fälle signifikant zu, parallel dazu nahm sie aber in den anderen Extremitäten in 28% ab. Die Schluckfunktion verbesserte sich in der IVIg-Gruppe signifikant. Obwohl in dieser Studie die Wirksamkeit der IVIg in der Therapie der EM nicht sicher belegt werden konnte, profitierten dennoch einige Patienten. Ob diese leichten Verbesserungen der Muskelkraft, die an einer relativ kleinen Patientenzahl festgestellt wurden, die relativ hohen Therapiekosten rechtfertigen, muss in weiteren plazebokontrollierten, doppelblinden Studien an einer größeren Patientenzahl überprüft werden. Kürzlich konnte in einer doppelblinden, plazebokontrollierten Cross-over-Studie an 22 Patienten mit EM über 12 Monate gezeigt werden, dass IVIg zu einer leichten, aber signifikanten Verbesserung im „neuromuscular symptom score" (NSS), einer Modifikation des „medical research council scale", führten. Bei 90% der Patienten kam es im Beobachtungszeitraum zu keiner Krankheitsprogression, Nebenwirkungen der Immunglobulintherapie wurden nicht beobachtet [42].

4.3 Okuläre Myositis

Die okuläre Myositis ist eine seltene fokale Form einer entzündlichen Muskelerkrankung unbekannter Ätiologie. Klinisch können Augen- und Kopfschmerzen, Doppelbilder, Hyperämie der Konjunktiven und Augenlider sowie ein- oder doppelseitige Ptosis bestehen. Selten kann sich ein Visusverlust als Folge einer begleitenden Optikusneuritis oder einer Skleritis einstellen [38].

Differentialdiagnostisch sind insbesondere die endokrine Ophthalmopathie, die meist im Rahmen einer Schilddrüsenerkrankung auftritt und ebenfalls zu Lid- und Augenmuskelveränderungen und Exophthalmus führen kann, sowie Tumorinfiltrationen der äußeren Augenmuskeln (Lymphome, kleinzellige Karzinome), Sinus-cavernosus-Fisteln, arteriovenöse Angiome und paraselläre Raumforderungen abzugrenzen.

Abbildung 4.5 zeigt eine 78-jährige Patientin mit seit 8 Wochen bestehenden Schmerzen, Druckgefühl am linken Auge und einer Verschlechterung des Sehvermögens des linken Auges. Bei der neurologischen Untersuchung fand sich eine komplette Ophthalmoplegie links mit Ptosis, Protrusio bulbi und amaurotischer Pupillenstarre. Laborchemisch zeigten sich bis auf eine leicht erhöhte BSG und diskret erhöhte Rheumafaktoren keine Auffälligkeiten. Die Schilddrüsenwerte waren euthyreot, mikrosomale Antikörper, Thyreoglobinantikörper und Antikörper gegen TSH-Rezeptoren waren negativ. Eine intensive Neoplasiesuche war ohne pathologischen Befund.

Das Orbita-CT zeigte beidseits verdickte, kontrastmittelaufnehmende äußere Augenmuskeln und verdickte Sehnenansätze links (Abb. 4.6 a, b). Die Einbeziehung der Sehnenansätze im Orbita-CT und die regelrechten Schilddrüsenwerte unterstützten zusätzlich die Diagnose einer orbitalen Myositis und grenzten diese gegen eine endokrine Ophthalmopathie ab.

Die Patientin wurde mit Methylprednisolon initial in einer Dosierung von 80 mg/d und anschließender ausschleichender Dosierung behandelt, worunter es nur zu einer marginalen Verbesserung kam. Hingegen stellte

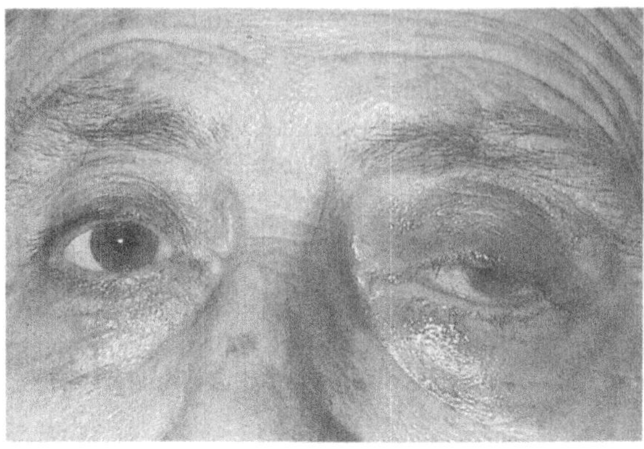

Abb. 4.5. 78-jährige Patientin mit okulärer Myositis links. Komplette Ophthalmoplegie, Ptosis und Protrusio bulbi

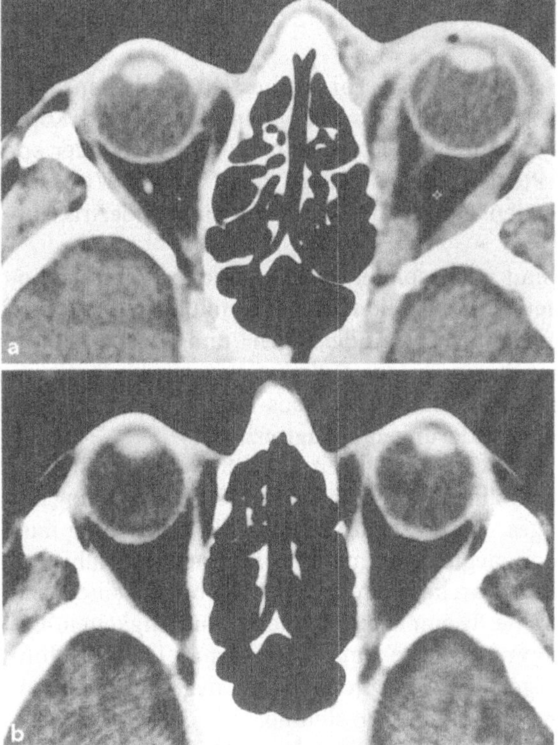

Abb. 4.6. **a** Vor IVIg-Therapie: Verdickung der Mm. rectus medialis und lateralis unter Einbeziehung der Sehnen; **b** nach IVIg-Therapie: Rückgang der Verdickung der äußeren Augenmuskeln und des N. opticus sowie der vorher deutlichen Protrusio bulbi [28]

sich ein schwerer steroidinduzierter Diabetes mellitus ein. Daraufhin wurde eine Therapie mit intravenösen Immunglobulinen (0,3 g/kg Körpergewicht über 3 Tage) begonnen, worunter sich nicht nur der Allgemeinzustand besserte, sondern auch ein deutlicher Rückgang der Bulbusprotrusion festgestellt werden konnte. Ein erneutes Orbita-CT 2 Wochen später zeigte einen deutlichen Rückgang der Verdickung der äußeren Augenmuskeln und des N. opticus sowie der vorher ausgeprägten Protrusio bulbi.

Möglicherweise können somit auch gewisse Patienten mit okulärer Myositis von einer intravenösen Immunglobulintherapie profitieren. Zur Beurteilung des endgültigen Stellenwertes sind jedoch plazebokontrollierte Studien an größeren Patientenzahlen notwendig.

Der Wirkmechanismus der IVIg bei entzündlichen Myopathien gleicht im Wesentlichen demjenigen bei anderen Autoimmunerkrankungen. Von diesen möglichen immunregulatorischen Wirkmechanismen sind insbesondere antiidiotypische Antikörper, Blockade von Fc-Rezeptoren, Hemmung der Antikörperproduktion von B-Zellen, Elimination zirkulierender Immunkomplexe, Beeinflussung der T-Zell-Aktivierung, Verminderung der Produktion und Neutralisierung von proinflammatorischen Zytokinen, Fc-abhängige Modulation von CD4- und CD8-Lymphozyten zu nennen [7, 21, 25, 41].

Nach unseren Erfahrungen bewähren sich IVIg sowohl bei therapieresistenten Poly- und Dermatomyositiden als auch beim Vorliegen schwerwiegender Nebenwirkungen der konventionellen Immunsuppressiva. Bei der EM stellen sie einen Therapieversuch dar.

Literatur

1. Amato AA, Barohn RJ, Jackson CE, Pappert EJ, Sahenk Z, Kissel JT (1994) Inclusion body myositis: treatment with intravenous immunoglobulin. Neurology 44:1516–1518
2. Arsura EI, Greenberg AS (1988) Adverse impact of interstitial pulmonary fibrosis on prognosis in polymyositis and dermatomyositis. Semin Arthritis Rheum 18(1):29–37
3. Askanas V, Engel WK, Alvarez RB (1993) Enhanced detection of congo red-positive amyloid deposits in muscle fibres of inclusion body myositis and brain of Alzheimer's disease using fluorescence technique. Neurology 43:1265–1267
4. Askanas V, Alvarez RB, Mirabella M et al. (1996) Use of anti-neurofilament antibody to identify paired-helical filaments in inclusion body myositis. Ann Neurol 39:389–391
5. Askanas V, Engel WK (1995) New advances in the understanding of sporadic inclusion body myositis and hereditary inclusion body myopathies (review). Curr Opin Rheumatol 7:486–496
6. Askari AD (1988) The heart in polymyositis and dermatomyositis (review). Mt Sinai J Med 55(6):479–482
7. Ballow M (1991) Mechanisms of action of intravenous immunoglobulin therapy and potential use in autoimmune connective tissue diseases. Cancer 68:1433–1436
8. Barohn RJ, Amato AA, Sahenk Z et al. (1995) Inclusion body myositis: Explanation for poor response to immunosuppressive therapy. Neurology 45:1302–1304
9. Beyenburg S, Zierz S, Jerusalem F (1993) Inclusion body myositis: clinical and histopathological features of 36 patients. Clin Invest 71:351–361
10. Bohan A, Peter JB, Bowman RL, Pearson CM (1977) A computer-assisted analysis of 153 patients with polymyositis and dermatomyositis. Medicine (Baltimore) 56:255–286

11. Bunch TW (1981) Prednisone and azathioprine for polymyositis: long-term followup. Arthritis Rheum 24(1):45–48
12. Cherin P, Herson S, Wechsler B, Piette JC, Bletry O, Coutellier A, Ziza JM, Godeau P (1991) Efficacy of intravenous gammaglobulin therapy in chronic refractory polymyositis and dermatomyositis. An open study with 20 adult patients. Am J Med 91:162–168
13. Cherin P, Herson S, Wechsler B, Piette JC, Bletry O, Ziza JM, Degennes C, Godeau P (1990) Intravenous immunoglobulin for polymyositis and dermatomyositis. Lancet 336(2):116
14. Cherin P, Piette JC, Wechsler B, Bletry O, Ziza JM, Laraki R, Godeau P, Herson S (1994) Intravenous gamma globulin as first line therapy in polymyositis and dermatomyositis: an open study in 11 adults. J Rheumatol 21:1092–1097
15. Dalakas MC (ed) (1988) Polymyositis and dermatomyositis. Butterworths, Boston
16. Dalakas MC (1991) Polymyositis, dermatomyositis, and inclusion-body myositis. N Engl J Med (325):1487–1498
17. Dalakas MC (1992) Inflammatory myopathies. In: Rowland LP, DiMauro S (eds) Handbook of Clinical Neurology. Myopathies. Vol 18. Elsevier, Amsterdam, pp 369–390
18. Dalakas MC (1992) Inflammatory myopathies: pathogenesis and treatment. Neuropharmacology 5:327–351
19. Dalakas MC, Illa I, Dambrosia JM, Soueidan SA, Stein DO, Otero C, Dinsmore ST, McCrosky S (1993) A controlled trial of high-dose intravenous immune globulin infusions as treatment for dermatomyositis. N Engl J Med 329:1993–2000
20. Dalakas MC, Sonies B, Dambrosia J, Sekul E, Cupler E, Sivakumar K (1997) Treatment of inclusion body myositis with IVIg: a double-blind, placebo-controlled study. Neurology 48:712–716
21. Engelhard D, Waner JL, Kapoor N, Good RA (1986) Effect of intravenous immune globulin on natural killer cell activity: possible association with autoimmune neutropenia and idiopathic thrombocytopenia. J Pediat 108:77–81
22. Garlepp MJ (1996) Genetics of the idiopathic inflammatory myopathies. Curr Opin Rheumatol 8:514–520
23. Genth E, Reininghaus A, von Mühlen CA (1992) Serologische Befunde bei entzündlichen Muskelerkrankungen. In: Pongratz D, Reimers CD, Schmidt-Achert M (Hrsg) Aktuelle Myologie. Urban & Schwarzenberg, München Wien Baltimore, S 90–103
24. Jerusalem F, Zierz S (1991) Muskelerkrankungen. Thieme, Stuttgart New York
25. Kawada K, Terasaki P (1987) Evidence of immunosuppression by high-dose gammaglobulin. Exp Hematol 15:133–136
26. Kissel JT, Mendell JR, Rammohan KW (1986) Microvascular deposition of complement membrane attack complex in dermatomyositis. N Engl J Med 314:329–334
27. Lang BA, Laxer RM, Murphy G, Gelfand EW (1991) Treatment of dermatomyositis with intravenous gammaglobulin. Am J Med 91:169–172
28. Lindner A, Zierz S (2000) Immunglobuline bei Myositiden: Einschlußkörpermyositis und okuläre Myositis. In: Kiehl MG, Naß WP, Volk H-D (Hrsg) Immunmodulation mit Immunglobulinen bei Autoimmunerkrankungen und Infektionen. Thieme, Stuttgart, S 95–99
29. Lotz BP, Engel AG, Nishino H, Stevens JC, Litchy WJ (1989) Inclusion body myositis. Brain 112: 727–742
30. Mendell JR, Sahenk Z, Gales T et al (1991) Amyloid filaments in inclusion body myositis: novel findings provide insight into nature filaments. Arch Neurol 48: 1229–1234

31. Miller FW, Leitman SF, Cronin ME, Hickks JE, Leff RL, Wesley R (1992) Controlled trial of plasma exchange and leukapheresis in polymyositis and dermatomyositis. N Engl J Med 326:1380–1384
32. Pearson CM, Currie S (1974) Polymyositis and related disorders. In: Walton N (ed) Disorders of voluntary muscle, 3rd edn. Churchill-Livingstone, Edinburgh
33. Roifman CM, Schaffer FM, Wachsmuth SE, Murphy G, Gelfand E (1987) Reversal of chronic polymyositis following intravenous immune serum globulin therapy. JAMA 258:513–515
34. Rowland LP, Clark C, Olarte M (1977) Therapy for poly- and dermatomyositis. Adv Neurol 17:63–97
35. Rugiero M, Koffmann P, Dalakas MC (1995) Association of inclusion body myositis with autoimmune diseases autoantibodies (abstract). Ann Neurol 38:333
36. Schwarz MI (1992) Pulmonary and cardiac manifestations of polymyositis-dermatomyositis (review). J Thorac Imaging 7(2):46–54
37. Sekul EA, Chow C, Dalakas MC (1997) Magnetic resonance imaging of the forearm as a diagnostic aid in patients with sporadic inclusion body myositis. Neurology 48:863–866
38. Siatkowski RM, Capo H, Byrne SF, Kym Gendron E, Flynn JT, Munoz M, Feuer WJ (1994) Clinical and echographic findings in idiopathic orbital myositis. Am J Ophthalmol 118:343–350
39. Sivakumar K, Semino-Mora C, Dalakas MC (1997) An inflammatory familiar inclusion body myositis with autoimmune features and a phenotype identical to sporadic inclusion body myositis. Brain 120:653–661
40. Soueidan SHA, Dalakas MC (1993) Treatment of inclusion body myositis with high dose intravenous immunoglobulin. Neurology 43:876–878
41. Stohl W (1986) Cellular mechanisms in the in vitro inhibition of pokeweed mitogen-induced B cell differentiation by immunoglobulin for intravenous use. J Immunol 136:4407–4413
42. Walter MC, Lochenmüller H, Töpfer M, Schlotter B, Reilich P, Schröder M, Müller-Felber W, Pongratz D (2000) High-dose immunoglobulin therapy in sporadic inclusion body myositis: a double-blind, placebo-controlled study. J Neurol 247(1):22–28
43. Yanagisawa T, Sueishi M, Nawata Y, Akimoto T, Nozaki T, Koike T, Tomioka H, Kumagai A (1983) Methylprednisolone pulse therapy in dermatomyositis. Dermatologica 167(1):47–51

5 Erkrankungen der neuromuskulären Synapse

– Myasthenia gravis, Lambert-Eaton-myasthenes-Syndrom (LEMS)

K. Hertel, S. Zierz

Zu den immunologisch bedingten Erkrankungen der neuromuskulären Synapse zählen die Myasthenia gravis und das Lambert-Eaton-Myasthenie-Syndrom (LEMS). Bei der Myasthenie kommt es zu einer Reduktion von postsynaptischen Azetylcholinrezeptoren durch im Thymus gebildete Azetylcholinrezeptor-Autoantikörper. Diese sind in über 90% der generalisierten Myasthenieformen nachweisbar. Klinisches Leitsymptom ist die pathologische Ermüdbarkeit der Muskulatur mit Dekrement bei repetitiver Stimulation im EMG. Beim LEMS handelt es sich in 50–70% um ein paraneoplastisches Syndrom, vorwiegend beim kleinzelligen Bronchialkarzinom. Die zirkulierenden Autoantikörper richten sich gegen die spannungsgesteuerten Kalziumkanäle der präsynaptischen Membran. Neben der pathologischen Ermüdbarkeit kommt es beim LEMS zu autonomen Symptomen und zum Phänomen der Fazilitation. Immunglobuline kommen ebenso wie die Plasmapherese in erster Linie in Akutsituationen (myasthene Krise) zur Anwendung. Basistherapeutika sind Kortikosteroide und Azathioprin.

5.1 Myasthenia gravis

Die Myasthenia gravis ist eine erworbene Autoimmunerkrankung, bei der Antikörper den postsynaptischen Azetylcholinrezeptor zerstören. Die dadurch gestörte neuromuskuläre Übertragung führt zu einer vorzeitigen Ermüdbarkeit der Willkürmuskulatur, besonders unter Belastung. Überwiegend sind die okulären, faziopharyngealen und proximalen Muskelgruppen betroffen, jedoch kann die Muskelschwäche auch generalisiert auftreten.

Die Erkrankung kann Patienten jeden Alters betreffen. Weniger als 10% aller Patienten sind Kinder. Frauen sind etwa doppelt so häufig betroffen wie Männer. Die Inzidenz liegt bei etwa 0,4 pro Jahr, die Prävalenz bei 5,6 pro 100 000.

Verlauf und Prognose der Erkrankung haben sich durch moderne Therapien entscheidend verbessert. Die Sterblichkeit ist in den vergangenen Jahrzehnten deutlich zurückgegangen. Dazu tragen insbesondere die immunsuppressive Therapie und die sich immer weiter entwickelnde Intensivmedizin bei. Zuvor verstarben noch viele Patienten im Rahmen einer myasthenen Krise. Mittels des heute zur Verfügung stehenden therapeutischen Spektrums (Azetylcholinesterasehemmer, Immunsuppressiva, Thymektomie, intravenös verabreichte Immunglobuline und die Plasmapherese) gelingt nahezu die Stabilisierung aller Patienten mit Myasthenia gravis.

5.1.1 Ätiologie und Pathogenese

Die Myasthenia gravis stellt eine typische Autoimmunerkrankung dar, wobei eine Reihe von Argumenten dafür spricht, dass der Thymus eine Schlüsselrolle in der Pathogenese der Erkrankung spielt.

In einem ersten Tiermodell konnte durch die Injektion von Rezeptorproteinen des elektrischen Organs von Electrophorus electricus, welche weitgehend mit den Azetylcholinrezeptoren des Menschen identisch sind, eine experimentelle, allergisch bedingte Myasthenie erzeugt werden. Die klinischen und elektromyographischen Befunde waren an den Versuchstieren nahezu mit dem klinischen Bild beim Menschen übereinstimmend [33]. Durch wiederholte Injektionen von Immunglobulinfraktionen aus Seren von Myasthenikern konnten Toyka und Mitarbeiter [41, 42] eine Myasthenie der Maus mit Muskelschwäche, Verringerung der Azetylcholinrezeptoren und Erniedrigung der Miniaturendplattenpotentiale erzeugen. Dabei waren die myasthenen Symptome der Maus um so stärker, je schwerer der Patient erkrankt war. Die IgG-Antikörper induzierten einen beschleunigten Abbau von Azetylcholinrezeptoren. Unter Beteiligung von Komplement kam es zu Läsionen im Bereich der Endplatten.

Die Theorie der Autoimmunpathogenese wurde u. a. auch durch die Beobachtung gestützt, dass die Myasthenia gravis wie viele andere Autoimmunerkrankungen zu den HLA-assoziierten Erkrankungen zählt. So haben Träger des Antigens HLA - B8 und DR3 ein signifikant höheres Risiko an Myasthenie zu erkranken [9]. Des Weiteren kann die Myasthenie mit einer Reihe von Autoimmunerkrankungen assoziiert sein. Dazu zählen M. Basedow, rheumatoide Arthritis, Lupus erythematodes, perniziöse Anämie, Thrombozytopenie, Sarkoidose, M. Crohn, Kolitis ulzerosa.

Dass dem Thymus eine gewisse Bedeutung in der Pathogenese der Myasthenia gravis zukommt, zeigt sich im positiven Effekt auf den Verlauf der Erkrankung durch eine möglichst frühzeitige Thymektomie.

Die physiologische Funktion des Thymus besteht in der Aktivierung der Heranreifung von differenzierten, primitiven Stammzellen aus dem Knochenmark zu T-Lymphozyten. T-Lymphozyten sind Vertreter der zellulären Immunreaktion, erkennen also körperfremde Substanzen, können zu Lymphoblasten proliferieren und Makrophagen aktivieren.

Der Thymus zeigt bei etwa 70% der Patienten mit Myasthenie eine lymphofollikuläre Hyperplasie mit Keimzentren als Ausdruck eines aktiven immunologischen Prozesses. Eine Schlüsselrolle in der Pathogenese der Myasthenia gravis bei lymphofollikulärer Hyperplasie kommt den sog. Myoidzellen zu, die Azetylcholinrezeptoren exprimieren [45]. Auch in vitro produzieren B-Lymphozyten und Plasmazellen aus den Keimzentren spontan Azetylcholinrezeptorantikörper [27].

5.1.2 Klinik

Die Erstsymptome der Erkrankung können heterogen sein. Sowohl uncharakteristische allgemeine Schwächezustände, die unter Belastung zunehmen als auch eindrucksvolle Paresen insbesondere der Augenmuskeln können vorkommen. Doppelbilder und Ptose sind in bis zu 60% der Fälle die Erst-

Tabelle 5.1. Pharmaka mit Auslösung oder Verstärkung einer myasthenen Symptomatik und Alternativpräparate

Präparate	Alternativen
Antibiotika und Chemotherapeutika	
Aminoglykoside, Sulfonamide, Tetrazykline, Polymyxine	Cephalosporin, Cephalothin, Cephalozin, Penizillin in niedrigen Dosen, Ampicillin, Erythromycin, Chloramphenicol, Nitrofurane, Cotrimoxol, Isoniazid, Rifampicin, Ethambutol
Antikonvulsiva	
Trimethadione, Diphenylhydantoine, Benzodiazepine in mittleren bis hohen Dosen	Carbamazepin, Valproinsäure, Lamotrigin
Kardiovaskulär wirksame Pharmaka	
Antiarrhythmika (Chinidin-, Lidocainderivate, Ajmalin), β-Blocker, Verapamil, Timolol, Mexiletin	Digitalis, ACE-Hemmer, Ipratropiumbromid
Malaria-, Rheuma-, Grippemittel	
Chinin enthaltende Malaria- und Grippemittel, D-Penicillamin	nichtsteroidale Antiphlogistika
Nichtdepolarisierende Muskelrelaxanzien	
Curarederivate, Pancuronium, Gallamin	Atracurium
Narkotika	
Ketamin	Stickoxydul, Isofluran, Halothan, Fentanyl
Psychopharmaka	
Chlorpromazin, Lithium, Barbiturate, Benzodiazepine in mittleren bis hohen Dosen, trizyklische Antidepressiva, Sedativa	mit sorgfältiger Überwachung: Benzodiazepine in niedriger Dosierung, Megaphen und Atosil
Varia	
Tetanusantitoxin	
Kortikosteroide und ACTH	
Schilddrüsenhormone	
Magnesiumhaltige Präparate	
Amantadin	L-Dopa
Benzothiadiazine	Spironolacton

ACTH adrenocorticotropes Hormon

Tabelle 5.2. Klassifikation der Myasthenia gravis nach Ossermann [32]

I	Okuläre Myasthenie
II	Generalisierte Myasthenie
IIa	Leichte generalisierte Myasthenie mit okulären Symptomen
IIb	Mittelschwere generalisierte Myasthenie mit leichten bulbären Symptomen
III	Akute schwere Myasthenie mit bulbären Symptomen
IV	Schwere Myasthenie, die sich aus den Gruppen I oder II entwickelt
V	Remission mit und ohne Defekt

symptome einer Myasthenia gravis. Die Betroffenen klagen auch häufig als Erstes über Schwierigkeiten beim Schlucken oder Kauen, eine schwache näselnde Sprache sowie über Schwäche der Extremitäten.

Leitsymptom der Erkrankung ist die unter anhaltender Belastung zunehmende Schwäche der quergestreiften Muskulatur, die sich charakteristischerweise nach längeren Ruhepausen bessert oder verschwindet. Eine Verschlechterung oder Auslösung myasthener Reaktionen kann durch Infekte, psychische Belastungen, Medikamente (Tabelle 5.1), Narkosen, hormonelle Umstellung sowie bei okulärer Myasthenie durch grelles Licht hervorgerufen werden.

Zur Einteilung des Krankheitsverlaufes hat sich die Klassifikation nach Ossermann bewährt (Tabelle 5.2). In der klinischen Praxis sind besonders standardisierte Tests zur Erhebung des klinischen Befundes sowie zur Verlaufsuntersuchung geeignet.

Okuläre Myasthenie. Die okuläre Form der Myasthenia gravis beschränkt sich auf die äußeren Augenmuskeln. Meist liegen kombinierte Lähmungen mehrerer Augenmuskeln vor. Eine isolierte Augenmuskelparese schließt eine Myasthenia gravis jedoch keinesfalls aus. Charakteristisch ist eine zusätzlich bestehende ein- oder doppelseitige Ptose, weshalb die Betroffenen häufig zunächst den Augenarzt konsultieren. Die Patienten beklagen im Tagesverlauf sowie bei besonderer Anstrengung wie Fernsehen oder Autofahren das Auftreten von Doppelbildern oder eine Schwere der Augenlider beim Lesen.

Zur klinischen Prüfung eignet sich der *Simpson-Test.* Hierzu fordert man den Patienten auf, einige Minuten nach oben zu blicken. Bei myasthenischer Schwäche stellen sich die genannten Symptome ein. Ein weiterer pathognomonischer Befund ist das Cogan-Lidschlagzeichen. Hierbei kommt es nach kurzer Entlastung des M. levator palpebrae (Blick nach unten) und anschließend erneut aufgenommener horizontaler Bulbusposition zu einer überschießenden zuckenden Lidhebung und nachfolgendem Absinken des Lides in die Ptosisstellung.

Die Symptomatik bleibt nur in ungefähr 15% der Fälle auf die Augen beschränkt, meist kommt es innerhalb von Monaten zur Ausbreitung auf faziale, oropharyngeale sowie proximale Extremitätenmuskeln [6].

Generalisierte Myasthenie. Bei der generalisierten Form können verschiedene Muskelgruppen unterschiedlich stark betroffen sein (Tabelle 5.2). Anfänglich stehen meist Störungen der Augenmuskeln mit Ptosis und Doppelbildern im Vordergrund. Bestimmte Muskelgruppen wie die stammnahe Schultergürtelmuskulatur und die Halsmuskulatur können schwerpunktmäßig betroffen sein, sodass die Patienten über Schwierigkeiten bei Überkopfarbeiten, beim Treppensteigen oder in ausgeprägten Fällen über ein notwendig werdendes Abstützen des Kopfes berichten. Eine Schwäche der von den kaudalen Hirnnerven innervierten Muskeln ist aufgrund der vitalen Bedrohung besonders gefürchtet. Die dabei von Seiten des Schluck- und Kauapparates auftretenden Probleme führen zu häufigem Verschlucken bis hin zur Aspiration. Paresen der Gesichts-, Schluck- und Kaumuskulatur sind die Ursache für die verwaschene und kloßige Sprache eines Myasthenikers. Ermüdungserscheinungen beim Kauen von Kaugummi oder gegen Ende einer Mahlzeit sprechen für eine Schwäche der Kaumuskulatur. Eine Beteiligung der Larynxmuskulatur kann sich in der aphonischen Stimme zeigen.

Chronisch schwere myasthenische Syndrome entwickeln im Verlauf eine Atrophie der befallenen Muskulatur. Am häufigsten sind die Augenmuskeln, Nacken- und Schultergürtelmuskulatur sowie die Halsmuskeln davon betroffen. Mimische Muskulatur, Kau- und Zungenmuskulatur können ebenfalls atrophieren.

Krisensituationen. Als *myasthene Krise* bezeichnet man den rasch eintretenden Zustand einer generalisierten Muskelschwäche, wobei Lähmungen des Zwerchfells und der Interkostalmuskulatur zur akuten Ateminsuffizienz und eine myasthene Pseudobulbärparalyse zur Gefahr des Verschluckens und der Aspiration von Speiseresten führen können. Die myasthene Krise stellt einen neurologischen Notfall dar, der eine intensivmedizinische Behandlung erforderlich macht.

Auslösefaktoren einer solchen Krise sind häufig grippale Infekte, Operationen, Entbindungen oder Pharmaka, die die neuromuskuläre Überleitung verschlechtern (Tabelle 5.1).

Eine *cholinerge Krise*, bedingt durch ein Überangebot an Azetylcholin, kann durch Cholinesterasehemmer induziert werden. Auch diese manifestiert sich unter dem Bild einer akuten Muskelschwäche. Es kommt hierbei zusätzlich zu muskarinartigen Nebenwirkungen wie Magen-Darm-Spasmen, Durchfälle, Bradykardie, Hypersalivation und Miosis sowie nikotinartigen Nebenwirkungen. Während die muskarinartigen Nebenwirkungen relativ gut auf Atropin als Antidot ansprechen, sind Intubation und Beatmung häufig der einzige therapeutische Weg zur Behandlung der nikotinartigen Nebenwirkungen. Eine vorübergehende Unempfindlichkeit der motorischen Endplatte gegenüber Azetylcholin („insensitive Krise") kann bei langdauernder Medikation wahrscheinlich durch die Cholinesterasehemmer verursacht werden. Klinisch kann das Bild dann durch das Nebeneinander von Symptomen einer myasthenen oder cholinergen Krise geprägt sein.

5.1.3 Diagnostik

Ergibt sich aus den anamnestischen Daten und dem klinischen Befund der Verdacht auf eine Myasthenia gravis, sind die repetitive Nervenstimulation, der Tensilontest und die Bestimmung von Antikörpern gegen Azetylcholinrezeptoren durchzuführen.

Neurophysiologische Befunde. Die neuromuskuläre Übertragungsstörung lässt sich mittels *repetitiver Stimulation* eines peripheren Nervs nachweisen. Dabei wird das Prinzip einer simulierten Belastungssituation genutzt. Der Nerv wird supramaximal mit einer Frequenz von 3 Hz gereizt, die Summenaktionspotentiale am zugehörigen Muskel werden mit Oberflächenelektroden abgeleitet. Während beim Gesunden sich die Amplitude nicht verändert, kommt es bei einer myasthenischen Störung zu einem initialen Amplitudenabfall, dem sog. Dekrement. Ausgewertet wird der Amplitudenabfall vom fünften Potential gegenüber dem ersten Potential. Als pathologisch ist ein Amplitudenabfall von wenigstens 10% der Amplitude des Summenaktionspotentials zu bewerten. Am sensitivsten sind Stimulationen mit 2–3 Hz, höhere Frequenzen können das Dekrement aufgrund einer Kalziumakkumulation und größeren Azetylcholinausschüttung maskieren. Zur Untersuchung eignen sich der M. trapezius oder der M. deltoideus. Bei rein okulärer Myasthenie wird die Prüfung am M. orbicularis oculi, M. frontalis oder M. orbicularis oris durchgeführt. Gelingt der eindeutige Nachweis eines Dekrements nicht, erhöhen Serienreizungen nach Belastung, Aufwärmen oder unter Ischämie die Rate positiver Resultate. Ein pathologisches Dekrement wird allerdings nicht bei allen Patienten mit Myasthenia gravis gefunden.

Das *Einzelfaser-EMG* erlaubt die Messung der neuromuskulären Übertragung in einzelnen Endplatten, wobei jedoch diese Untersuchungstechnik sehr aufwendig ist.

Die Amplitude der Endplattenpotentiale hängt von der Anzahl der Azetylcholinquanten ab, die sich an die Azetylcholinrezeptoren der postsynaptischen Membran binden. Das Endplattenpotential löst erst ein Muskelaktionspotential aus, wenn ein Schwellenwert überschritten wird. Allerdings erreichen unterschiedlich große Endplattenpotentiale den Schwellenwert des Muskelaktionspotentials zu verschiedenen Zeiten. Bei der Ableitung von Aktionspotentialen zweier Muskelfasern in derselben motorischen Einheit variiert das Zeitintervall zwischen den zwei Potentialen bei aufeinander folgenden Entladungen. Diese Variabilität des Zeitintervalls wird als „Jitter" bezeichnet, der beim Gesunden zwischen 10 und 50 ms schwankt. Bei Störungen der neuromuskulären Übertragung sowie bei Erkrankungen mit Denervierung und Reinnervation ist dieser Jitter erhöht.

Test mit Cholinesterasehemmern (Tensilontest). Edrophoniumchlorid (Tensilon®) hemmt die Cholinesterase und führt so zu einem größeren Angebot von Azetylcholin an der neuromuskulären Endplatte. Bei myasthenischer

Schwäche führt die Applikation dieser Substanz nach einigen Sekunden zu einer deutlich sichtbaren Besserung der Symptomatik, die wenige Minuten andauert.

Zur Durchführung werden initial 1–2 mg Tensilon i.v. als Testdosis injiziert. Treten danach muskarinartige Nebenwirkungen wie Übelkeit, Erbrechen, Durchfall, vermehrte Speichel- oder Bronchialsekretion, Tränenfluss oder Bradykardie auf, muss umgehend 0,5 mg Atropin i.v. als Antidot verabreicht werden. Sind bis 45 Sekunden nach Applikation der Testdosis keine derartigen Nebenwirkungen eingetreten, können 8–9 mg Tensilon injiziert werden.

Der Tensiloneffekt kann sich auch durch Aufhebung eines zuvor bestehenden Dekrements bei der repetitiven Stimulation zeigen.

Antikörperdiagnostik. Zirkulierende Antikörper gegen Azetylcholinrezeptoren sind bei 80–90% der Patienten mit generalisierter Erkrankung nachweisbar [43], während die okuläre Myasthenie nur in 50% positive Testergebnisse zeigt.

Ein sicher positiver Azetylcholinrezeptorantikörpertiter ist für die Diagnose einer Myasthenie beweisend, ein negativer Titer schließt sie jedoch keinesfalls aus. Es besteht keine strenge positive Korrelation zwischen der Höhe des Antikörpertiters im Serum und der Schwere der Erkrankung. Allerdings geht in der Regel eine Veränderung des individuellen Azetylcholinrezeptorantikörpertiters einer Änderung des klinischen Schweregrades voraus [5].

Antikörper gegen quergestreifte Muskulatur treten bei 80% der Patienten mit Thymom auf, sind jedoch nicht spezifisch für Thymome.

Radiologische Diagnostik. Im Rahmen der Basisdiagnostik sollte bei Patienten mit neu diagnostizierter Myasthenie nach einer Thymusveränderung gesucht werden. Eine diffuse Organvergrößerung lässt sich computertomographisch sehr viel besser als in der Thoraxübersichtsaufnahme nachweisen. Während Thymome im CT relativ leicht zu diagnostizieren sind, ist die sichere Differenzierung zwischen normalem Thymusgewebe und einer histologisch nachweisbaren Thymushyperplasie schwierig. Eine exaktere Beurteilung von Größe und Struktur des Thymus gelingt durch die Kernspintomographie.

Ein neueres Verfahren stellt die Octreotidszintigraphie dar. Mittels dieser Untersuchung sollen ausschließlich Thymome erfasst werden [23, 25].

5.1.4 Differentialdiagnosen

Wesentliche Differentialdiagnosen einer rein okulären Myasthenie sind insbesondere die euthyreote Ophthalmopathie, die okuläre Muskeldystrophie, eine okuläre Myositis sowie mitochondriale Myopathien wie das Kearns-Sayre-Syndrom. Da gerade bei der okulären Myasthenie der Nachweis des Dekrementes häufig nicht gelingt und in der Hälfte der Fälle keine positiven Antikörper gefunden, andererseits in einigen Fällen auch „Ragged-red-

Fasern" nachgewiesen werden, kann die Differentialdiagnose zur mitochondrialen externen Ophthalmoplegie gelegentlich extrem schwierig sein.

Bei vorzeitiger muskulärer Ermüdbarkeit sollte differentialdiagnostisch auch an eine metabolische Myopathie gedacht werden. Weiterhin in die Differentialdiagnose sind das Lambert-Eaton-Syndrom, kongenitale myasthene Syndrome, Polymyositis sowie toxisch induzierte myasthenische Bilder durch D-Penicillamin oder Chloroquin einzubeziehen.

5.1.5 Therapie

Die Prognose der Myasthenia gravis hängt im Einzelfall vom klinischen Typ, vom Alter bei Erkrankungsbeginn und von der Art der Thymusveränderung ab. Prognostisch ungünstig sind höheres Lebensalter, neoplastische Thymusveränderungen und schwere generalisierte Formen. Die Sterblichkeit bei Myasthenia gravis ist aufgrund der Einführung der immunsuppressiven Therapie und der Verbesserung der Intensivmedizin in den letzten Jahrzehnten kontinuierlich rückläufig. Zur Behandlung der Myasthenia gravis stehen verschiedene Therapeutika zur Verfügung, durch deren kombinierte Anwendung es fast immer möglich ist, dass die Patienten ein weitgehend normales Leben führen können. Das Behandlungsziel lässt sich mit der rein symptomatischen Therapie durch Cholinesterasehemmer allein nur in wenigen Fällen erreichen, sodass zusätzlich immunsuppressive Medikamente wie Kortikosteroide, Azathioprin, Ciclosporin oder Immunglobuline erforderlich werden. Bis auf wenige Ausnahmen ist eine Thymektomie indiziert. Die myasthene Krise, welche einen neurologischen Notfall darstellt, bedarf intensivmedizinischer Maßnahmen.

■ **Cholinesterasehemmer.** Die Hemmung der Cholinesterase mit dem Effekt der Vermehrung von Azetylcholin im synaptischen Spalt aufgrund des gehemmten Abbaus von Azetylcholin ist die am längsten bekannte Therapieform [44].

Die gebräuchlichsten Medikamente sind Pyridostigminbromid (Mestinon®), Neostigminbromid (Prostigmin®) und Ambemoniumchlorid (Mytelase®).

Das Mittel der ersten Wahl ist gewöhnlich Pyridostigminbromid (Mestinon®). Man beginnt die Behandlung mit kleinen Dosen und erhöht dann allmählich. Gewöhnlich kommen die Patienten mit leichter und mittelschwerer Myasthenie mit einer täglichen Gesamtdosis von 120–360 mg aus, die auf 4 oder mehr Einzeldosen zu verteilen ist. Die Dosis kann durch verkürzte Einnahmeintervalle oder die Einnahme einer höheren Dosis eine Stunde vor körperlicher Anstrengung angepasst werden. Ein vermehrter Bedarf ergibt sich gewöhnlich durch überdurchschnittliche Belastungssituationen, infektassoziierte Verschlechterungen oder in der Initialphase einer Steroidtherapie.

Die Cholinesterasehemmer können sowohl zu muskarinartigen und nikotinartigen Nebenwirkungen als auch zu zentralnervösen Intoxikationserscheinungen führen. Die Tageshöchstdosis von Pyridostigminbromid sollte keinesfalls 600 mg überschreiten. Muskarinartige Nebenwirkungen entwickeln sich gewöhnlich besonders zu Beginn der Therapie unter Dosen, die zur Besserung der Muskelkraft notwendig sind. Sie bedürfen der Therapie mit Parasympathikolytika. Die nikotinartigen Nebenwirkungen und die zentralnervösen Intoxikationserscheinungen manifestieren sich meist erst nach längerer Behandlung.

Bei einem notwendig werdenden Wechsel von oraler zu parenteraler Gabe ist auf die Äquivalenzdosis zu achten. Da die enterale Resorption von Pyridostiminbromid schlecht ist, entsprechen 30 mg Pyridostiminbromid oral ungefähr 1 mg intravenös.

Ein Nachteil der Therapie mit Cholinesterasehemmern ist die Beobachtung, dass die Patienten im Verlauf der Erkrankung häufig eine höhere Dosis benötigen, was sowohl auf einer möglichen Progredienz der Erkrankung als auch auf einem Wirkungsverlust der Cholinesterasehemmer beruhen kann. In aller Regel muss daher die symptomatische Therapie mit einer immunsuppressiven Therapie kombiniert werden.

Thymektomie. Unumstritten ist die Indikation zur Thymektomie bei Patienten mit generalisierter Myasthenie im Alter zwischen 10 und 65 Jahren. Remissionen in 60% der Fälle wurden bei Patienten mit juvenil aufgetretener Myasthenie beschrieben [24]. Eine Besserung der myasthenen Symptomatik tritt in der Regel Monate bis Jahre nach der Operation auf. Bei älteren Patienten in schlechtem Allgemeinzustand sowie bei Patienten mit schweren bulbären Symptomen oder respiratorischer Insuffizienz ist die Thymektomie nicht zu empfehlen. Bei isolierter okulärer Form wird die Indikation noch zurückhaltend gestellt, obgleich auch hier gute Ergebnisse gerade bei jüngeren Patienten mit einer Krankheitsdauer unter 2 Jahren erzielt werden [19, 28, 38].

Eine absolute Operationsindikation ist bei Thymomen sowohl wegen der möglichen Malignität als auch aufgrund lokal penetrierenden Wachstums gegeben. In Abhängigkeit von der Histologie muss eine Strahlentherapie angeschlossen werden.

Die Thymektomie sollte von erfahrenen Thoraxchirurgen ausgeführt werden, wobei die perioperative Mitbetreuung durch einen mit der Myasthenie erfahrenen Neurologen erforderlich ist. Vor der Operation müssen ausführliche internistische Untersuchungen, insbesondere die Überprüfung der Lungenfunktion, durchgeführt werden. Die Vitalkapazität sollte vor der Operation mindestens 40 ml/kg Körpergewicht betragen. Die Patienten sollten sich in einer gut kompensierten Phase befinden und vor der Operation auf die kleinste, gerade noch ausreichende Dosis von Cholinesterasehemmern eingestellt werden. Da viele Medikamente eine Verschlechterung der myasthenen Symptomatik induzieren, sollte bei der Narkoseeinleitung auf Thiopental und zur Erhaltung der Narkose auf Inhalationsanästhetika wie Lachgas oder Halothan zurückgegriffen werden. Muskelrelaxanzien sind kontraindiziert.

In den ersten postoperativen Tagen sind Bronchitis und Pneumonie wichtige mögliche Komplikationen. Bei respiratorischer Insuffizienz ist die Intubation erforderlich. Die Cholinesterasehemmer sind nach wenigen Tagen wieder zu applizieren, wobei allerdings aufgrund einer deutlichen Besserung der myasthenischen Schwäche in der postoperativen Phase die Dosis entsprechend anzupassen ist. Die präoperativ verabreichte Dosis des Cholinesterasehemmers darf deshalb keinesfalls einfach übernommen werden. Bei notwendig werdender Sedierung können Atosil bzw. Megaphen appliziert werden. Antibiotikum der Wahl ist ein synthetisches Penizillin.

Kortikosteroide. Die Wirksamkeit der Glukokortikoide in der Therapie der Myasthenia gravis ist unbestritten, bei etwa 60–90% der Patienten findet sich eine Besserung der Symptomatik. Kortikoide werden sowohl als Monotherapie als auch in Kombination mit Azetylcholinesterasehemmern und Azathioprin eingesetzt.

Die Einstellung auf Kortikosteroide sollte stationär erfolgen, da bei einem Teil der Kranken innerhalb der ersten Woche der Prednisontherapie eine initiale Verschlechterung über 3–8 Tage eintritt und der immunsuppressive Effekt erst nach der zweiten bis dritten Woche zu erwarten ist. Ursächlich hierfür sind wahrscheinlich die kanalblockierenden Eigenschaften der Glukokortikoide auf die postsynaptische Membran. Da es sich bei der Behandlung der Myasthenia gravis um eine langfristige Therapie handelt, sind die bekannten Nebenwirkungen zu beachten.

Kortikosteroide kommen in verschiedenen Dosierungsplänen zur Anwendung. Bei Therapie mit hoher Ausgangsdosis (70–100 mg/d) wird nach Stabilisierung und Besserung allmählich auf die Erhaltungsdosis reduziert, die gewöhnlich zwischen 15 und 30 mg jeden zweiten Tag über 1–2 Jahre liegt. Andere Autoren empfehlen, die Therapie mit einer niedrigen Ausgangsdosis von täglich 10–25 mg zu beginnen, wöchentlich um 10–25 mg bis zur klinischen Besserung oder bis zu einer Dosis von 75–100 mg zu steigern und anschließend stufenweise auf die Erhaltungsdosis zu reduzieren.

Empfehlenswert ist allerdings die frühzeitige Kombination mit Azathioprin. Die Kombinationsbehandlung ist im Verlauf kortikoidsparend und hat den Vorteil, dass die Kortikosteroide den Zeitraum von 3–6 Monaten überbrücken, bis der immunsuppressive Effekt des Azathioprin eintritt.

Azathioprin. Das Medikament der Wahl zur Langzeiteinstellung einer mäßigen und schweren generalisierten Myasthenia gravis im Erwachsenenalter ist Azathioprin. Die positiven Ergebnisse in der Langzeittherapie werden durch zahlreiche Studien belegt. Die in der Therapie der Myasthenia gravis übliche Dosierung beträgt 2–3 mg/kg Körpergewicht pro Tag, die auf mehrere Einzeldosen verteilt verabreicht werden sollte. Zu Therapiebeginn kann bei bis zu 10% der Patienten eine Unverträglichkeit mit Unwohlsein, Fieber, Erbrechen und Hautreaktionen auftreten, weshalb in den ersten Tagen niedrig dosiert (z. B. 50 mg/d) behandelt werden sollte.

Zur Beurteilung der Effizienz der Immunsuppression wird die Leukozytenzahl herangezogen. Bei der Langzeittherapie sollten die Leukozyten zwischen 3500 und 4000/µl bzw. die absolute Lymphozytenzahl zwischen 800 und 1000/µl liegen. Bei gleichzeitiger Einnahme von Kortikosteroiden sind die Leukozyten erhöht, während die Lymphozytenzahl durch Kortikosteroide weniger verändert wird. In diesem Fall sollte eine Leukozytenzahl von 6000–8000/µl angestrebt werden. Bei Langzeitbehandlung ist das mittlere korpuskuläre Volumen der Erythrozyten (MCV) gewöhnlich erhöht und kann somit im Verlauf zur Beurteilung der Compliance des Patienten dienen.

Wegen der unter Azathioprin zu beobachtenden Blutbildveränderungen sollten anfangs wöchentliche Blutbildkontrollen, später im Abstand von 2 bzw. 4 Wochen erfolgen. Bei einer Leukozytenzahl unter 2500/µl muss Azathioprin vorübergehend abgesetzt und bei Leukozyten zwischen 2500 und 3000/µl auf 50% der Ausgangsdosis reduziert werden.

Die wichtigste Medikamenteninteraktion besteht zum Allopurinol. Hierbei muss die übliche Dosis von Azathioprin auf 25% gesenkt werden, da sonst die Gefahr einer Myelosuppression besteht. Aufgrund der möglichen teratogenen und mutagenen Wirkung von Azathioprin muss auf eine zuverlässige Antikonzeption bei beiden Geschlechtern während und mindestens 6 Monate nach Therapieende geachtet werden. Grundsätzlich ist eine Behandlungsdauer von wenigstens 2 Jahren zu planen.

Ciclosporin A. Ciclosporin A, welches sich insbesondere als Immunsuppressivum bei Organtransplantationen bewährt hat, zeigt ebenfalls therapeutische Wirksamkeit bei der Behandlung der Myasthenia gravis.

Ein wesentlicher Vorteil des Ciclosporin A gegenüber dem Azathioprin ist die kaum zu beobachtende Knochenmarksdepression, ein bedeutender Nachteil allerdings die Nephrotoxizität. Ciclosporin A stellt in der Therapie der Myasthenia gravis nicht das Mittel der ersten Wahl dar. Es sollte denjenigen Patienten vorbehalten bleiben, die nicht auf Azathioprin ansprechen. Der Wirkungseintritt des Ciclosporin A ist nach 2–4 Wochen zu erwarten.

Plasmapherese und Immunadsorption. Eine Plasmapherese wird mit dem Ziel der Verminderung zirkulierender Azetylcholinrezeptorantikörper durchgeführt. Sie hat ihren Stellenwert insbesondere in der Therapie der myasthenen Krise. Sie kann auch bei Patienten mit ungenügender Effizienz der Immunsuppression sowie in der präoperativen Vorbereitung zur Thymektomie indiziert sein. Der Vorteil eines Plasmaaustausches liegt in der meist raschen Besserung der klinischen Symptomatik, jedoch bei nicht allzu lange anhaltendem klinischen Erfolg.

Es werden ein- bis dreimal pro Woche 1,5–3,5 Liter Plasma entfernt und durch 5%ige Humanalbuminelektrolytlösungen ersetzt. Eine Plasmapherese sollte stets unter medikamentöser Immunsuppression durchgeführt werden, damit die plasmapheresebedingte überschießende Neubildung von zirkulierenden Autoantikörpern unterdrückt wird.

Eine Alternative zur Plasmaaustauschbehandlung stellt die Immunadsorption dar, die auf der Bindung von Azetylcholinrezeptorantikörpern an Tryptophanpolyvinylalkoholgel beruht. Bei diesem Verfahren wird das Plasma über die Tryptophanpolyvinylalkoholgelsäule geleitet und anschließend dem Patienten wieder infundiert, womit die Substitution von Humanalbuminlösungen und anderen Ersatzstoffen entfällt.

Krisenintervention. Die Beherrschung einer myasthenen Krise erfordert eine intensivmedizinische Behandlung. Beim nichtintubationspflichtigen Patienten sollte bei Schluckstörungen wegen der Aspirationsgefahr die Ernährung über eine Magensonde erfolgen. Eine Intubation wird in der Regel bei einer Vitalkapazität von unter 1000 ml in Abhängigkeit von den Blutgasen notwendig. Die Patienten sprechen häufig auf die intravenöse Gabe von Cholinesterasehemmern (z. B. Prostigmin® 0,2–0,4 mg/h) an. Die wichtigste Maßnahme zur Überwindung der Krise besteht jedoch in einer wirksamen Immuntherapie. Neben einer hochdosierten Prednisolongabe sollte eine Plasmapherese, Immunadsorption oder die Therapie mit Immunglobulinen durchgeführt werden. Sowohl durch Plasmapherese als auch durch intravenöse Immunglobuline wird eine rasche Besserung der akuten Symptomatik erzielt.

Immunglobuline (IVIg). Seit Anfang der 80er Jahre wird hochdosiertes intravenöses Immunglobulin zur Therapie myasthener Krisen eingesetzt [14].

Es werden eine Reihe potentieller Wirkmechanismen diskutiert, die das gestörte immunologische Geschehen beinflussen, ohne dass jedoch der genaue Mechanismus bekannt ist. Wahrscheinlich spielen mehrere Mechanismen eine modulatorische Rolle. So werden die Neutralisation von zirkulierenden Autoantikörpern, eine Verminderung der Auto-AK-Produktion durch eine Hemmung der B-Zell-Aktivierung, eine Blockade von Fc-Rezeptoren, eine Beeinflussung der T-Zell-Funktion, Zytokininteraktionen bzw. eine Komplementbindung angenommen (vgl. S. 47).

Zur hochdosierten intravenösen Therapie mit Immunglobulinen bei Myasthenia gravis wurde eine große Anzahl offener unkontrollierter Studien veröffentlicht, wobei die Patientengruppen heterogen bezüglich ihrer Begleitmedikation und der Dauer der Erkrankung waren (Tabelle 5.3). Positiv wurden die hohe Ansprechrate auf IVIg, das schnelle Eintreten der Besserung, fehlende Toxizität und reproduzierbare Therapieeffekte bei wiederholter Anwendung beschrieben. Hingegen werden die Kosten, ein potentielles Infektionsrisiko und der nur vorübergehende therapeutische Effekt insgesamt negativ bewertet [12].

Eine klinische Besserung fand sich bei ca. 70% der Patienten innerhalb der ersten 3 Wochen nach Therapiebeginn. Meist wurden auch schon Erfolge während der Infusionstherapie beobachtet. Diese wurde meist an 5 aufeinander folgenden Tagen mit einer Dosis von 400 mg/kg Körpergewicht durchgeführt. Der therapeutische Effekt hielt im Durchschnitt zwischen 1 und maximal 2 Monaten an. Eine Zunahme der Muskelkraft bzw. der Vital-

Tabelle 5.3. Ergebnisse von Therapiestudien mit IVIg bei Patienten mit Myasthenia gravis (ausnahmslos offene, unkontrollierte Studien)

Anzahl gebesserter Patienten/behandelter Patienten (Autoren, Jahr)		
	4/ 4	(Fateh-Moghadam et al. 1984 [14])
	1/ 1	(Devathasan et al. 1984 [11])
	6/ 7	(Ippoliti et al. 1984 [20])
	12/ 13	(Balzereit et al. 1986 [3])
	10/ 21	(Gajdos et al. 1987 [17])
	25/ 31	(Arsura et al. 1988 [2])
	5/ 5	(Cook et al. 1988 [8])
	1/ 1	(Maruyama et al. 1989 [26])
	1/ 1	(Sakano et al. 1989 [35])
	26/ 37	(Cosi et al. 1991 [10])
	10/ 12	(Evoli et al. 1993 [13])
	12/ 14	(Schuchardt 1993 [37])
	13/ 15	(Ferrero et al. 1993 [15])
	7/ 11	(Fleischer u. Schumm 1994 [16])
	9/ 16	(Jongen et al. 1998 [21])
	10/ 10	(Achiron et al. 2000 [1])
Gesamt	152/199	

Tabelle 5.4. Indikationen von IVIg bei Patienten mit Myasthenia gravis

- myasthene Krise,
- chronischer Verlauf mit fehlendem oder ungenügendem Ansprechen anderer Therapien,
- Situationen mit noch ungenügender Wirkung der Immunsuppression.

kapazität wurde nicht nur bei akuten, rasch progredienten Verläufen, sondern auch bei Patienten mit chronisch stationärer Myasthenie beschrieben. Die meisten Erfahrungen wurden bisher allerdings bei Patienten mit myasthenen Exazerbationen gesammelt. So ist aufgrund des raschen, aber nur vorübergehenden therapeutischen Effekts die hauptsächliche Indikation der Immunglobuline die Krisenintervention (Tabelle 5.4).

In einer prospektiven randomisierten Studie [18] wurde an 87 Patienten mit myasthener Exazerbation die Wirkung von IVIg mit der einer Plasmapherese verglichen. Es zeigte sich kein signifikanter Unterschied zwischen den beiden Therapien. Auch fand sich keine Überlegenheit einer fünftägigen Behandlungsdauer mit IVIg gegenüber einer dreitägigen Therapie. Allerdings fanden Stricker und Mitarbeiter [39] bei 4 Kranken mit myasthener Krise ein Ansprechen auf Plasmapherese, nachdem IVIg nicht geholfen hatte. Welche Patienten auf IVIg respondieren und welche nicht, ist bislang nicht geklärt. Da IVIg weniger Nebenwirkungen zeigen, können sie, insbesondere wenn Kontraindikationen für eine Plasmapherese vorliegen, primär eingesetzt werden. Zusammenfassend führen IVIg und Plasmapherese zu gleichwertigen klinischen Effekten, auch die Kosten sind vergleichbar. Allerdings erfordert die Immunglobulingabe in geringerem Umfang spezielle Technik und spezialisiertes Personal, sodass die IVIg schneller verfügbar und einfacher zu handhaben sind. Auf der anderen Seite ist der Effekt der Plasmapherese besser untersucht, sodass bei IVIg-Therapie-Versagen zügig diese Methode eingesetzt werden sollte.

5.2 Lambert-Eaton-myasthenes-Syndrom (LEMS)

Das LEMS ist eine häufig übersehene erworbene Erkrankung, die wie die Myasthenia gravis auf einer Störung der neuromuskulären Übertragung beruht. Allerdings liegt der Defekt im Gegensatz zur Myasthenie präsynaptisch. Bei mehr als der Hälfte der Betroffenen besteht gleichzeitig ein kleinzelliges Bronchialkarzinom, seltener ist die Assoziation mit anderen Karzinomen.

5.2.1 Klinik

Das Kardinalsymptom der Erkrankung ist eine Schwäche der proximalen Muskulatur insbesondere der unteren Extremitäten. Charakteristisch während der Kraftprüfung sind initial geringe Muskelkräfte, die allmählich zunehmen, aber bei fortgeschrittener Kraftanstrengung vorzeitig nachlassen. Bei einigen Patienten stehen auch Myalgien und Parästhesien im Vordergrund. Weitere Symptome sind Mundtrockenheit, Hypohidrose, Obstipation und Impotenz. Die Muskeleigenreflexe sind gewöhnlich schwach auslösbar oder nicht erhältlich. Etwa die Hälfte der Betroffenen zeigt eine vorübergehende Ptose, Augenmuskelparesen und eine bulbäre Symptomatik.

5.2.2 Pathogenese und Assoziation des Syndroms mit anderen Erkrankungen

Das LEMS ist eine Autoimmunerkrankung, bei der Antikörper die Kalziumkanäle in der präsynaptischen Nervenendigung blockieren und eine verminderte Azetylcholinausschüttung bedingen [22, 30].

Die Erkrankung tritt in 60% der Fälle paraneoplastisch in Verbindung mit einem kleinzelligen Bronchialkarzinom auf. Bei bis zu 70% der Patienten mit kleinzelligem Lungenkarzinom und LEMS lassen sich Antikörper gegen spannungsabhängige Kalziumkanäle nachweisen. Diese Antikörper sind auch bei 40% der Kranken mit kleinzelligem Bronchialkarzinom ohne LEMS positiv. In Zellkultur konnten auf Bronchialkarzinomzellen spannungsabhängige Kalziumkanäle nachgewiesen werden. Immunglobulin von Patienten mit LEMS blockiert den Kalziumeinstrom in diese Zellen. Aufgrund dieses Befundes wird vermutet, dass die Autoimmunreaktion durch Kalziumkanäle auf den Tumorzellen ausgelöst wird. Durch Kreuzreaktion der Autoantikörper mit ähnlichen Epitopen auf Kalziumkanälen der motorischen Nervenendigungen kommt es zur neuromuskulären Übertragungsstörung. Die Symptome des LEMS gehen dem radiologischen Nachweis des Karzinoms meist um 1–2 Jahre voraus! Routinemäßig sind bei Patienten mit LEMS eine Röntgenthoraxaufnahme, ein Thorax-CT und -MRT sowie eine Bronchoskopie durchzuführen, um frühzeitig ein assoziiertes kleinzelliges Bronchialkarzinom zu diagnostizieren. Lässt sich kein Tumor nachweisen, sollten regelmäßige Kontrolluntersuchungen erfolgen.

Ein LEMS wird auch bei verschiedenen Autoimmunerkrankungen wie rheumatoider Arthritis, systemischem Lupus erythematodes, Sklerodermie, Sjögren-Syndrom, perniziöser Anämie, Hyper- und Hypothyreose, Vitiligo, Zöliakie und Kolitis ulzerosa beobachtet [31]. Von diesen Formen des Lambert-Eaton-Syndroms sind überwiegend junge Frauen und z.T. auch Kinder betroffen. Überdies hinaus besteht auch eine Assoziation zu anderen paraneoplastischen Erkrankungen (subakute zerebelläre Degeneration, distale sensomotorische Polyneuropathie, autonome Neuropathie, paraneoplastische Enzephalomyelitis). In der Hälfte dieser Fälle sind Hu-Antikörper nachweisbar (vgl. S. 172).

5.2.3 Diagnostik

Der Befund einer abnorm niedrigen Amplitude der Muskelantwort nach supramaximaler Nervenstimulation kann Hinweis auf ein LEMS sein, sofern eine Polyneuropathie oder Leitungsstörung als Ursache ausscheidet.

Elektromyographisch lässt sich durch repetitive hochfrequente Nervenstimulation eine ausgeprägte Zunahme der Amplitude des Muskelaktionspotentials, ein sog. Inkrement nachweisen. Eine ähnliche Erhöhung kann auch nach längerer willkürlicher Muskelkontraktion ausgelöst werden. Da eine hochfrequente Reizung jedoch sehr schmerzhaft ist, sollte in der Praxis zunächst versucht werden, ein Inkrement nach Willkürkontraktion nachzuweisen. Diagnostisch verwertbare Ergebnisse lassen sich (im Unterschied zur Myasthenia gravis!) v.a. in distalen Muskeln erzielen.

Im Einzelfaser-EMG lassen sich wie auch bei der Myasthenia gravis erhöhte Jitter und neuromuskuläre Blockierungen nachweisen.

5.2.4 Therapie

Obgleich mit der erfolgreichen Tumorbehandlung das Lambert-Eaton-Syndrom gebessert wird, ist diese als alleinige Therapie nicht ausreichend. Die Azetylcholinausschüttung kann durch 3,4-Diaminopyridin oder Guaninhydrochlorid stimuliert werden. Aufgrund der relativ geringen Nebenwirkungen ist 3,4-Diaminopyridin das Mittel der Wahl. Inzwischen liegt zu dieser Therapie auch eine randomisierte Studie vor [36]. Eine Dosierung von 20 mg ein- bis dreimal täglich sind empfehlenswert. Alternativ kann Guaninhydrochlorid eingesetzt werden, das jedoch ausgeprägte Nebenwirkungen wie Knochenmarksdepression, akutes Nierenversagen oder intestinale Perforation hervorrufen kann. Guanin wird langsam einschleichend bis zu einer Tagesdosis von 40 mg/kg Körpergewicht gegeben. Die Therapie mit Cholinesteraseinhibitoren ist zwar beim Lambert-Eaton-Syndrom weniger wirksam als bei der Myasthenia gravis, jedoch werden in Kombination mit 3,4-Diaminopyridin additive Effekte erzielt. Auch Immunsuppressiva wie Prednison, Azathioprin oder Ciclosporin sind bezüglich der Autoimmungenese der Erkrankung sinnvoll. Bei bestehendem Tumorleiden sollten jedoch nur Kortikosteroide eingesetzt werden. Behandlungsversuche mit Plasmapherese können bei therapierefraktären Verläufen unternommen werden.

5.2.5 IVIg-Therapie

Bird berichtete 1992 [7] über eine 68-jährige Patientin mit einer proximalen Muskelschwäche und Ermüdbarkeit über 6 Monate anhaltend und typischen elektrophysiologischen Veränderungen eines LEMS. Es fand sich kein Hinweis für ein Malignom. Unter 5-tägiger Therapie mit IVIg 0,4g/kg Körpergewicht pro Tag ergab die klinische Untersuchung nach 14 Tagen normale Kraft und deutlich gebesserte elektrophysiologische Veränderungen. Wiederholte Therapiezyklen wurden notwendig, die jeweils zu einer Besserung über 10–12 Wochen führten.

Ein weiterer Fall eines 68 Jahre alten Mannes mit einem histologisch gesicherten kleinzelligen Lungenkarzinoms, elektrophysiologisch nachweisbarem Inkrement und erhöhtem Antikörpertiter gegen Kalziumkanäle wurde beschrieben [40]. Der Patient erhielt alle 4 Wochen eine Chemotherapie und Plasmapherese. Im Rahmen einer fünftägigen IVIg-Gabe 3 Wochen nach der Chemotherapie kam es zu einer deutlichen Abnahme des Antikörpertiters und zu einer klinischen sowie elektrophysiologisch nachweisbaren Verbesserung. Allerdings ist nicht geklärt, ob die Besserung auf die Chemotherapie oder die Immunglobuline zurückzuführen war.

Muchnik und Mitarbeiter [29] beobachteten den Verlauf unter IVIg bei einem 41-jährigen Patienten ohne Karzinom über 2 Jahre. Er bekam monatlich 0,4 g/kg Körpergewicht pro Tag IVIg über 5 Tage infundiert. Zusätzlich erfolgte die Therapie mit Guanidin 1,5 g/d. Es wurde eine Verbesserung der Kraft in den Extremitäten, der expiratorischen Flussrate und der elektrophysiologischen Parameter beobachtet. Das einmalige Auslassen des IVIg-Zyklus nach 18 Monaten führte zu einer subjektiven und objektiven Verschlechterung 45 Tage nach letzter Infusion, sodass der Therapieeffekt nicht allein auf das Guanidin zurückzuführen war.

Rich und Mitarbeiter [34] behandelten 6 Patienten mit IVIg bei LEMS, wobei 3 Patienten ein kleinzelliges Lungenkarzinom, 1 Patientin ein Mammakarzinom und 2 weitere Patientinnen kein Malignom aufwiesen. Fünf der Patienten zeigten eine subjektive und objektive klinische Besserung nach der ersten Behandlung, während nur bei 1 der 5 Patienten eine elektrophysiologische Besserung nachweisbar war.

Eine randomisierte, doppelblind placebokontrollierte Cross-over-Studie wurde bei 9 Patienten mit LEMS ohne Malignom durchgeführt [4]. Bei immunsuppressiver Basistherapie mit Azathioprin oder Kortikosteroiden erhielten die Patienten an 2 aufeinander folgenden Tagen 1 g/kg Körpergewicht pro Tag IVIg oder Placebo in Form von 0,3% Albumin und wurden über 8 Wochen beobachtet. Danach wurden die Gruppen getauscht und ebenfalls 2 Monate verfolgt. Nach IVIg ergab sich eine signifikante Besserung der Muskelkraft, die nach 2–4 Wochen am ausgeprägtesten war und nach 8 Wochen zurückging. Nach einer Woche kam es auch zu einer Verminderung der Antikörpertiter gegen Kalziumkanäle.

Literatur

1. Achiron A, Barak Y, Miron S, Sarova-Pinhas I (2000) Immunglobulin treatment in refractory myasthenia gravis. Muscle Nerve 23:551–555
2. Arsura EL, Bick A, Brunner NG, Grob D (1988) Effects of repeated doses of intravenous immunglobulin in myasthenia gravis. Am J Med Sci 295:438–443
3. Balzereit F, Fateh-Moghadam A, Besinger UA, Geursen RG (1986) Myasthenia gravis: Humorale Diagnostik und Therapie einer Autoimmunkrankheit. Münch Med Wochenschr 128:654–657
4. Bain PG, Motomura M, Nesom-Davis J, Misbah SA (1996) Effects of intravenous immunglobulin on muscle weakness and calcium-channel autoantibodies in the Lambert-Eaton myasthenic syndrome. Neurology 47:678–683
5. Besinger UA, Toyka KV, Homberg M et al (1983) Myasthenia gravis: long term correlation of binding and bungarotoxin blocking antibodies against acetylcholine receptors with changes in disease severity. Neurology 33:1316–1321
6. Bever LJ, Aquino AV, Penn AS et al (1983) Prognosis of ocular myasthenia gravis. Ann Neurol 14:516–519
7. Bird SJ (1992) Clinical and electrophysiologic improvement in Lambert-Eaton syndrome with intravenous immunoglobulin therapy. Neurology 42:1422–1423
8. Cook L, Howard JF Jr, Folds JD (1988) Immediate effects of intravenous IgG administration on peripheral blood B and T cells and polymorphonuclear cells in patients with myasthenia gravis. J Clin Immunol 8:23–31
9. Compston DAS, Vincent A, Newsom-Davis J, Batchelor JR (1980) Clinical, pathological, HLA antigen and immunological evidence for disease heterogenity in myasthenia gravis. Brain 103:579–601
10. Cosi V, Lombardi M, Piccolo G, Erbetta A (1991) Treatment of myasthenia gravis with high-dose intravenous immunglobulin. Acta Neurol Scand 84:8–84
11. Devathasan G (1984) High-dose intravenous gammaglobulin for myasthenia gravis. Lancet 2:809–810
12. Edan G, Landgraf F (1994) Experience with intravenous immunoglobulin in myasthenia gravis: a review. Neurol Neurosurg Psychiatr 57 (suppl):55–56
13. Evoli A, Palmisani MT, Bartoccioni E, Padua L, Tonali P (1993) High-dose intravenous immunoglobulin in myasthenia gravis. Ital J Neurol Sci 14:233–237
14. Fateh-Moghadam A, Wick M, Besinger U, Geursen RG (1984) High-dose intravenous immunoglobulin for myasthenia gravis. Lancet 1:848–849
15. Ferrero B, Durelli L, Cavallo R, Dutto A, Aimo G, Pecchio F et al (1993) Therapies for exacerbation of myasthenia gravis. The mechanism of action of intravenous high-dose immunoglobulin G. Ann N Y Acad Sci 681:563–566

16. Fleischer E, Schumm F (1994) Behandlung der generalisierten Myasthenie mit hochdosiertem Immunglobulin. Akt Neurol 21:127–130
17. Gajdos P, Outin HD, Morel E, Raphael JC, Goulon M (1987) High-dose intravenous gamma globulin for myasthenia gravis: an alternative to plasma exchange? Ann N Y Acad Sci 505:842–844
18. Gajdos P, Chevret S, Clair B, Tranchant C, Chastang C (1997) Clinical trial of plasma exchange and high-dose intravenous immunoglobulin in myasthenia gravis. Myasthenia Gravis Clinical Study Group. Ann Neurol 41:789–796
19. Grob D, Brunner N, Namba T (1981) The natural course of myasthenia gravis and effect of therapeutic measures. Ann N Y Acad Science 377:652–669
20. Ippoliti G, Cosi V, Piccolo G, Lombardi M, Mantegaz R (1984) High-dose intravenous gammaglobulin for myasthenia gravis. Lancet II:809
21. Jongen JLM, van Doorn PA, van der Meche FGA (1998) High-dose intravenous immunoglobulin therapy for myasthenia gravis. J Neurol 245:26–31
22. Lang B, Vincent A, Murray NMF, Newsom-Davis J (1989) Lambert-Eaton myasthenic syndrome: immunglobulin G inhibition of Ca2+ flux in tumor cells correlates with disease severity. Ann Neurol 25:265–271
23. Lastoria S, Vergara E, Palmieri G, Acampa W, Varrella P, Caraco C et al (1998) In vivo detection of malignant thymic masses by Indium-111-DTPA-D-Phe-octreotide scintigraphy. J Nucl Med 39:634–639
24. Lindner A, Schalke B, Toya KV (1997) Outcome in juvenile-onset myasthenia gravis: a retrospecive study with long-term follow-up of 79 patients. J Neurol 244:515–520
25. Marienhagen J, Schalke B, Aebert H, Held P, Eilles C, Bogdahn U (1999) Somatosta tin receptor scintigraphy in thymoma: imaging method and clinical application. Pathol Res Pract 195:575–581
26. Maruyama Y, Takeshita S, Sekine I, Yoshioka S (1989) High-dose immunoglobulin for juvenile myasthenia gravis. Acta Paediatr Jpn 31:544–548
27. Melms A, Hohlfeld R (1998) Zur Ätiologie und Pathogenese der Myasthenia gravis. Akt Neurologie 25:S39–S41
28. Molnar J, Szobor A (1990) Myasthenia gravis: effect of thymectomy in 425 patients: a 15-years experience. Eur J Cardiothorac Surg 4:8
29. Muchnik S, Losavio AS, Vidal A, Cura L, Mazia C (1997) Long-term follow-up of Lambert-Eaton syndrome treated with intravenous immunoglobulin. Muscle Nerve 20:674–678
30. Nagel A, Engel AG, Lang B, Newsom-Davis J, Fukuoka T (1988) Lambert-Eaton myasthenic syndrome IgG depletes presynaptic membrane active zone particles by antigen modulation. Ann Neurol 24:552–558
31. Newsom-Davis J (1988) Lambert-Eaton myasthenic syndrome: a review. Monogr Allergy 25:480–485
32. Ossermann KE (1971) Studies in myasthenia gravis: review of a twenty year experience in over 1200 patients. Mt Sinai J Med 38:497–537
33. Patrick J, Lindstrom J (1973) Autoimmune response to acetylcholin receptor. Science 180:871 ff
34. Rich MM, Teener JW, Bird SJ (1997) Treatment of Lambert-Eaton syndrome with intravenous immunoglobulin. Muscle Nerve 20:614–615
35. Sakano T, Hamasaki T, Kinoshita Y, Kihara M, Ueda K (1989) Treatment for refractory myasthenia gravis. Arch Dis Child 64:1191–1193
36. Sanders DB, Massey JM, Sanders LL, Edwards LZ (2000) A randomized trial of 3,4-diaminopyridine in Lambert-Eaton myasthenic syndrome. Neurology 54:603–607

37. Schuchardt V, Hotz M, Hund E, Sun S, Heitmann R, Hacke W (1993) Erfahrungen mit hochdosiertem Immunglobulin G bei neuromuskulären Erkrankungen. Nervenarzt 64:98–103
38. Schumpelick V, Janzen R (1984) Thymektomie bei Myasthenia gravis. Dtsch Med Wochenschr 109:1166–1172
39. Stricker RB, Kwiatkowska BJ, Habis JA, Kiprov DD (1993) Myasthenic crisis. Response to plasmapheresis following failure of intravenous gamma-globulin. Arch Neurol 50:837–840
40. Takano H, Tanaka M, Koike R, Nagai H, Arakawa M, Tsuji S (1994) Effect of intravenous immunoglobulin in Lambert-Eaton myasthenic syndrome with small-cell lung cancer: correlation with the titer of anti-voltage-gated calcium channel antibody. Muscle Nerve 17:1073–1075
41. Toyka KV, Drachman DB, Pestronk A, Kao I (1975) Myasthenia gravis: passive transfer from man to mouse. Science 190:397 ff
42. Toyka KV, Drachman DB, Pestronk A, Griffin DE, Kao I, Winkelstein JA (1977) Die pathogenetische Bedeutung von „myasthenogenen" Immunglobulinen. In: Hertel G et al (Hrsg) Myasthenia gravis. Thieme, Stuttgart
43. Toyka KV, Becker T, Fateh-Moghadam A et al (1979) Die Bedeutung der Bestimmung von Antikörpern gegen Azetylcholin-Rezeptoren in der Diagnostik der Myasthenia gravis. Klin Wschr 57:937
44. Walker MB (1934) Treatment of myasthenia gravis with physostigmine. Lancet I:1200 ff
45. Wekerle H, Hohlfeld R, Ketelsen UP, Kalden JR, Kalies I (1981) Thymic myogenesis, T-lymphocytes and the pathogenesis of myasthenia gravis. Ann N Y Acad Sci 377:455 ff

6 Guillain-Barré-Syndrom (GBS) und chronische inflammatorische demyelinisierende Polyneuritis (CIDP)

P. Berlit

Das Guillain-Barré-Syndrom (GBS) ist diejenige neuroimmunologische Erkrankung, bei der auch nach Kriterien der evidenzbasierten Medizin die gesicherte Indikation für den Einsatz von Immunglobulinen gegeben ist. In mehreren randomisierten und kontrollierten Studien wurde gezeigt, dass IVIg ebenso wie die Plasmaseparation in der Lage sind, den Gesamtverlauf und die Zeit einer etwaigen Respiratorpflicht signifikant zu verkürzen.

Bei der chronischen Variante des GBS, der chronischen inflammatorischen demyelinisierenden Polyneuritis (CIDP) wurden IVIg in mehreren unkontrollierten Studien eingesetzt mit Responderraten zwischen 60 und 80%. In wenigen randomisierten placebokontrollierten Studien waren die Ergebnisse nicht einheitlich. Ein Effekt von IVIg bei der CIDP ist insbesondere dann zu erwarten, wenn die Krankheitsdauer kürzer als ein Jahr ist, eine progrediente Symptomatik bis zum Beginn der Behandlung besteht, sowohl Arme als auch Beine von Paresen betroffen sind, eine Areflexie vorliegt und die motorische Nervenleitgeschwindigkeit des N. medianus verlangsamt ist.

6.1 Guillain-Barré-Syndrom (GBS) – Definition und diagnostische Kriterien

Leitsymptom des GBS ist die rasch progrediente Tetraparese, welche meist an den unteren Extremitäten beginnt und bis zur Tetraplegie mit Atemlähmung fortschreiten kann (sogenannte Landry-Paralyse). Typischerweise wird das akute Krankheitsbild im Gefolge einer viralen oder bakteriellen Infektion gesehen, das Maximum der neurologischen Ausfälle wird innerhalb von 4 Wochen erreicht und es kommt nach Erreichen einer Plateauphase zu einer spontanen Besserung der Lähmungserscheinungen. Die meist weitgehend symmetrischen Paresen aller vier Extremitäten sind häufig von leichten sensiblen Symptomen begleitet, Hirnnervenausfälle – insbesondere bilaterale Paresen des N. facialis – und autonome Dysfunktion sind häufig. Die Mehrzahl aller Patienten mit GBS zeigt den charakteristi-

Tabelle 6.1. Diagnostische Kriterien des GBS

Obligat
Progrediente Paresen beider Beine und Arme
Areflexie
Fakultativ
Progression über Tage bis zu 4 Wochen
Weitgehend symmetrische Symptome
Milde sensible Symptome
Hirnnervenbeteiligung (vor allem N. facialis beidseits)
Erholungsbeginn 2–4 Wochen nach Erreichen des Nadir
Autonome Störungen
AIDP im neurophysiologischen Befund
Zytoalbuminäre Dissoziation im Liquor

schen Liquorbefund einer zytoalbuminären Dissoziation, d.h. es findet sich ein hohes Liquoreiweiß bei normaler Zellzahl. Neurophysiologisch dominiert bei den meisten Kranken das Bild der AIDP, der akuten inflammatorischen demyelinisierenden Polyneuritis. Die diagnostischen Kriterien für ein typisches Guillain-Barré-Syndrom sind in Tabelle 6.1 zusammengestellt.

6.2 Epidemiologische Daten zum GBS

Das GBS ist weltweit die häufigste Ursache für akut auftretende periphere Lähmungen. Bevölkerungsstudien in den USA und Europa zeigen Inzidenzen von 2,5 auf 100000 Einwohner und Jahr, wobei die Altersgruppe bis zum 40. Lebensjahr mit bis zu 1,9 pro 100 000 jährlich bevorzugt betroffen ist. Wahrscheinlich hat dies mit dem höheren Infektionsrisiko in der Altersgruppe der jungen Erwachsenen zu tun. Einen zweiten Altersgipfel scheint es jenseits des 70. Lebensjahres zu geben [16].

Eine Reihe von Erregern spielt nach den Ergebnissen von epidemiologischen und Case-control-Studien für die Pathogenese des GBS eine Rolle. Typischerweise beginnen die neurologischen Symptome 1–3 Wochen nach dem initialen Infekt, welcher den Magen-Darm-Trakt oder die oberen Luftwege betreffen kann [24].

Nach den Ergebnissen von 14 prospektiven Studien ist der wichtigste Erreger einer Gastroenteritis im Vorfeld eines GBS die Infektion mit Campylobacter jejuni [16, 19]. Während in den USA, Europa und Japan Campylobacter-Infektionen meist mit der klassischen Form des GBS assoziiert sind, zeigen Daten aus China eine hohe Assoziation mit der akuten motorischen axonalen Neuropathie (AMAN) insbesondere bei Kindern. Darüber hinaus ist die Campylobacter-Infektion eine typische Triggerinfektion für das Miller Fisher-Syndrom. Hierbei handelt es sich um eine Variante des GBS, welche durch die Trias Ophthalmoplegie, Ataxie und Areflexie charakterisiert ist (siehe S. 122). Typischerweise zeigen GBS-Kranke im Gefolge einer Campylobacter-jejuni-Infektion Gangliosidantikörper: Gm-1-Antikörper bei dem vorwiegend motorischen GBS und spezifisch GQ-1b-Antikörper bei der Miller Fisher-Variante. Homologe Epitope bakterieller Liposaccharide und Komponenten der Ganglioside peripherer Nerven könnten für das Konzept der „molecular mimicry" in der Pathogenese sprechen. Campylobacter-jejuni-Infektionen wurden in epidemiologischen Studien in 20–40% aller GBS-Fälle als Vorfeldinfektion beschrieben [24].

Während bei Patienten mit GBS nach Campylobacter-jejuni-Infektion die motorischen Symptome im Vordergrund stehen, können bei GBS-Fällen nach einem Zytomegalieinfekt der oberen Luftwege sensible Symptome dominieren. Die Zytomegalieinfektion ist der häufigste virale Trigger des GBS, wobei neben einer Bronchitis auch grippeähnliche Symptome oder eine Pneumonie im Vorfeld auftreten können. Insgesamt stellt die Zytomegalie zwischen 10 und 20% aller Vorfeldinfektionen des GBS, wobei junge weibliche Patienten bevorzugt betroffen sind. Die Kranken zeigen immunologisch gehäuft Gm-2-Gangliosidantikörper.

Weitere virale Erreger, die in Case-control-Studien eine Häufung bei GBS-Kranken gezeigt haben, sind Infektionen mit dem Epstein-Barr-Virus und Varizella-Zoster-Virus. Als zweite bakterielle Infektion neben Campylobacter jejuni wurde gehäuft eine Pneumonie durch Mycoplasma pneumoniae beschrieben. Zum Zeitpunkt der Serokonversion kann ein GBS im Rahmen einer HIV-Infektion auftreten, diese Patienten zeigen häufig eine lymphomonozytäre Pleozytose im Liquor [16].

Eine Übersicht über die Erregerassoziationen beim GBS gibt Tabelle 6.2, die Gangliosidantikörperassoziationen sind in Tabelle 6.3 zusammengefasst.

Tabelle 6.2. Erregerassoziationen beim GBS

Bestätigt in Case-control-Studien	
Campylobacter jejuni	30% (oft rein motorisch)
Cytomegalie-Virus (CMV)	15% (häufig sensible Symptome)
Epstein-Barr-Virus (EBV)	10%
Mycoplasma pneumoniae	5%
Varizella-Zoster-Virus (VZV)	
Unbestätigt in Case-control-Studien	
Hämophilus influenzae	
Parainfluenza-1-Virus	
Influenza A- oder B-Virus	
Adenovirus	
Herpes-simplex-Virus (HSV)	
Human immunodeficiency virus (HIV)	
Zusammenhang mit Impfungen	
Rabies (Tollwut)	
Swine-flu-Influenza	
Polio (fraglich)	

Tabelle 6.3. Gangliosidantikörper bei GBS

Gm 1	20%	(in ca. 40% Campylobacter-Infektion)
GD 1b	18%	(in ca. 30% Campylobacter-Infektion)
Gm 2	6%	(in ca. 25% Zytomegalie-Infektion)
GQ 1b	4%	(spezifisch bei MFS)
GD 1a	3%	(bevorzugt bei der AMAN)
Gm 3	1%	
GT 1b	1%	

Ein Zusammenhang zwischen Impfungen und dem akuten GBS ergab sich bei der Tollwutimpfung und ebenso bei einer Impfkampagne gegen die Swine-flu-Influenza in den USA 1976 und 1977. Umstritten ist ein Zusammenhang mit der Polioimpfung [37].

6.3 Pathogenese des GBS

Obwohl alle Einzelheiten der Pathogenese des GBS auch heute noch nicht bekannt sind, besteht wenig Zweifel daran, dass es sich um eine Immunneuropathie handelt. Hierfür spricht die Tatsache, dass Plasmaaustausch und Immunglobuline helfen sowie der Nachweis zirkulierender Antikörper, welche mit Strukturen des peripheren Nerven interagieren. Tiermodell für das GBS und die CIDP ist die experimentelle autoimmune Neuritis (EAN). In der Induktionsphase führt das injizierte Autoantigen zu einer T-Zellaktivierung, in der Effektorphase erfolgt die transendotheliale Migration durch die Blutnervenschranke. Im Gefolge der aktivierten T-Zellen gelangen auch zirkulierende Autoantikörper durch die Blutnervenschranke, welche mit den T-Zellen zur demyelinisierenden Läsion führen. Adhäsionsmoleküle spielen sowohl in der Induktionsphase als auch in der Effektorphase der EAN eine wichtige Rolle; zu den Entzündungsmediatoren gehören Zytokine wie Interleukin 1 [19, 20].

Beim Menschen wird angenommen, dass im Gefolge einer Infektion es zur Ausbildung von autoreaktiven T-Zellverbänden kommt, die nach der Latenzperiode antigenspezifische T- und B-Zellen aktivieren, eine lokale entzündliche Reaktion hervorrufen und über eine toxische Schädigung von Schwann-Zellen, eine axonale Läsion und vor allem über eine Demyelinisierung zu den neurologischen Symptomen führen. Wie neuropathologische und neurophysiologische Studien gezeigt haben, sind die Schwann-Zellen und das Myelin Hauptangriffspunkt der Autoimmunreaktion, wobei die entzündliche Demyelinisierung zum Bild der *akuten inflammatorischen demyelinisierenden Polyneuritis (AIDP)* führt. Dabei spielen sowohl humorale Faktoren als auch zellvermittelte Immunreaktionen eine Rolle. Es wird vermutet, dass insbesondere Antikörper gegen Glykolipide wie die Gangliosidantikörper involviert sind, wobei ein direkter kausaler Zusammenhang bislang nicht bewiesen wurde.

Typischerweise ist die AIDP selbst limitiert. Infolge der multifokalen Demyelinisierung kommt es klinisch zu symmetrischen Paresen aller vier Extremitäten mit leichten Sensibilitätsstörungen, neurophysiologisch zu verlangsamten Nervenleitgeschwindigkeiten, verlängerten F-Wellen-Latenzen und zum Leitungsblock. Mit Stillstand der Autoimmunantwort resultieren Remyelinisierung und axonales Aussprossen, was in der Mehrzahl aller GBS-Fälle zu einer kontinuierlichen und meist vollständigen Rückbildung der neurologischen Ausfälle führt [20]. Eine ungünstige Prognose ist zu erwarten, wenn eine axonale Schädigung als Komplikation hinzu kommt. Diese resultiert aus einer lokalen Entzündung mit Ödembildung und Nervenschwellung und bestimmt die Prognose quoad restitutionem.

6.4 Klinische Varianten des Guillain-Barré-Syndromes

Eine *AIDP* liegt bei 80–90% aller Patienten in Europa vor. Bei dieser Form treten die Paresen akut innerhalb weniger Tage oder subakut mit einem Maximum der neurologischen Ausfälle innerhalb längstens 4 Wochen auf. Motorische Symptome dominieren, in der Regel sind jedoch auch Sensibilitätsstörungen vorhanden und es findet sich häufig eine Beteiligung autonomer Fasern. Die Patienten zeigen eine zytoalbuminäre Dissoziation im Liquor, neurophysiologisch finden sich verlängerte Nervenleitgeschwindigkeiten, verlängerte F-Wellen-Latenzen sowie ein Leitungsblock [14]. Die Prognose ist günstig mit meist vollständiger Rückbildung der Symptome innerhalb einiger Wochen bis Monate.

Bei der axonalen Variante mit motorischen und sensiblen Symptomen sind die neurologischen Ausfälle grundsätzlich schwerer als bei der AIDP, eine Respiratorpflicht besteht häufig. Entsprechend der histologisch nachgewiesenen akuten axonalen Degeneration sind die peripheren Nerven neurophysiologisch häufig nicht elektrisch erregbar. Klinisch resultieren deutliche Atrophien der betroffenen Muskelpartien. Diese Variante mit ungünstiger Prognose manifestiert sich oft fulminant innerhalb weniger Tage unter dem Bild der Landry-Paralyse und wird als *akute motorisch sensible axonale Neuropathie (AMSAN)* bezeichnet [16].

Die *akute motorisch axonale Neuropathie (AMAN)* nach Campylobacter-jejuni-Infektionen wird in 10–20% aller GBS-Fälle beobachtet, wobei – wie der Name sagt – ausschließlich motorische Nerven betroffen sind. Neurophysiologisch sind die distal motorischen Latenzen verzögert bzw. die Amplituden der motorischen Antworten reduziert. Die Nervenleitgeschwindigkeiten bleiben jedoch normal und die Befunde an den sensiblen Nerven sind durchweg unauffällig. Eine deutliche Häufung dieser Variante wurde bei Kindern in China gesehen, wobei – womöglich aufgrund der besseren Regenerationsfähigkeit im Kindesalter – es trotz der axonalen Schädigung

Tabelle 6.4. Klinische Varianten des GBS

Sensomotorisch	80%	(Neurophysiologisch AIDP in 56–87%, DD: AMSAN)
Akute motorische axonale Neuropathie (AMAN)	15%	
Miller Fisher-Syndrom	5%	
Rein sensibel	selten	
Pandysautonomie	selten	

eine überwiegend gute Prognose gab. In 75% aller chinesischen Patienten bestand eine Assoziation mit einer Campylobacter-Infektion, die meisten hatten IgG-Antikörper gegen Gm 1. Neben Gm 1 wurden auch GD-1a-Antikörper gefunden [22].

Das *Miller Fisher-Syndrom* ist gekennzeichnet durch eine Ophthalmoplegie, Ataxie und Areflexie. Neben dieser Kerntrias können eine Tetraparese, supranukleäre Okulomotorikstörungen und Bewusstseinsstörungen auftreten; es bestehen Überlappungen mit der Bickerstaff-Hirnstammenzephalitis. Typischerweise geht dem Miller Fisher-Syndrom eine Campylobacter-Infektion voraus; es besteht eine hochspezifische Assoziation mit IgG-Antikörpern gegen GQ 1b (in 96%). Die Prognose des MFS ist gut mit einer vollkommenen Remission in 70% innerhalb von 10 Wochen nach Krankheitsbeginn [2].

Während eine rein sensible Symptomatik früher als Ausschlusskriterium für ein GBS galt, dokumentieren Fallsammlungen die Existenz einer sensiblen Variante, welche im Gefolge von Virusinfektionen mit zytoalbuminärer Dissoziation und neurophysiologischem Nachweis einer Demyelinisierung beschrieben wurden *(sensibles GBS)*. Bei diesen Patienten fehlen motorische Symptome vollständig, die Prognose ist günstig [33].

Auf die rein autonome Variante des GBS, die *akute panautonome Neuropathie*, wird in Kapitel 9 eingegangen. Tabelle 6.4 stellt die klinischen Varianten des GBS zusammen.

6.5 Verlauf und Prognose des GBS

Bei einem Patienten mit GBS ist im Einzelfall nicht vorauszusehen, bis zu welchem Ausmaß die Paresen fortschreiten. Aus diesem Grunde ist stets eine intensivmedizinische Überwachung angezeigt. Insbesondere bei rasch progredienten aufsteigenden Lähmungen (Landry-Verlaufsform) und einer Beteiligung der Hirnnerven (Faszialisparesen!) ist mit einer Ateminsuffizienz und Respiratorpflicht zu rechnen. Etwa ein Drittel aller GBS-Patienten muss vorübergehend beatmet werden. Die zweite bedrohliche Komplikation des GBS ist die autonome Beteiligung mit lebensgefährlichen Herzrhythmusstörungen. Eine kontinuierliche EKG-Ableitung ist deswegen indiziert, sodass ggf. rechtzeitig ein temporärer externer Herzschrittmacher gelegt werden kann. Weitere gefährliche Komplikationen sind die Thrombose mit Emboliegefahr durch die Immobilität des Patienten sowie die Gefahr von Sekundärinfektionen (beispielsweise durch eine Aspirationspneumonie oder Blaseninfektionen bei autonomer Blasenfunktionsstörung). Die Mortalität des Krankheitsbildes liegt bei 5–8%, Residualsymptome sind bei 30% der Patienten zu befürchten. Die Prognose ist ungünstiger bei einer vorausgehenden Magen-Darm-Infektion mit Diarrhöen, bei höherem Lebensalter und bei initial rasch progredienter Tetraparese in weniger als einer Woche. Auch die Tatsache einer Beatmungspflicht verschlechtert die Gesamtprognose [21, 26].

Beim Guillain-Barré-Syndrom erreichen 70–80% der Patienten innerhalb von 2 Wochen das Maximum ihrer Paresen, mehr als 90% innerhalb von 3 Wochen. Bei der Mehrzahl aller Patienten setzt die Besserung nach einer kurzen Plateauphase zügig ein, eine vollkommene Remission ist in rund 70% der Fälle innerhalb spätestens eines Jahres zu erwarten.

Rezidive des GBS werden bei 2–5% der Patienten beschrieben. Im Unterschied zur CIDP (siehe unten) handelt es sich dabei um zwei oder mehr Episoden einer akuten monophasischen AIDP, wobei bis zu sechs Rezidive beschrieben sind. In aller Regel werden auch die Rezidive wieder durch einen Infekt ausgelöst. Liquor- und neurophysiologischer Befund sind typisch und eine Beteiligung von Hirnnerven und Atemmuskulatur kommt im Unterschied zur CIDP vor. Etwa 100 Patienten mit der rezidivierenden Form des GBS wurden bislang weltweit beschrieben [37].

6.6 Therapie des GBS

Über viele Jahre galt die Plasmaaustauschbehandlung als einzig wirksame Therapie des GBS. In drei großen Multicenterstudien wurde der Effekt dieser Maßnahme nachgewiesen, wobei die Behandlung innerhalb der ersten zwei Wochen beginnen muss. In der französischen Multicenterstudie [10] wurde die Plasmaseparation mit einer Scheinaustauschbehandlung verglichen: Während sich 52% der Patienten unter der Verumtherapie verbesserten, kam es nur bei 38% der Placebogruppe zu einem Effekt. Die nordamerikanische Multicenterstudie bei 245 Patienten mit schwerem GBS [12] zeigte sowohl eine Verkürzung der Respiratorpflicht im Vergleich zur Placebogruppe (24 gegenüber 48 Tagen) als auch eine Verkürzung des Zeitraumes bis zum Wiedererlangen der Gehfähigkeit (53 gegenüber 85 Tagen). Die französische kooperative Studiengruppe ermittelte an 556 GBS-Patienten eine optimale Zahl von 4 Plasmaaustauschbehandlungen bei schweren Formen des Guillain-Barré-Syndromes; bei milden Varianten mit Erhalt der Gehfähigkeit reichten 2 Plasmaaustauschbehandlungen aus [36].

In einer doppelblinden Studie wurde gezeigt, dass Kortikosteroide beim Guillain-Barré-Syndrom nicht helfen: Bei 242 Patienten wurden entweder über 5 Tage 500 mg Methylprednisolon oder Placebo parenteral gegeben.

Leichte Unterschiede zugunsten der Steroidgruppe waren nicht signifikant [13].

In Holland wurde bei 150 GBS-Patienten die Gabe von Immunglobulinen gegen eine Plasmaseparation überprüft [39]. 52,7% der 74 Kranken, die IVIg erhielten, besserten sich im Vergleich zu 34% von 73 Kranken, die plasmasepariert wurden, innerhalb von 4 Wochen signifikant. In dieser Studie wurde ein Immunglobulinpräparat der Fa. Baxter (Gammagard®) in einer Dosis von 0,4 g/kg und Tag über 5 Tage gegeben. Nach Ansicht der Autoren war damit belegt, dass Immunglobuline sogar etwas besser wirksam sind als die Plasamaseparation. Allerdings wurde an dieser Studie kritisiert, dass häufiger als bei historischen Kontrollen es zu Rezidiven nach Beendigung der Therapie kam (10%) und dass in der Plasmaseparationsgruppe der Effekt geringer war als bei den vorliegenden placebokontrollierten Studien zur Plasmaseparation [35].

In einer weiteren großen randomisierten Multicenterstudie [31] wurde Sandoglobulin® 0,4 g/kg Körpergewicht für 5 Tage verglichen mit einer Plasmapheresetherapie alleine sowie einer Kombination von 5 Plasmaaustauschbehandlungen über 10–14 Tage und anschließender Gabe von IVIg über weitere 5 Tage. Insgesamt wurden 379 Patienten mit schwerem GBS-Syndrom eingeschlossen; 4 Wochen nach Randomisierung zeigten sich keine signifikanten Unterschiede zwischen den drei Therapiearmen und auch im Langzeitverlauf waren die Behandlungsergebnisse bezüglich Wiedererlangen der Gehfähigkeit, dem Zeitraum bis zur Beendigung einer etwaigen Beatmung und Erholung von einer Abhängigkeit innerhalb von 48 Wochen identisch.

Aufgrund dieser Studien gelten Immunglobuline heute als gleichwertige Behandlungsmaßnahme beim GBS, wobei Gruppenanalysen gezeigt haben, dass insbesondere die motorischen Varianten besser auf IVIg als auf eine Plasmaaustauschbehandlung ansprechen. IVIg wurden auch erfolgreich bei den Varianten des GBS – namentlich der akuten Dysautonomie und dem Miller Fisher-Syndrom – eingesetzt, wobei hier jedoch nur offene Studien vorliegen [6, 32, 38].

Mit einem frühen Rezidiv nach initialer Besserung unter der Behandlung ist in 10% der Fälle bei allen GBS-Patienten zu rechnen; wie eine Metaanalyse gezeigt hat, etwa gleich häufig nach IVIg oder Plasmaseparation [44]. Das Risiko eines frühen Rezidivs ist erhöht bei internistischen Begleiterkrankungen und bei verzögertem Behandlungsbeginn [45]. Wenn es zu einem Rezidiv kommt, ist es nicht erforderlich auf die jeweils andere Therapiemodalität überzugehen, der Einsatz der selben Behandlungsmethode ist nach initialem Ansprechen auch beim Rezidiv effektiv [6].

Auch im Kindesalter sind Immunglobuline beim GBS effektiv, wobei hier allerdings nur unkontrollierte Studien vorliegen [25, 30]. Es gibt erste Ergebnisse, die zeigen, dass womöglich ein kurzer Therapiezyklus über zwei Tage mit einer höheren Dosis effektiver ist als die Gabe derselben Immunglobulingesamtmenge über 5 Tage. Einige Besonderheiten der IVIg-Therapie beim GBS sind in Tabelle 6.5 zusammengestellt. In einer holländischen

Tabelle 6.5. Besonderheiten der IVIg-Therapie bei GBS

Frühes Rezidiv (nach initialer Besserung) bei 10% aller GBS-Patienten vor allem bei Begleiterkrankungen bei verzögertem Therapiebeginn gleich häufig nach IVIg oder Plasmapherese
Rein motorische Form spricht besser auf IVIg als auf Plasmapherese an
Erholung schneller bei Patienten mit Gm-1-Antikörpern und Alter <50 Jahre
Erholung schlechter bei (vor allem proximaler) schwerer axonaler Läsion, bei Zytomegalie-Infektion und bei spätem Therapiebeginn
IVIg-Effekt eventuell besser in Kombination mit Kortikosteroiden
Diarrhoen sagen schlechtes Outcome voraus
Im Kindesalter 1 g/kg täglich über 2 Tage effektiver als 5-Tages-Therapie

Pilotstudie [7] wurden IVIg in Kombination mit Methylprednisolon eingesetzt; wegen des positiven Trends läuft derzeit eine kontrollierte Studie zur Kombinationstherapie.

6.7 Chronische inflammatorische demyelinisierende Polyneuropathie (CIDP) – Definition und Häufigkeit

Bei der CIDP handelt es sich um die chronische oder rezidivierend verlaufende Variante des Guillain-Barré-Syndromes. Im Unterschied zum GBS sind die sensomotorischen Ausfälle länger als 2 Monate progredient, ansonsten entsprechen die diagnostischen Kriterien denen der akuten Variante. Zugrunde liegt typischerweise eine Demyelinisierung von Spinalwurzeln und peripheren Nerven mit entsprechenden Veränderungen der Nervenleitgeschwindigkeiten und der F-Wellen-Latenzen in der neurophysiologischen Diagnostik. Auch die CIDP geht mit einer zytoalbuminären Dissoziation im Liquor einher. Deutlich seltener als beim GBS – nämlich nur in 10–30% – werden Infektionen vor Erstmanifestation der CIDP beschrieben; wenn, dann handelt es sich zumeist um Virusinfekte (insbesondere Zytomegalie). Klinisch unterscheidet sich die CIDP dadurch, dass nur selten Hirnnerven oder Atemmuskulatur mitbetroffen sind, hingegen sensible Ausfälle häufiger und ausgeprägter sind als beim GBS. Autonome Begleitsymptome sind deutlich seltener als bei der akuten Variante.

Die genaue Inzidenz der CIDP ist nicht bekannt. Betroffen sein können alle Altersgruppen, wobei sich eine Zunahme der Häufigkeit bis zum 60. Lebensjahr zeigt, nach dem 70. Lebensjahr ist die Erkrankung selten. Männer sind etwa doppelt so häufig wie Frauen betroffen. In der Hälfte der Fälle ist der Verlauf der CIDP chronisch progressiv, in 30% der Fälle ist er schubförmig rezidivierend mit einem mittleren freien Intervall von 10 Monaten. In 20% der Fälle handelt es sich um eine monophasische Erkrankung [23].

Klinisch sind die neurologischen Ausfälle bei der CIDP typischerweise symmetrisch; stets sollten eine Eiweiß- und Immunelektrophorese im Serum durchgeführt werden, um eine monoklonale Gammopathie unklarer Signifikanz nachzuweisen bzw. auszuschließen. Während die MGUS vom IgG- oder IgA-Isotyp sich klinisch und bezüglich der therapeutischen Optionen nicht von der CIDP unterscheidet, bestehen deutliche Unterschiede bei einer MGUS vom IgM-Typ (vgl. Kapitel 8). Weitere wichtige Differentialdiagnosen sind die hereditären Polyneuropathien, die Polyneuropathie bei Kryoglobulinämie und die isolierte Vaskulitis des peripheren Nervensystems.

6.8 Verlauf und Therapie der CIDP

Bei 100 Patienten mit CIDP fanden Bouchard et al. [4] eine Mortalität von 9%, in 24% der Fälle zeigte sich im Langzeitverlauf über mindestens 6 Jahre eine Befundverschlechterung mit nicht ausreichendem Ansprechen auf die Behandlungsmaßnahmen. Ein progredienter Verlauf wurde insgesamt in 45% der Fälle gesehen, 60% zeigten im Langzeitverlauf eine gute Prognose. Entscheidendes Kriterium für den ungünstigen Verlauf der CIDP ist der neurophysiologische bzw. histologische Nachweis einer axonalen Schädigung. Sofern ausschließlich eine Demyelinisierung vorliegt, ist die Prognose sowohl quoad vitam als auch quoad restitutionem besser [37].

Mit einer Mortalität von bis zu 10% und einer persistierenden Behinderung (häufig Rollstuhlpflicht) in 25% der Fälle ist trotz der geringeren entzündlichen Aktivität als beim GBS die CIDP eine ernst zu nehmende neurologische Erkrankung. Frühzeitig wurden verschiedene Immuntherapien bei dem Krankheitsbild eingesetzt. Sowohl in zwei großen offenen Studien als auch in einer kleinen kontrollierten Studie an 28 Patienten zeigten Kortikosteroide einen Effekt; allerdings ist der Verlaufsdynamik der Erkrankung entsprechend eine Dauertherapie erforderlich, die zu den typischen Steroidnebenwirkungen führt [3, 6, 38]. Gegeben werden wie bei anderen chronischen Autoimmunerkrankungen üblich 1 mg Methylprednisolon pro kg Körpergewicht und Tag und die Dosis wird in kleinen Schritten in Abhängigkeit von der klinischen Antwort reduziert. Obwohl es hierzu keine Studienergebnisse gibt, geben wir im klinischen Alltag häufig initial parenteral eine Dosis von 250–500 mg Methylprednisolon über 3–5 Tage, um einen rascheren Effekt zu erzielen und gehen dann auf die orale Medikation über. Bei Kortikoidrespondern ist in der Regel innerhalb von einer Woche eine Befundbesserung zu erwarten. Eine Fortführung der Therapie in ausschleichender Dosierung ist im Regelfall über mindestens 6 Monate erforderlich.

Wegen der Kortikoidnebenwirkungen wurden verschiedene Immunsuppressiva als möglicherweise steroidsparende Substanzen eingesetzt. Während Azathioprin mit 2 mg pro kg Körpergewicht täglich keine Verbesserung des Steroideffektes ergab und eine raschere Reduktion der Steroide nicht möglich war [8], wurden in offenen Studien sowohl Ciclosporin A [1] als auch Cyclophosphamid in monatlicher gepulster Gabe [11] als effektiv beschrieben. Allerdings führten beide Substanzen zu erheblichen Nebenwirkungen: Ciclosporin A wegen der Nephrotoxizität, Cyclophosphamid zu Blutbildveränderungen, Haarverlust und Magen-Darm-Symptomen.

Mehrere Studien zeigten, dass sowohl eine Plasmaaustauschbehandlung als auch die Gabe von Immunglobulinen bei der CIDP einen Effekt haben können [3, 5, 9, 17, 18, 40, 42, 43]. In anderen randomisierten doppelblinden Studien wurde der Effekt von IVIg untersucht, entweder placebokontrolliert [18, 40, 43] oder im Vergleich zu einer Plasmapherese [9]. Dabei erfolgten die Plasmaaustauschbehandlungen zweimal wöchentlich für 3 Wochen, dann einmal pro Woche über weitere 3 Wochen; Immunglobuline wurden in einer Dosis von 0,4 mg pro kg einmal wöchentlich über 3 Wochen, dann in einer Dosis von 0,2 mg pro kg über weitere 3 Wochen gegeben. Eine Besserung zeigte sich in beiden Behandlungsarmen auch im Cross-over-Design, wobei sich keine signifikanten Unterschiede zwischen Plasmapherese und Immunglobulintherapie ergaben [9]. Nach den vorliegenden Studiendaten ist in etwa 70% mit einem Ansprechen auf IVIg zu rechnen, 30% sind IVIg-Nonresponder. Kriterien, die die Vorhersage eines besseren Ansprechens auf IVIg erlauben, sind in Tabelle 6.6 zusammengestellt. Diese Befunde lassen sich aus einer offenen holländischen Studie [41] ableiten: Wenn alle fünf Kriterien erfüllt sind, kann mit einer 93%igen Wahrscheinlichkeit von einem Ansprechen auf die IVIg-Behandlung ausgegangen werden. Typischerweise beginnt die Symptombesserung nach IVIg innerhalb von 9 Tagen, das Maximum des Effektes ist nach 4–6 Wochen zu erwarten. Als Erhaltungsdosis werden 2 g pro kg an einem Tag alle 4–6 Wochen empfohlen [6]. In einer Langzeitverlaufsstudie von 30 Patienten über durchschnittlich 6,5 Jahre ließ sich bei 60% eine vollkommene Remission feststellen, bei 12 von 30 Patienten war auch nach diesem langen Zeitraum noch eine Erhaltungsbehandlung mit IVIg erforderlich [40].

Obwohl es hierzu keine kontrollierten Studien gibt, bietet sich bei der CIDP die Kombination von intermittierender Immunglobulingabe und Kortikosteroiden an. Dieses Vorgehen kann im Einzelfall sehr effektiv sein, wobei bedacht werden muss, dass es Patienten gibt, die nur auf IVIg und andere, die nur auf Kortikosteroide ansprechen. Die Ergebnisse einer kontrollierten Studie zum kombinierten Einsatz von IVIg und Kortikosteroiden stehen bislang noch aus.

Tabelle 6.6. CIDP-Kriterien für besseres Ansprechen auf IVIg

- Krankheitsdauer <1 Jahr
- Progrediente Schwäche bis zum Therapiebeginn
- Tetraparese (Paresen aller 4 Extremitäten)
- Areflexie
- Verlangsamte motorische NLG des N. medianus

Im klinischen Alltag sollte zunächst nur eine der beiden Substanzen eingesetzt werden, um sicher zu sein, dass der Patient auf diese Behandlungsmodalität anspricht. Versagt die entsprechende Therapieform, kommt die andere alternativ in Frage. Nicht zuletzt aus Kostengründen setzen wir bei Fehlen von Kontraindikationen primär Kortikosteroide ein und gehen nur bei Nonrespondern auf die Immunglobulinbehandlung über. Eine Ausnahme hiervon stellen Kinder und Jugendliche dar, bei denen die Nebenwirkungen wesentlich problematischer sein können [29, 34]. Wenn der Patient weder auf IVIg noch auf Kortikosteroide anspricht, kommt die Plasmaseparation alternativ zum Einsatz. Nur beim Versagen auch dieser Behandlungsform geben wir die wesentlich toxischeren Substanzen Ciclosporin A bzw. Cyclophosphamid.

In einer randomisierten Studie wurde gezeigt, dass Interferon-β 1a bei der CIDP nicht hilft. Die Substanz wurde gut vertragen, es zeigte sich aber keine Besserung bei 10 ansonsten therapieresistenten Patienten [15].

Eine Alternative zur Dauerbehandlung mit Methylprednisolon stellt die intermittierende Stoßtherapie mit Dexamethason 40 mg täglich über 4 Tage einmal pro Monat dar. In einer offenen Studie wurde dieses von der idiopathischen thrombozytopenischen Purpura bekannte Therapiekonzept bei Kranken mit CIDP eingesetzt. Bei 7 Kranken kam es unter dem Therapieregime zu Remissionen bis zu 2 Jahren [28].

Zusammengefasst können bei der CIDP therapeutisch sowohl IVIg als auch Kortikosteroide und die intermittierende Plasmaseparation eingesetzt werden. Mit einem Effekt der IVIg ist bei zwei Dritteln der Kranken zu rechnen, insbesondere dann, wenn eine aktive Verlaufsform mit einer Krankheitsdauer unter einem Jahr vorliegt. Der in mehreren Studien dokumentierte Effekt einer Methylprednisolondauertherapie ist durch die Langzeitnebenwirkungen der Steroide limitiert, die Plasmapherese kann auch bei Steroid- und IVIg-Nonrespondern helfen. Als Ultima ratio kommen der Einsatz von Ciclosporin A und die Cyclophosphamid-Pulstherapie in Frage. Hierzu liegen allerdings nur offene Studien vor.

Literatur

1. Barnett MH, Pollard JD, Davies L, McLeod JG (1998) Cyclosporin A in resistant chronic inflammatory demyelinating polyradiculoneuropathy. Muscle Nerve 21:454–460
2. Berlit P, Rakicky J (1992) The Miller Fisher Syndrome. Clin Neuro-ophthalmology 12:57–63
3. Berlit P, Weng Y (1996) Immunglobulinbehandlung der chronisch inflammatorischen demyelinisierenden Polyradikulitis. Nervenheilkunde 15:346–352
4. Bouchard C, Lacroix C, Planté V, Adams D, Chedru F, Guglielmi JM, Said G (1999) Clinicopathologic findings and prognosis of chronic inflammatory demyelinating polyneuropathy. Neurology 52:498–503

5. Choudhary PP, Hughes RAC (1995) Long-term treatment of chronic inflammatory demyelinating polyradiculoneuropathy with plasma exchange or intravenous immunoglobulin. QF Med 88:493–502
6. Dalakas MC (1999) Intravenous immunoglublin in the treatment of autoimmune neuromuscular diseases: present status and practical therapeutic guidelines. Muscle Nerve 22:1479–1497
7. Dutch Guillain-Barré Syndrome Study Group (1994) Treatment of Guillain-Barré syndrome with high-dose immunoglobulins combined with methylprednisolone: a pilot study. Ann Neurol 35:749–752
8. Dyck PJ, O'Brien PC, Swanson C, Low P, Daube J (1985) Combined azathioprine and prednisone in chronic inflammatory demyelinating polyneuropathy. Neurology 35:1173–1176
9. Dyck PJ, Litchy WJ, Kratz KM, Surez GA, Low PA, Pneda AA, Windebank AJ, Karnes JL, O'Brien PC (1994) A plasma exchange versus immune globulin infusion trial in chronic inflammatory demyelinating polyradiculoneuropathy. Ann Neurol 36:838–845
10. French Cooperative Group on Plasma Exchange in Guillain-Barré syndrome (1987) Efficiency of plasma exchange in Guillain-Barré syndrome: role of replacement fluids. Ann Neurol 22:753–761
11. Good JL, Chehrenama M, Mayer RF, Koski CL (1998) Pulse cyclophosphamide therapy in chronic inflammatory demyelinating polyneuropathy. Neurology 51:1735–1738
12. Guillain-Barré Study Group (1985) Plasmapheresis and acute Guillain-Barré syndrome. Neurology 35:1096–1104
13. Guillain-Barré Syndrome Steroid Trial Group (1993) Double-blind trial of intravenous methylprednisolone in Guillain-Barré syndrome. Lancet 341:586–590
14. Hadden RDM, Cornblath DR, Hughes RAC, Zielasek J, Hartung HP, Toyka KV, Swan AV, and the Plasma Exchange/Sandoglobulin Guillain-Barré Syndrome Trial Group (1998) Electrophysiological classification of Guillain-Barré syndrome: Clinical associations and outcome. Ann Neurol 44:780–788
15. Hadden RDM, Sharrack B, Bensa S, Soudain SE, Hughes RAC (1999) Randomized trial of interferon β-1a in chronic inflammatory demyelinating polyradiculoneuropathy. Neurology 53:57–61
16. Hahn AF (1998) Guillain-Barré syndrome. Lancet 352:635–641
17. Hahn AF (1998) Treatment of chronic inflammatory demyelinating polyneuropathy with intravenous immunoglobulin. Neurology 51:16–21
18. Hahn AF, Bolton CF, Zochodne D, Feasby TE (1996) Intravenous immunoglobulin treatment in chronic inflammatory demyelinating polyneuropathy. A double-blind, placebocontrolled, cross-over study. Brain 119:1067–1077
19. Hartung HP, Pollard JD, Harvey GK, Toyka KV (1995) Immunopathogenesis and treatment of the Guillain-Barré syndrome – Part I. Muscle Nerve 18:137–153
20. Hartung HP, Pollard JD, Harvey GK, Toyka KV (1995) Immunopathogenesis and treatment of the Guillain-Barré syndrome – Part II. Muscle Nerve 18:154–164
21. Ho TW, Li CY, Cornblath DR, Gao CY, Asbury AK, Griffin JW, McKhanna GM (1997) Patterns of clinical recovery in Guillain-Barré syndrome. Neurology 48:695–700
22. Ho TW, Willison HJ, Nachamkin I, Li CY, Veitch J, Ung H, Wang GR, Liu RC, Cornblath DR, Asbury AK, Griffin JW, McKhann GM (1999) Anti-GD 1a antibody is associated with axonal but not demyelinating forms of Guillain-Barré syndrome. Ann Neurol 45:168–173
23. Hughes R, Sanders E, Hall S, Atkinson P, Colchester A, Payan P (1992) Subacute idiopathic demyelinating polyradiculoneuropathy. Arch Neurol 49:612–616

24. Jacobs BC, Rothbarth PH, van der Meché FGA, Herbrink P, Schmitz PIM, de Klerk MA, van Doorn PA (1998) The spectrum of antecedent infections in Guillain-Barré syndrome. Neurology 51:1110–1115
25. Kanra G, Uzon A, Vajsar J, Castagna L, Secmeer G, Topaloglu H (1997) Intravenous immunoglobulin treatment in children with Guillain-Barré syndrome. Eur J Pediatr Neurol 1:7–12
26. Kuwabara S, Asahina M, Koga M, Mori M, Yuki N, Hattori T (1998) Two patterns of clinical recovery in Guillain-Barré syndrome with IgG anti GM1 antibody. Neurology 51:1656–1660
27. Kuwabara S, Mori M, Ogawara K, Hattori T, Oda S, Koga M, Yuki N (2001) Intravenous immunoglobulin therapy for Guillain-Barré syndrome with IgG Anti-GM1 antibody. Muscle Nerve 24:54–58
28. Molenaar DSM, van Doorn PA, Vermeulen M (1997) Pulsed high dose dexamethasone treatment in chronic inflammatory demyelinating polyneuropathy: a pilot study. J Neurol Neurosurg Psychiatry 62:388–390
29. Nevo V, Pestronk A, Kornberg AJ et al (1996) Childhood chronic inflammatory demyelinating neuropathies: clinical course and long-term follow-up. Neurology 47:98–102
30. Otten et al (1995) Intravenous immunoglobulin treatment in neurological diseases. J Neurol Neurosurg Psychiatry 59:359–361
31. Plasma Exchange/Sandoglobulin Guillain-Barré Syndrome Trial Group (1997) Randomised trial of plasma exchange, intravenous immunoglobulin, and plasma exchange followed by intravenous immunoglobulin in Guillain-Barré syndrome. Lancet 349:225–230
32. Qurshi AI, Choudhry MA, Akbar MS, Mohammed Y, Chua HC, Yahia AM, Ulatowski JA, Krendel DA, Leshner RT (1999) Plasma exchange versus intravenous immunglobulin treatment in myasthenic crisis. Neurology 52:629–632
33. Oh SJ, LaGanke C, Claussen GC (2001) Sensory Guillain-Barré syndrome. Neurology 56:82–86
34. Simmons Z, Wald JJ, Albers JW (1997) Chronic inflammatory demyelinating polyradiculoneuropathy in children: II. Long-term follow-up, with comparison to adults. Muscle Nerve 20:1569–1575
35. Sorensen PS (1999) Intravenous immunoglobulin treatment in neurologic disorders. Arch Neurol 56:1025–1032
36. The French Cooperative Group on Plasma Exchange in Guillain-Barré-Syndrome (1997) Appropriate number of plasma exchanges in Guillain-Barré syndrome. Ann Neurol 41:298–306
37. Trojaborg W (1998) Acute and chronic neuropathies: new aspects of Guillain-Barré syndrome and chronic inflammatory demyelinating polyneuropathy, an overview and an update. Electroencephalography and clinical Neurophysiology 107:303–316
38. van der Meché FGA, van Doorn PA (1997) The current place of high-dose immunoglobulins in the treatment of neuromuscular disorders. Muscle Nerve 20:136–147
39. van der Meche FGA, Schmitz PIM, and the Dutch Guillain-Barré Study Group (1992) A randomized trial comparing intravenous immune globulin and plasma exchange in Guillain-Barré syndrom. N Engl J Med 326:1123–1129
40. van Doorn PA, Brand A, Strenger PFW, Meulstee J, Vermeulen M (1990) High-dose intravenous immunoglobulin treatment in chronic inflammatory demyelinating polyneuropathy: a double-blind, placebo-controlled, crossover study. Neurology 40:209–212
41. van Doorn PA, Vermeulen M, Brand A, Mulder PGH, Busch HFM (1991) Intravenous immunoglobulin treatment in patients with chronic inflammatory demyelinating polyneuropathy. Arch Neurol 48:217–220

42. van Doorn PA (1994) Intravenous immunoglobulin treatment in patients with chronic inflammatory demyelinating polyneuropathy. J Neurol Neurosurg Psychiatry 57:38–42
43. Vermeulen M, van Doorn PA, Brand A, Stengers PFW, Jennekens FGI, Busch HGM (1993) Intravenous immunoglobulin treatment in patients with chronic inflammatory demyelinating polyneuropathy: a double blind, placebo controlled study. J Neurol Neurosurg Psychiatry 56:36–39
44. Visser LH, Schmitz PIM, Meulstee J, van Doorn PA, van der Meché FGA (1999) Prognostic factors of Guillain-Barré syndrome after intravenous immunoglobulin or plasma exchange. Dutch Guillain-Barré Study Group. Neurology 53:598–604
45. Visser LH, Van der Meche FG, Meulstee J, van Doorn PA (1998) Risk factors for treatment related clinical fluctuations in Guillain-Barré syndrome. Dutch Guillain-Barré Study Group. J Neurol Neurosurg Psychiatry 64:242–244

7 Multifokale motorische Neuropathie (MMN)

A. Engelhardt

Die multifokale motorische Neuropathie (MMN) ist eine Erkrankung aus der Gruppe der Immunneuropathien, bei der ausschließlich die Motorik betroffen ist. Klinisch zeigen sich distal betonte asymmetrische Paresen der oberen Extremitäten. Weil häufig Atrophien, Faszikulationen und Muskelkrämpfe auftreten, ähnelt das Bild einer Motoneuronerkrankung (ALS), wobei allerdings die Eigenreflexe der betroffenen Muskeln zumeist abgeschwächt sind und niemals Pyramidenbahnzeichen auftreten. Die Unterscheidung ist sehr wichtig, da die MMN einen sehr viel gutartigeren Verlauf als die ALS hat und behandelbar ist.

Das vermehrte Auftreten von Antikörpern gegen das Markscheidengangliosid GM1 und der elektrophysiologisch nachweisbare persistierende Leitungsblock bei der MMN lassen pathogenetisch eine Autoimmunerkrankung mit multifokaler segmentaler Demyelinisierung vermuten. Demnach lässt sie sich auch als Sonderform einer chronisch inflammatorischen demyelinisierenden Polyneuropathie (CIDP) darstellen, was dem therapeutischen Einsatz von hochdosierten humanen Immunglobulinen (IVIg) eine rationale Grundlage gibt. Von der CIDP unterscheidet sie sich jedoch durch die fehlenden Sensibilitätsstörungen, das asymmetrische Verteilungsmuster und die normalen Nervenleitgeschwindigkeiten.

7.1 Historischer Überblick

Eine multifokale demyelinisierende Neuropathie mit persistierendem Leitungsblock wurde zuerst von Lewis und Mitarbeitern 1982 [21] beschrieben. Sie berichteten über 5 Patienten mit asymmetrischer Mononeuritis multiplex vorwiegend der oberen Extremitäten und persistierendem Leitungsblock. Diese Patienten hatten allerdings auch sensible Ausfälle, 2 sogar eine Optikusbeteiligung. Das Krankheitsbild wird daher heute als multifokale sensomotorische demyelinisierende Neuropathie (MSMDN) oder Lewis-Sumner-Syndrom von der MMN abgegrenzt [10, 20, 25, 32]. Chad [7] sowie Parry und Clarke [28] lenkten die Aufmerksamkeit auf Patienten mit rein motorischer Neuropathie und persistierendem Leitungsblock als wichtiger Differentialdiagnose der Motoneuronerkrankung. Pestronk und Mitarbeiter [30] berichteten 1988 über 2 Patienten mit MMN und hohen Antikörpertitern gegen GM1, die sich nach Therapie mit Cyclophosphamid klinisch besserten. Sie führten den heute allgemein üblichen Begriff „multifokale motorische Neuropathie“ für die Erkrankung ein. Erste therapeutische Erfolge mit hochdosiertem humanem Immunglobulin wurden 1993 von Chaudry und Mitarbeitern [9] sowie Nobile-Orazio und Mitarbeitern [24] berichtet.

7.2 Epidemiologie

Über die Häufigkeit der Erkrankung liegen keine Daten vor. Mit Sicherheit ist sie selten. Allerdings dürften einige Patienten unter der Fehldiagnose einer ALS geführt werden. Bei 6% der Patienten mit klinisch typischer ALS konnte ein Leitungsblock festgestellt werden [18]. Chaudry [8] vermerkt, dass in einem großen neuromuskulären Zentrum 1 Fall mit MMN auf 50 Fälle mit ALS kommt. Das ergibt eine Prävalenz von etwa 1:1 000 000 Einwohner. Es besteht eine Geschlechtspräferenz für Männer von 3:1. Alle Altersgruppen sind vertreten (mit einem Mittelwert um 41 Jahre).

7.3 Klinisches Bild

Das klinische Bild entspricht einer Mononeuritis multiplex, wobei allerdings ganz überwiegend die oberen Extremitäten betroffen sind und Sensibilitätsstörungen fehlen (Abb. 7.1). Zumeist finden sich distale motorische Paresen der Nn. radialis, ulnaris, medianus und musculocutaneus. Falls die unteren Extremitäten beteiligt sind, steht hier die Peronaeusparese mit Fußheber-

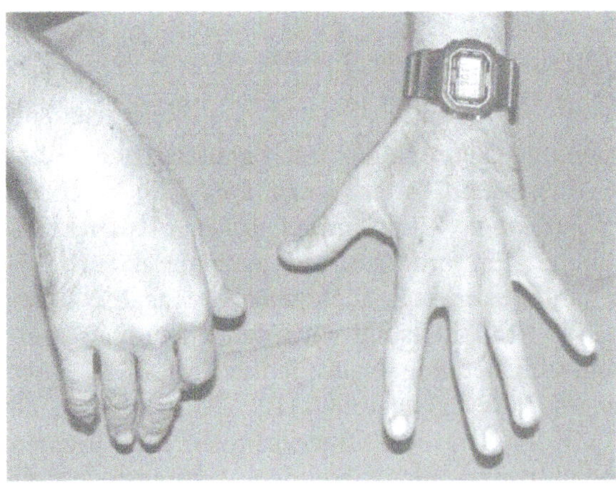

Abb. 7.1. Atrophische schlaffe Parese der radialis- und ulnarisversorgten Handmuskulatur rechts bei multifokaler motorischer Neuropathie (**MMN**)

und Zehenstreckerschwäche im Vordergrund. Muskelatrophien, abgeschwächte Muskeleigenreflexe, Faszikulationen, Crampi und gelegentlich Myokymien als Hinweis auf eine periphere neurogene Schädigung sind in den betroffenen Extremitäten vorhanden, jedoch nicht generalisiert. In einigen Fällen bleiben die Muskeleigenreflexe auffallend gut auslösbar. Häufig besteht auch eine Diskrepanz zwischen erhaltener Trophik der Muskulatur und deutlicher Parese. Pyramidenbahnzeichen finden sich nicht. Hirnnervenbeteiligung oder Ateminsuffizienz kommen zwar vor [22], sind jedoch sehr untypisch und sollten an der Diagnose Zweifel aufkommen lassen.

7.4 Zusatzuntersuchungen

Entscheidendes Kriterium für die Diagnose ist der Nachweis eines persistierenden Leitungsblocks [16] (Abb. 7.2). Hierunter wird eine signifikante Amplitudenreduktion und vermehrte temporale Dispersion des evozierten Muskelaktionspotentials bei proximaler gegenüber distaler Stimulation verstanden. Ursache ist eine fokale Demyelinisierung und daraus resultierendes Auftreten von Leckströmen. Der Nachweis eines Leitungsblocks kann technisch schwierig sein. Auszuschließen sind hierbei Amplitudenreduktionen im Bereich physiologischer Engpässe (z.B. Sulcus ulnaris) und Nervenverletzungen. Weiterhin sollte die Amplitude des Muskelpotentials bei Stimulation aus-

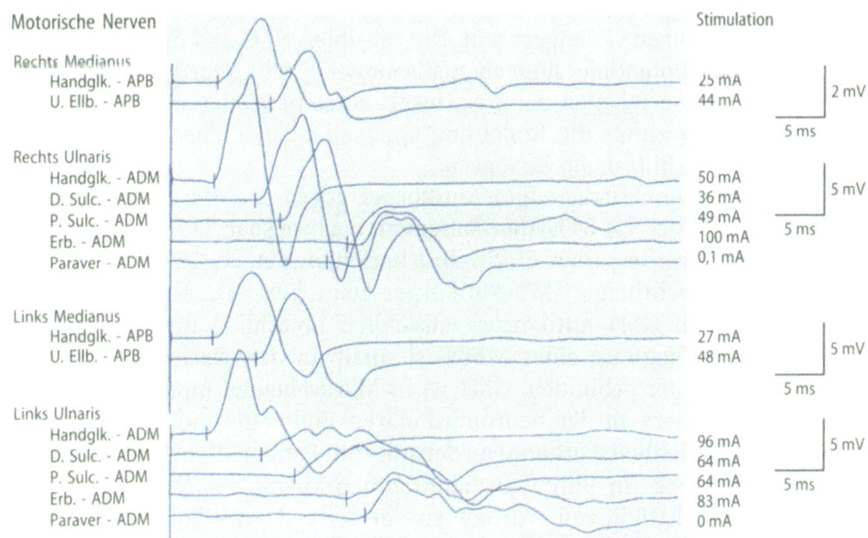

Abb. 7.2. Multifokaler Leitungsblock im Bereich des N. ulnaris rechts (proximal) und links (Unterarmbereich). Originalableitung (R. Witte) bei dem Patienten aus Abb. 7.1. Reizorte: Handgelenk, Ellenbogen (U. Ellb.), distal des Sulcus ulnaris (D. Sulc.), proximal des Sulcus ulnaris (P. Sulc.) Erb'scher Punkt (Erb.), paravertebral (Paraver). Ableitorte: ABP = M. abductor pollicis brevis, ADM = M. abductor digit minimi

reichend hoch sein. Auf supramaximale Stimulation ist daher insbesondere bei proximaler Stimulation der tief liegenden Nerven (z.B. am Erb-Punkt) zu achten. Auch Innervationsvarianten in Form von Nervenanastomosen am Unterarm (Martin-Gruber-Anastomose) dürfen nicht vorliegen. Fehlinterpretationen können sich auch aus unbeabsichtigter Miterregung benachbarter Nerven bei distaler Stimulation ergeben. Amplitudenverlust der Muskelaktionspotentiale bei proximaler Stimulation bis 41% und Flächenreduktion bis 29% finden sich auch bei Gesunden [26]; deshalb sind eine Reduktion der Amplitude bzw. der Fläche des negativen Aktionspotentials („negative peak area") von 50% zur sicheren Diagnose und mindestens 30% für den Verdacht auf einen Leitungsblock zu fordern [8]. Demyelinisierte Segmente können in allen Abschnitten des peripheren Nerven (proximal, intermediär, distal) auftreten. Zur Artefaktvermeidung sollten nach Möglichkeit möglichst kurze Segmente von 50–100 mm Länge im Verlauf des Nerven untersucht werden („Inchingtechnik"). Bei sehr weit proximaler Lokalisation ist der Nachweis häufig nur durch paravertebrale Hochvoltstimulation bzw. proximale Magnetstimulation zu führen. Auch verlängerte F-Wellen-Latenzen können Hinweise auf proximale segmentale Demyelinisierungen geben. Bei sekundärer axonaler Degeneration sind die Amplituden proximal und distal erniedrigt. Ein Leitungsblock ist dann nach den oben geschilderten Kriterien nicht mehr nachweisbar. Stets sollten mehrere periphere Nerven auf beiden Körperseiten gemessen werden, da oft nur hierdurch der multifokale Charakter der Erkrankung dokumentiert werden kann. Die motorischen Nervenleitgeschwindigkeiten (NLG) distal des Leitungsblocks sind normal; falls der segmentale Leitungsblock sehr weit distal liegt, können allerdings die distalmotorischen Latenzen verlängert sein. Die sensiblen NLG und die somatosensibel evozierten Potentiale sind ebenfalls normal. Die häufig bestehenden technischen Schwierigkeiten beim Nachweis eines persistierenden Leitungsblocks sollten allerdings die Einleitung einer adäquaten Therapie bei typischem klinischen Bild nicht verzögern.

Das Auftreten hochtitriger IgM-Antikörper gegen das Markscheidenganglіosid GM1 ist bei 22–84% der Patienten nachweisbar [17]. Neuerdings wird über einen verbesserten ELISA-Test berichtet, der bei 85% der Patienten mit MMN hochtitrige GM1-Antikörper zeigt [29, 33]. Andererseits ist nicht bekannt, ob GM1-Antikörper tatsächlich ursächlich für die Erkrankung sind. Die Diagnose einer MMN ist nicht an den Nachweis erhöhter GM1-Antikörpertiter gebunden. GM1 ist in Markscheiden motorischer Nervenfasern, besonders an der neuromuskulären Endplatte und den Ranvier-Schnürringen, reichlich vorhanden. Serum von Patienten mit MMN kann einen Leitungsblock im Phrenicusdiaphragmapräparat der Maus bewirken – allerdings unabhängig vom Vorhandensein der GM1-Antikörper [31].

Sonstige Laborbefunde sind bei der MMN normal. Insbesondere zeigt sich im Unterschied zur CIDP im Liquor keine oder allenfalls eine geringe Eiweißerhöhung. Dennoch sollte zum Ausschluss einer Entzündung eine Lumbalpunktion erfolgen. Die Durchführung einer Suralisbiopsie ist nur in Ausnahmefällen zur Differentialdiagnose einer vaskulitischen Neuropathie notwendig. Bei der MMN zeigt sie allenfalls leichte unspezifische Hinweise auf eine vorwiegend demyelinisierende Neuropathie. Entzündliche Infiltrate finden sich nicht. Dies gilt auch für die wenigen histologisch untersuchten motorischen Nerven [8]. Die autoptische Untersuchung eines Falles ergab eine vorwiegend proximale Radikuloneuropathie mit multifokalen Anreicherungen von IgG und IgM an den Nervenfasern sowie einem Verlust spinaler Motoneurone [1].

In einigen Fällen wurde eine kernspintomographisch darstellbare fokale Verdickung der Nervenstämme beschrieben [36, 39]. Die MRT des Armplexus und des Halsmarks ist in typischen Fällen zur Diagnosestellung zwar nicht erforderlich, wird aber zum differentialdiagnostischen Ausschluss einer spinalen Raumforderung oder Infiltration des Plexus brachialis unbedingt empfohlen.

7.5 Verlauf

Die Krankheit verläuft über viele Jahre chronisch progredient. Auch ohne Therapie bleiben einige Patienten über Monate und Jahre stabil. Nur wenige zeigen eine deutliche Progression bis hin zu einer Tetraparese und Bettlägerigkeit [27]. Meistens sind die funktionellen motorischen Defizite nicht so schwerwiegend, dass hierdurch Berufsunfähigkeit verursacht wird.

7.6 Therapie

Die intravenöse Gabe hochdosierter humaner Immunglobuline gilt heute als Behandlungsmethode der Wahl. Nach ersten Beobachtungen von Kaji und Mitarbeitern [15] konnte in mehreren kontrollierten Studien ihre Wirksamkeit nachgewiesen werden (Tabelle 7.1). Wegen der Seltenheit der Erkrankung sind die Fallzahlen dieser Studien naturgemäß sehr klein. Die

Tabelle 7.1. IVIg-Behandlung bei multifokaler motorischer Neuropathie (MMN)

Autoren	Patienten	Ergebnis
Nobile-Orazio et al. 1993 [24]	5	5 gebessert
Chaudhry et al. 1993 [9]	9	9 gebessert
Bouche et al. 1995 [5]	24	Pat. ohne Atrophie gebessert
Jaspert et al. 1996 [14]	8	8 gebessert
Azulay et al. 1997 [3]	18	12 gebessert
Bentes et al. 1999 [4]	9	8 gebessert
Van den Berg-Vos et al. 2000 [36]	21	17 gebessert

Therapie mit IVIg ist mit einer Ansprechrate von 94% so effizient, dass bei fehlendem Erfolg die Diagnose in Zweifel gezogen werden muss [39]. Die Dosierung liegt analog zur Behandlung der CIDP üblicherweise bei 0,4 g/kg Körpergewicht pro Tag über 5 Tage. Von einigen Autoren werden höhere Dosen (2 g/kg Körpergewicht) oder kürzere Behandlungszeiten (2 Tage) bevorzugt. Vergleichsstudien hierzu liegen nicht vor. In der Remissionsphase ist eine Stabilisierung mit dieser Dosis an 1 Tag alle 4–6 Wochen sinnvoll, falls sich klinisch oder elektrophysiologisch nach erfolgreicher Erstbehandlung wieder eine Verschlechterung ankündigt. Stabile Phasen ohne erneute Krankheitsaktivität sind jedoch auch ohne Therapie möglich [14, 20]. Eine Heilung der Erkrankung mit dauerhafter Rückbildung sämtlicher Symptome wird zwar berichtet [7], ist jedoch nicht gesichert, da die bisherigen Beobachtungszeiten noch zu kurz sind.

Nicht endgültig geklärt ist auch die Frage, welche Patienten besonders gut auf die IVIg-Therapie ansprechen. Ob erhöhte GM1-Antikörpertiter vor Therapiebeginn für die Langzeiterfolge der IVIg-Behandlung entscheidend sind, ist umstritten [5, 12]. Patienten mit nachgewiesenem Leitungsblock sprechen jedoch offenbar besser auf die Behandlung mit IVIg an [8, 20]. Ausgeprägte Atrophien oder elektromyographisch nachweisbare Denervierung verschlechtern die Prognose. Auffällig ist bei vielen Patienten die bereits einige Tage nach Beginn der IVIg-Therapie einsetzende Besserung der Paresen. Da die Remyelinisierung einer segmentalen Markscheidenläsion einige Wochen benötigt, stellt sich der Erfolg der Initialtherapie mit IVIg häufig jedoch erst nach dieser Zeit ein [20]. Erst wenn nach einem Vierteljahr keine Besserung eingetreten ist oder unter der Therapie neue Leitungsblöcke auftreten, kann von einem Therapieversagen ausgegangen werden.

Andere Therapieverfahren sind bei der MMN wenig ermutigend. Kortikosteroide (oral oder intravenös) sind nicht nur wirkungslos, in einigen Fällen wurde sogar eine Verschlechterung beschrieben [11]. Lediglich beim Lewis-Sumner-Syndrom, bei dem neben den motorischen auch sensible Ausfälle auftreten, sind Kortikoide wirksam. Dies unterstützt die Ansicht, dass es sich bei diesem Syndrom um eine Sonderform der CIDP mit multifokaler Verteilung handelt. Unwirksam sind bei MMN offenbar auch Plasmapherese und die Immunadsorption [13], die somit nicht empfohlen werden können. Interferon-Beta-1a war nur bei 3 von 9 Patienten, die vorher sämtlich auf IVIg angesprochen hatten, erfolgreich [36]. Vorläufige Ergebnisse mit Rituximab, einem monoklonalen Antikörper gegen den B-Zell-Marker CD20, waren ermutigender [19].

Bei Versagen der IVIg-Therapie kommt als Alternative lediglich eine Behandlung mit Cyclophosphamid in Betracht. Nach einer Metaanalyse der in der Literatur mitgeteilten Ergebnisse (insgesamt 29 Patienten) besteht eine Wirksamkeit bei 72% der Patienten [8]. Die intravenöse Pulstherapie mit 3 g/m^2 über 8 Tage, gefolgt von einer oralen Dauertherapie von 2 mg/kg Körpergewicht täglich nach einem Monat, wird häufig empfohlen. Zur Verringerung der kumulativen Dosis und der Nebenwirkungen wird auch ein Schema mit Pulstherapie von 1 g/m^2 Cyclophosphamid alle 6 Monate mit zweimaliger Plasmapherese vor jedem Zyklus empfohlen. Auch eine Kombination von Cyclophosphamid und IVIg hat sich bei Langzeitanwendung als günstig erwiesen [23] Die bekannten Nebenwirkungen von Cyclophosphamid (Blutbildveränderungen, hämorrhagische Zystitis, Übelkeit, opportunistische Infektionen und möglicherweise erhöhte Neoplasierate bei einer kumulativen Dosis von mehr als 75 g) sind stets zu bedenken. Auf jeden Fall sollten viel Flüssigkeit und prophylaktisch Mesna gegeben werden. Bei Übelkeit wird Ondansetron (Zofran®) empfohlen.

Literatur

1. Adams D, Kuntzer T, Steck AJ, Lobrinus A, Janzer RC, Regli F (1993) Motor conduction block and high titres of anti-GM1 ganglioside antibodies: pathological evidence of a motor neuropathy in a patient with lower motor neuron syndrome. J Neurol Neurosurg Psychiatry 56:982–987
2. Azulay JP, Blin O, Pought J et al (1994) Intravenous immunoglobulin treatment in patients with motor neuron syndromes associated with anti-GM1 antibodies: a double-blind, placebo-controlled study. Neurology 44:429–432
3. Azulay JP, Rihet P, Pouget J, Cador F, Blin O, Boucraut J, Serratrice G (1997) Long term follow up of multifocal motor neuropathy with conduction block under treatment. J Neurol Neurosurg Psychiatry 62:391–394
4. Bentes C, de Carvalho M, Evangelista T, Sales-Luis ML (1999) Multifocal motor neuropathy mimicking motor neuron disease: nine cases. J Neurol Sci 169:76–79
5. Bouche P, Moulonguet A, Younes-Chennoufi AB et al (1995) Multifocal motor neuropathy with conduction block: a study of 24 patients. J Neurol Neurosurg Psychiatry 59:38–44
6. Carpo M, Cappellari A, Mora G et al (1998) Deterioration of multifocal motor neuropathy after plasma exchange. Neurology 50:1480–1482
7. Chad DA, Hammer K, Sargent J (1986) Slow resolution of multifocal weakness and fasciculation: a reversible motor neuron syndrome. Neurology 36:1260–1263
8. Chaudhry V (1998) Multifocal motor neuropathy. Semin Neurol 18:73–81
9. Chaudhry V, Corse AM, Cornblath DR et al (1993) Multifocal motor neuropathy: response to human immune globulin. Ann Neurol 33:237–242
10. Dyck PJ, Dyck PJB (2000) Atypical varieties of chronic inflammatory demyelinating neuropathies. Lancet 355:1293–1294
11. Donaghy M, Mills KR, Boniface SJ et al (1994). Pure motor demyelinating neuropathy: deterioration after steroid treatment and improvement with intravenous immunoglobulin. J Neurol Neurosurg Psychiatry 57:778–783
12. Ellis CM, Leary S, Payan J, Shaw C, Hu M, O'Brien M, Leigh PN (1999) Use of human intravenous immunoglobulin in lower motor neuron syndromes. J Neurol Neurosurg Psychiatry 67:15–19
13. Finsterer J, Derfler K (1999) Immunoadsorption in multifocal motor neuropathy. J Immunother 22:441–442
14. Jaspert A, Claus D, Grehl H, Neundörfer B (1996) Multifocal motor neuropathy: clinical and electrophysiological findings. J Neurol 243:684–692
15. Kaji R, Shibasaki H, Kimura J (1992) Multifocal demyelinating neuropathy: cranial nerve involvement and immunoglobulin Therapy. Neurology 42:506–509

16. Katz JS, Wolfe GI, Bryan WW, Jackson CE, Amato AA, Barohn RJ (1997) Electrophysiologic findings in multifocal motor neuropathy. Neurology 48:700–707
17. Kinsella LJ, Lange DJ, Trojaborg W, Sadiq SA, Younger DS, Latov N (1994) Clinical and electrophysiologic correlates of elevated anti-GM1 antibody titers. Neurology 44:1278–1282
18. Lange DJ, Trojaborg W, Latov N et al (1992) Multifocal motor neuropathy with conduction block: is it a distinct clinical entity? Neurology 42:497–505
19. Levine TD, Pestronk A (1999) IgM antibody-related Polyneuropathies: B-cell depletion chemotherapy using Rituximab. Neurology 52:1701
20. Lewis RA (2000) Multifocal neuropathies. In: Said G (ed) Treatment of neurological disorders with intravenous immunoglobulins. Martin Dunitz, London, pp 19–41
21. Lewis RA, Sumner AJ, Brown MJ, Asbury AK (1982) Multifocal demyelinating neuropathy with persistent conduction block. Neurology 32:958–964
22. Magistris M, Roth G (1992) Motor neuropathy with multifocal persistent conduction blocks. Muscle Nerve 15:1056–1057
23. Meucci N, Cappellari A, Barbieri S, Scarlato G, Nobile-Orazio E (1997) Long term effect of intravenous immunoglobulins and oral cyclophosphamide in multifocal motor neuropathy. J Neurol Neurosurg Psychiatry 63:765–769
24. Nobile-Orazio E, Meucci N, Barbieri S et al (1993) High-dose intravenous immunoglobulin therapy in multifocal motor neuropathy. Neurology 43:537–544
25. Oh SJ, Claussen GC, Kim DS (1997) Motor and sensory demyelinating mononeuropathy multiplex (multifocal motor and sensory demyelinating neuropathy): a separate entity or a variant of chronic inflammatory demyelinating polyneuropathy? JPNS 2:362–369
26. Oh SJ, Kim DE, Kuruoglu HR (1994) What is the best diagnostic index of conduction block and temporal dispersion? Muscle Nerve 17:489–493
27. Parry GJ (1993) Motor neuropathy with multifocal conduction block. In: Dyck PJ, Thomas PK et al (eds) Peripheral neuropathy, 3rd edn. WB Saunders, Philadelphia, pp 1518–1524
28. Parry GJ, Clarke S (1988) Multifocal acquired demyelinating neuropathy masquerading as motor neuron disease. Muscle Nerve 11:103–107
29. Pestronk A, Choski R (1997) Multifocal motor neuropathy. Serum IgM anti-GM1 ganglioside antibodies in most patients detected using covalent linkage of GM1 to ELISA plates. Neurology 49:1289–1292
30. Pestronk A, Cornblath DR, Ilyas AA et al (1988) A treatable multifocal motor neuropathy with antibodies to GM1 ganglioside. Ann Neurol 24:73–78
31. Roberts M, Willison HJ, Vincent A, Newsom-Davis J (1995) Multifocal motor neuropathy human sera block distal motor nerve conduction in mice. Ann Neurol 38:111–118
32. Saperstein DS, Amato AA, Wolfe GI, Katz JS, Nations SP, Jackson CE, Bryan WW, Burns DK, Barohn RJ (1999) Multifocal acquired demyelinating sensory and motor neuropathy: the Lewis-Sumner syndrome. Muscle Nerve 22:560–566
33. Steck AJ (2000) Auto-antibody tests in peripheral neuropathies: pros and cons. J Neurol 247:423–428
34. Van den Berg LH, Franssen H, Wokke JH (1998) The long-term effect of intravenous immunoglobulin treatment in multifocal motor neuropathy. Brain 121:421–428
35. Van den Berg LH, Kerkhoff H, Oey PL et al (1995) Treatment of multifocal motor neuropathy with high dose intravenous immunoglobulins: a double blind, placebo controlled study. J Neurol Neurosurg Psychiatry 59:248–252
36. Van den Berg-Vos RM, Franssen H, Wokke JHJ, Van Es HW, Van den Berg LH (2000) Multifocal motor neuropathy: diagnostic criteria and response to immunoglobulin treatment. J Neurol 247:III/22

37. Van den Berg-Vos RM, Van den Berg LH, Franssen H et al (2000) Multifocal motor neuropathy: a distinct clinical entity? Neurology 54:26–32
38. Van den Berg-Vos RM, Van den Berg LH, Franssen H et al (2000) Treatment of multifocal motor neuropathy with interferon-beta 1a. Neurology 54:1518–1521
39. Weilbach FX, Gold R (1999) Pathogenese, Diagnostik und Therapie von Autoimmunneuropathien. In: Zettl UK, Mix E (Hrsg) Klinische Neuroimmunologie: Aktuelle Aspekte. De Gruyter, Berlin New York, S 175–195

8 Polyneuropathie bei monoklonaler Gammopathie unbestimmter Signifikanz (MGUS)

A. Engelhardt

Monoklonale Gammopathien entstehen durch Proliferation von B-Zellen, die exzessiv monoklonale Immunglobuline (Paraproteine, M-Proteine) produzieren. Dies kann im Rahmen maligner Erkrankungen (multiples Myelom, M. Waldenström, B-Zell-Lymphom, chronisch-lymphatische Leukämie) oder ohne Hinweis auf ein malignes Geschehen auftreten. Wenn eine maligne hämatologische Systemerkrankung oder eine Amyloidose ausgeschlossen sind, wird von „benigner monoklonaler Gammopathie" oder, einem Vorschlag von Kyle [6] entsprechend, von einer „monoklonalen Gammopathie unbestimmter Signifikanz (MGUS)" gesprochen. Dies ist gerechtfertigt, da sie zum einen bei 20–30% der Patienten nach Jahren doch noch in eine maligne Form fortschreitet und zum anderen schwere Polyneuropathien bei monoklonaler Gammopathie beobachtet werden, die die Bezeichnung „benigne" als irreführend erscheinen lassen.

8.1 Diagnose der MGUS

Eine MGUS ist letztlich immer eine Ausschlussdiagnose. Sie kann nur dann diagnostiziert werden [5], wenn

- die M-Protein-Konzentration <3g/dl liegt,
- weniger als 5% Plasmazellen im Knochenmark nachgewiesen werden können,
- geringe oder keine M-Proteine im Urin gefunden werden,
- Osteolysen, Anämie, Hyperkalzämie und Niereninsuffizienz fehlen,
- keine Amyloidose vorliegt,
- der Krankheitsverlauf stabil bleibt.

8.2 Epidemiologie

Die benigne Form der monoklonalen Gammopathie ist etwa 200-mal häufiger als die maligne und nimmt mit dem Lebensalter deutlich zu [7]. So finden sich Paraproteine (M-Proteine) ohne Hinweis auf eine maligne Grunderkrankung bei 3% der über 70-Jährigen und bei 18% der über 95-Jährigen. Bei jungen Patienten sollte daher die Diagnose immer wieder überdacht und kontrolliert werden, um nicht doch eine maligne lymphoproliferative Erkrankung zu übersehen. Immerhin werden assoziierte Systemerkrankungen (Myelome, Lymphome, Plasmozytome, chronisch-lymphatische Leukämie (CLL), Waldenström oder Amyloidose) bei 35% der Patienten mit Paraproteinämie gefunden.

Die Häufigkeit von Polyneuropathien bei Patienten mit monoklonaler Gammopathie liegt zwischen 5 und 50%. Umgekehrt findet sich bei Patienten mit Polyneuropathie unklarer Ätiologie in etwa 10% eine MGUS [13]. Die Inzidenz der Polyneuropathie bei Paraproteinämie in der Bevölkerung wird auf 10–50/100 000 Erwachsene geschätzt [7]. Fast ausschließlich sind ältere Menschen betroffen, mit deutlichem Überwiegen des männlichen Geschlechts [9].

8.3 Pathogenese

Ob Paraproteine für die Entstehung demyelinisierender Neuropathien tatsächlich eine pathogenetische Bedeutung haben, ist zwar anzunehmen, aber zumindest nicht für alle Fälle beweisbar, sodass gerade bei hochbetagten Patienten auch ein zufälliges Zusammentreffen erwogen werden muss. Zumeist handelt es sich bei den Paraproteinen um Immunglobuline der Klasse IgM, seltener um IgG oder IgA. Die Kappa-Leichtketten überwiegen gegenüber Lambda. Mehr als die Hälfte aller IgM-MGUS-Polyneuropathien zeigen positive Antikörper gegen myelinassoziiertes Glykoprotein (MAG). Interessanterweise kann die Antikörperbildung gegen MAG dem Nachweis eines M-Proteins vorausgehen [2], sodass dem Nachweis im Immunoblot oder mittels ELISA-Technik eine besondere diagnostische Bedeutung zukommt.

8.4 Klinisches Bild

Klinisch stehen bei IgM-MGUS-Polyneuropathien symmetrische distale Sensibilitätsstörungen im Vordergrund, gelegentlich mit sehr ausgeprägter Tiefensensibilitätsstörung. In einem Drittel der Fälle besteht ein auffälliger Tremor. Dies ist das charakteristische Bild bei IgM-MGUS mit gleichzeitigem Nachweis von Antikörpern gegen MAG [10]. Insgesamt ist das klinische Bild der paraproteinämischen Polyneuropathie jedoch sehr heterogen und eine Unterteilung nach dem Ziel der Antikörper gelingt nur unzureichend [12]. Der Verlauf ist sehr langsam progredient über viele Jahre. Die Sensibilitätsstörungen stehen stets im Vordergrund. Etwa die Hälfte der Patienten klagt über neuropathische Schmerzen. Bei IgG- und IgA-MGUS finden sich häufig ausgeprägten Paresen, sodass breite Überlappungen zur chronisch inflammatorischen demyelinisierenden Polyneuropathie (CIDP) bestehen. Einige Autoren konnten klinisch und elektrophysiologisch überhaupt keinen Unterschied zur CIDP feststellen [17].

8.5 Zusatzuntersuchungen

Die Serumelektrophorese zur Darstellung der M-Proteine und eine ergänzende Typisierung (Immunglobulinklasse, Kappa-, Lambda-Leichtketten) durch Immunfixation gehören zur Routine bei der Ursachenabklärung der Polyneuropathien. Da Paraproteine auch als Kryoglobuline fungieren können, sollten diese mitbestimmt werden. Sonstige Laborbefunde sind zumeist unergiebig. Im Liquor wird häufig eine Eiweißerhöhung bei normaler Zellzahl gesehen (ähnlich der CIDP). Dem Ausschluss einer malignen Systemerkrankung dienen neben dem Differentialblutbild die Knochenmarksbiopsie, eine Oberbauchsonographie und die radiologische Suche nach Osteolysen. Elektrophysiologisch bestehen bei MGUS verlängerte distale Latenzen, reduzierte Nervenleitgeschwindigkeit und Amplitudenminderung, jedoch kein Leitungsblock [15]. Bioptisch handelt es sich um überwiegend demyelinisierende Neuropathien, wobei insbesondere bei Anti-MAG-MGUS eine charakteristische Aufweitung der äußeren Myelinlamellen mit IgM- und Komplementeinlagerung sowie in Einzelfällen auch entzündliche Infiltrate gesehen wurden [14].

8.6 Therapie

Im Gegensatz zur CIDP ist die Therapie der Polyneuropathie bei MGUS zumeist unbefriedigend. Ein positiver Effekt der Plasmapherese konnte in einer kontrollierten Studie zumindest für IgG und IgA-MGUS nachgewiesen werden [4]. Hierzu wird man sich v.a. bei schweren Verläufen mit deutlichen Paresen und relativ raschem Verlauf entschließen. Diese Fälle sind zwar bei MGUS ungewöhnlich, aber durchaus beschrieben. Möglicherweise entwickeln sie in der Folgezeit häufiger Non-Hodgkin-Lymphome [11]. Häufige Austauschbehandlungen sind erforderlich, um den Paraproteinspiegel dauerhaft zu senken. Dies gelingt nach unserer eigenen Erfahrung jedoch auch mit relativ niedrigen Dosen von Chlorambucil, sodass dieser zumeist verträglicheren Therapie der Vorzug zu geben ist. Bei der häufigsten Form, der IgM-MGUS mit MAG-Antikörpern, sind jedoch nur geringe Erfolge selbst bei konsequenter immunsuppressiver Therapie zu verzeichnen. Mit mäßigem Erfolg werden Zytostatika wie Fludarabin, Chlorambucil oder Cyclophosphamid allein oder in Kombination mit Plasmapherese eingesetzt [7, 8, 10, 16]. Mit 6 Zyklen einer intermittierenden Cyclophosphamid- und Prednisontherapie (300 mg/m^2 und 40 mg/m^2) täglich für 4–5 Tage alle 4 Wochen hatten

Notermans und Mitarbeiter [11] bei 16 Patienten mit MGUS-Polyneuropathie (davon 11 mit IgM-MGUS) ganz erstaunliche Erfolge: Nach 3 Jahren hatten 8 sich gebessert und 6 weitere sich zumindest stabilisiert.

Nachdem Cook et al. 1990 [1] bei zwei Patienten mit IgM-MGUS, die auf Immunsuppressiva therapierefraktär waren, positive Ergebnisse mit IVIg erzielten, wurde eine doppelblind angelegte Studie an 11 Patienten gegen Placebo durchgeführt [3]. Nach 3 Monaten hatte sich in der Verumgruppe nur bei 2 Patienten die Muskelkraft gebessert, bei einem weiteren Patienten die sensiblen Defizite. Interessanterweise hatten diese Patienten die geringste Reaktivität gegen MAG. Bei einer Erfolgsquote von lediglich 18% kann eine IVIg-Therapie bei MGUS höchstens in therapierefraktären schweren Fällen, bei denen Immunsuppressiva und Plasmapherese erfolglos waren, versucht werden. Dalakas [2] weist darauf hin, dass bei hohem IgM auch die Serumviskosität erhöht sein kann, sodass möglicherweise durch zusätzliche IVIg-Gabe thromboembolische Ereignisse getriggert werden können.

Literatur

1. Cook D, Dalakas MC, Galdi A, Biondi D, Porter H (1990) High-dose intravenous immunoglobulin in the treatment of demyelinating neuropathy associated with monoclonal gammopathy. Neurology 40:212–214
2. Dalakas MC (1999) Intravenous immunoglobulin in the treatment of autoimmune neuromuscular diseases: present status and practical therapeutic guidelines. Muscle Nerve 22:1479–1497
3. Dalakas MC, Quarles RH, Farrer RG, Dambrosia J, Soueidan S, Stein DP, Cupler EJ, Sekul EA, Otero C (1996) A controlled study of intravenous immunoglobulin in demyelinating neuropathy with IgM gammopathy. Ann Neurol 40:792–795
4. Dyck PJ, Low PA, Windebank AJ et al (1991) Plasma exchange in polyneuropathy associated with monoclonal gammopathy of undetermined significance. N Engl J Med 325:1482–1486
5. Greten H, Schettler G (2000) Innere Medizin. Thieme, Stuttgart New York
6. Kyle RA (1984) 'Benign' monoclonal gammopathy: a misnomer? JAMA 251:1849–1854
7. Latov N (1995) Pathogenesis and therapy of neuropathies associated with monoclonal gammopathies. Ann Neurol 37:S32–42
8. Leger JM, Oksenhendler E, Bussel A et al (1993) Treatment by chlorambucil with/without plasma exchanges of polyneuropathy associated with monoclonal IgM. Prospective randomized study in 44 patients. Neurology 43:A215
9. Miescher GC, Steck AJ (1996) Paraproteinaemic neuropathies. Baillière's Clinical Neurology 5:219–232
10. Nobile-Orazio E, Manfredini E, Carpo M et al (1994) Frequency and clinical correlates of anti-neural IGM antibodies in neuropathy associated with IgM monoclonal gammopathy. Ann Neurol 36:416–424
11. Notermans NC, Wokke JH, Lokhorst HM, Franssen H, van der Graaf Y, Jennekens FG (1994) Polyneuropathy associated with monoclonal gammopathy of undetermined significance. A prospective study of the prognostic value of clinical and laboratory abnormalities. Brain 117:1385–1393

12. Ropper AH, Gorson KC (1998) Neuropathies associated with paraproteinemia. N Engl J Med 338:1601–1607
13. Suarez GA, Kelly JJ (1993) Polyneuropathy associated with monoclonal gammopathy of undetermined significance: further evidence that IgM-MGUS neuropathies are different than IgG-MGUS. Neurology 43:1304–1308
14. Thomas PK, Willison HJ (1994) Paraproteinaemic neuropathy. Baillière's Clinical Neurology 3:129–147
15. Weilbach FX, Gold R (1999) Pathogenese, Diagnostik und Therapie von Autoimmunneuropathien. In: Zettl UK, Mix E (Hrsg) Klinische Neuroimmunologie: Aktuelle Aspekte. De Gruyter, Berlin New York, S 175–195
16. Wilson HC, Lunn MP, Schey S, Hughes RA (1999) Successful treatment of IgM paraproteinaemic neuropathy with fludarabine. J Neurol Neurosurg Psychiatry 66:575–580
17. Yeung KG, Thomas PK, King RHM et al (1991) The clinical spectrum of peripheral neuropathies associated with benign monoclonal IgM, IgG and IgA paraproteinaemia. Comparative clinical, immunological and nerve biopsy findings. J Neurol 238:383–391

9 Akute panautonome Neuropathie – Pandysautonomie

D. LINDEN

Die früher als akute Pandysautonomie bezeichnete akute panautonome Neuropathie (APN) ist eine seltene, ätiologisch unklare, subakut bis akut auftretende Funktionsstörung des peripheren autonomen Nervensystems bei fehlender oder geringer Beteiligung des somatischen Nervensystems. Ein gelegentliches postinfektiöses Auftreten, initiale sensible Reizerscheinungen und eine Areflexie sowie eine vereinzelt zu beobachtende zytoalbuminäre Dissoziation im Liquor lassen pathogenetische Gemeinsamkeiten mit der akuten inflammatorischen demyelinisierenden Polyneuropathie (AIDP) – dem Guillain-Barré-Syndrom – vermuten. Der therapeutische Erfolg von Immunglobulinen bei der AIDP führte zum probatorischen Einsatz auch bei der APN.

9.1 Ätiologie und Pathogenese

Es werden primäre (idiopathische) und sekundäre (bei Kollagenosen und paraneoplastisch) Formen der APN unterschieden. Darüber hinaus lässt sich eine Variante mit vorwiegender Störung der parasympathischen und sympathischen cholinergen Funktionen, die sog. akute cholinerge Neuropathie, abgrenzen. Differentialdiagnostisch kommen akute autonome Syndrome bei AIDP, Botulismus und Porphyrie sowie Vergiftungen mit neurotoxischen Substanzen in Frage [5]. Die Genese der primären (und auch der sekundären) APN ist am ehesten immunvermittelt, sodass die APN auch als Variante der AIDP betrachtet wird. Es könnte sich hier um ein Kontinuum zwischen somatischer und autonomer Variante handeln, zumal sich bei der APN praktisch immer, wenn auch diskrete somatische Symptome finden und die AIDP immer autonome Symptome unterschiedlichen Ausmaßes zeigt. Des Weiteren kann bei der APN eine zytoalbuminäre Dissoziation beobachtet werden. Für eine immunologische Genese der APN spricht auch die einmalig beschriebene perivaskuläre mononukleäre Infiltration in einer Suralisbiopsie [9]; Appenzeller [1] war es zudem gelungen, mittels Immunisierung mit Sympathikusmaterial eine passagere autonome Neuropathie zu erzeugen.

9.2 Symptomatik und Verlauf

Die akute panautonome Neuropathie betrifft klassischerweise alle autonom innervierten Organe mit subakutem bis akutem Auftreten sympathischer und parasympathischer Defizite. Im Vordergrund steht häufig eine schwere orthostatische Hypotension, die mittels Schellong-Test oder besser Kipptischtestung quantifiziert werden kann [4]. Die sympathische cholinerge Dysfunktion äußert sich in einer Anhidrose, z.T. mit Fieber einhergehend. Parasympathische Symptome sind eine Xerophthalmie und Xerostomie, ein Harnverhalt, Motilitätsstörungen des Magen-Darm-Traktes, eine Herzfrequenzstarre, auch unter Provokationsmanövern wie Orthostase oder vertiefter 6-min-Atmung, und weite lichtstarre Pupillen. Ein postinfektiöses Auftreten der APN findet sich in etwa der Hälfte der Fälle. Relevante motorische oder sensible Defizite sind nicht vorhanden, bei der Testung der Temperatur- und Schmerzwahrnehmung sind jedoch häufig Pathologika zu verzeichnen. Die motorische und sensible Neurografie sowie die Elektromyografie sind normal, nur bei assoziierter Polyneuro-/Polyradikulopathie finden sich entsprechende Befunde. Kardiovaskuläre Funktionstests, Schweißtests und Messungen der Katecholamine sprechen für ein postganglionäres sympathisches und parasympathisches Defizit. Der Verlauf bei unbehandelten Patienten ist in der Regel monophasisch mit im weiteren Verlauf unterschiedlicher Restitution: Ein Drittel der Patienten bessert sich gut, ein weiteres Drittel mäßig, das letzte Drittel überhaupt nicht. Dies bedeutet, dass die Mehrheit der unbehandelten Patienten relevante autonome Defizite beibehält. Beeinträchtigt sind die Patienten in der Regel durch die orthostatische Hypotonie sowie durch die Blasen- und Darmfunktionsstörungen. Tritt die APN nicht als Vollbild auf, sondern präsentiert sich die Erkrankung als oligosymptomatisch, wird häufig die korrekte Diagnose nicht gestellt und die Symptomatik zuweilen sogar als funktionell eingeordnet. Differentialdiagnostische Schwierigkeiten kann z.B. eine orthostatische Intoleranz nach infektbedingter Bettruhe bereiten; hier hilft die autonome Funktionsdiagnostik weiter (Kipptischtest, sympathische Hautantwort, s. [4])

9.3 Therapie

Die symptomatische Therapie entspricht den allgemeinen Richtlinien bei autonomen Störungen (s. [4]). Kontrollierte Studien zur immunologischen Therapie mit Kortikosteroiden oder Immunglobulinen liegen bei diesem seltenen Krankheitsbild nicht vor. Die weiteren Ausführungen beschränken sich auf Patienten mit primärer APN; bei sekundärer APN steht die Behandlung der Grunderkrankung im Vordergrund, wobei in Einzelfällen ebenfalls eine Therapie mit Immunglobulinen Erfolg haben kann [2]. Low und McLeod [5] empfehlen als mögliche Therapie Prednison (50 mg/d für 2 Wochen, dann

Ausschleichen über weitere 2 Wochen), Plasmaseparation (6 Behandlungen innerhalb von 2 Wochen) oder Immunglobuline (2 Behandlungstage 0,4 g/kg Körpergewicht und 4 Tage 0,2 g/kg Körpergewicht insgesamt über 2 Wochen).

9.4 Behandlung mit intravenösen Immunglobulinen

Heafield und Mitarbeiter [3] berichteten erstmals über eine erfolgreiche Behandlung der APN mit Immunglobulinen: Die ausgeprägte Symptomatik des 23-jährigen Patienten (schwere orthostatische Hypotonie, Diarrhoe, später Ileus) war nach 5-tägiger Therapie und erneut nach einem Rezidiv 2 Wochen später gut gebessert. Die angegebene Dosierung mit 0,04 g/kg Körpergewicht erscheint niedrig, wahrscheinlich waren 0,4 g/kg Körpergewicht gemeint. Smit und Mitarbeiter [8] beschreiben eine 33-jährige Patientin mit u.a. Harnverhalt und orthostatischer Hypotonie, die sich nach 2-tägiger hochdosierter Immunglobulintherapie (1 g/kg Körpergewicht für 2 Tage, insgesamt 140 g) rasch besserte, mit kompletter Rückbildung innerhalb 6 Monaten. Mericle und Triggs [6] behandelten eine 26-jährige Patientin mit orthostatischer Hypotonie und schweren Magen-Darm-Funktionsstörungen mit 0,4 g/kg Körpergewicht an 5 von 8 aufeinander folgenden Tagen mit rascher, nahezu kompletter Rückbildung. Eine weitere erfolgreiche Behandlung eines 61-jährigen Mannes mit 0,4 g/kg Körpergewicht über 5 Tage und anschließender Prednisontherapie (50 mg für 2 Wochen) wird von Quan und Mitarbeitern [7] mitgeteilt.

Die Therapieschemata bei den beschriebenen Patienten variieren, jedoch liegt die Gesamtdosis der Immunglobuline meist um 150 g. Die positiven Erfahrungen bei der AIDP legen eine analoge Dosierung mit 0,4 g/kg Körpergwicht über 5 Tage nahe, ggf. mit Wiederholung der Behandlung im Falle eines Rezidives. Geht man davon aus, dass nicht nur erfolgreiche Behandlungen in der Literatur mitgeteilt wurden, ist somit eine hohe Responderrate anzunehmen. Angesichts der schlechten Prognose bezüglich der Restitution und der oft sehr beeinträchtigenden Residualsymptomatik unbehandelter Fälle sollte eine frühzeitige Therapie der akuten autonomen Neuropathie mit Immunglobulinen erfolgen. Bei Nichtansprechen würde man eine Plasmaseparation anschließen.

Literatur

1. Appenzeller O (1985) Immune autonomic neuropathies: experimental studies. In: Bannister R (ed) Autonomic failure. Oxford University Press, Oxford, p 640
2. Dupond JL, Gil H, Bouhaddi M, Magy N, Berthier S, Regnard J (1999) Acute dysautonomia secondary to autoimmune diseases; efficacy of intravenous immunglobulin and correlation with a stimulation of plasma norepinephrine levels. Clin Exp Rheumatol 17:733–736

3. Heafield MTE, Gammage MD, Nightingale S, Williams AC (1996) Idiopathic dysautonomia treated with intravenous gammaglobulin. Lancet 347:28–29
4. Linden D, Diehl RR (1999) Erkrankungen des autonomen Nervensystems. In: Berlit P (Hrsg) Klinische Neurologie. Springer, Heidelberg Berlin, S 434–452
5. Low PA, McLeod MG (1997) Autonomic Neuropathies. In: Low PA (ed) Clinical autonomic disorders. Lippincott-Raven, Philadelphia, pp 463–486
6. Mericle RA, Triggs WJ (1997) Treatment of acute pandysautonomia with intravenous immunoglobulin. J Neurol Neurosurg Psychiatry 62:529–531
7. Quan D, Rich MM, Bird SJ (2000) Acute idiopathic dysautonomia: Electrophysiology and response to intravenous immunoglobulin. Neurology 54:770–771
8. Smit AAJ, Vermeulen M, Koelman JHTM, Wieling W (1997) Unusual recovery from acute panautonomic neuropathy after immunoglobulin therapy. Mayo Clin Proc 72:332–335
9. Suarez GA, Fealey RD, Camilleri M, Low PA (1994) Idiopathic autonomic neuropathy: clinical, neurophysiologic, and follow-up studies on 27 patients. Neurology 44:1675–1682

10 Syndrome mit gesteigerter neuromuskulärer Erregbarkeit: Stiff-man-Syndrom und Neuromyotonie

H.-M. MEINCK

Bei oberflächlicher Betrachtung ähneln sich Stiff-man-Syndrom und Neuromyotonie in ihrer klinischen Phänomenologie. Darüber hinaus sind beide Erkrankungen mit der Produktion von Autoantikörpern gegen neuronale Proteine assoziiert. Unübersehbar sind jedoch auch die Unterschiede zwischen beiden Erkrankungen: Das Stiff-man-Syndrom ist eine Erkrankung des zentralen, die Neuromyotonie eine Erkrankung des peripheren Nervensystems. Die Autoantikörper gegen neuronale Antigene sind beim Stiff-man-Syndrom vermutlich nicht mehr als ein (relativ spezifisches) Begleitphänomen, bei der primären Neuromyotonie scheinen sie das entscheidende pathogenetische Agens zu sein.

10.1 Definition

Das *Stiff-man-Syndrom* (SMS; Synonyme: Stiff-person-Syndrom, Moersch-Woltman-Syndrom) ist klinisch charakterisiert durch eine massive rigide Tonuszunahme der Skelettmuskulatur (zumeist der Rumpf- und proximalen Extremitätenmuskulatur) und schmerzhaft einschießende Spasmen [33]. Die Muskeldehnungsreflexe können gesteigert sein, weitere neurologische Symptome fehlen. Der brettharte Muskelzug führt zu Verbiegungen der Wirbelsäule, dyston anmutenden Ankylosen und Subluxationen [15, 24, 37]. Die Spasmen können so heftig einschießen, dass sie schwere Stürze oder sogar Spontanfrakturen verursachen [4]. Die Assoziation des SMS mit neurologischen Symptomen (z. B. Augenbewegungsstörungen, Pyramidenbahnzeichen, Ataxie, Paresen oder Sensibilitätsstörungen) wird heute überwiegend als „Plusvariante" des SMS verstanden und als progressive Enzephalomyelitis mit Rigidität und Myoklonien (PERM) bezeichnet [7, 27, 46]. Als „Minusvariante" des SMS lässt sich die Beschränkung der Muskelsteifigkeit auf nur eine Gliedmaße auffassen (Stiff-limb-Syndrom, SLS) [9, 38, 46]. Bei 60–80% der Patienten mit SMS/SLS/PERM lassen sich Autoantikörper gegen neuronale Antigene nachweisen, weitaus am häufigsten gegen die 65-kD-Isoform der Glutamatdekarboxylase (GAD) [12, 45] (Tabelle 10.1). Auch zeigen Patienten mit SMS/PERM/SLS eine hohe Prävalenz

Tabelle 10.1. Differentialdiagnose SMS und Varianten versus Neuromyotonie

	SMS/SLS/PERM	Primäre Neuromyotonie
Klinik		
Prädilektionstyp	axial / proximal, meist untere Körperhälfte	akrodistal
Gesicht	ausgespart	beteiligt
Tonussteigerung	bretthart, anhaltend / fluktuierend	anhaltend, Relaxationsstörung
Ankylose / Kyphoskoliose	häufig	nein
Spasmen	spontan und reflektorisch bilateral-synchron	spontan und als Relaxationsstörung fokale Crampi
Schlaf	Symptomlinderung	ohne Einfluss auf die Tonussteigerung
Schreck, Ärger, Angst	Auslösung von Spasmen	ohne Einfluss auf die Tonussteigerung
assoziierte Störungen	ZNS-Symptome	Poolyneuropathie
Elektrophysiologie		
EMG	kontinuierliche Aktivität normaler motorischer Einheiten, keine Spontan-aktivität	Faszikulationen, Duplets, Triplets, Multiplets chronisch-neurogener Umbau
Elektrostimulation	Generalisierte Spasmen mit myoklonischem Beginn (<80 ms)	fokale Nachentladungen
Antikörper	Glutamatdekarboxylase (60–80%) Amphiphysin I (paraneoplastisch)	spannungsgesteuerte K^+-Kanäle peripherer Nerven (40%)
sofortige Besserung	Benzodiazepine	Antikonvulsiva

SMS Stiff-man-Syndrom, **SLS** Stiff-limb-Syndrom, **PERM** progressive Enzephalomyelitis mit Rigidität und Myoklonien

für Autoimmunerkrankungen v.a. der endokrinen Drüsen. Dies weist auf eine Autoimmunstörung als Grundlage dieser Syndromgruppe hin [27, 44].

Die *Neuromyotonie* (Synonyme: „continuous muscle fiber activity syndrome", Isaacs-Syndrom) ist ein Polyneuropathiesyndrom [19, 32, 50, 51]. Ihr klinisches Charakteristikum ist eine fluktuierende Tonussteigerung durch permanente nervale Hyperaktivität in Form von Faszikulationen, Myokymien, Crampi und einer myotonieähnlichen Relaxationsstörung. Die nervale Hyperaktivität kann auch sensorische und autonome Fasern erfassen (Sensibilitätsstörungen, Schmerzen, Hyperhidrose). Möglicherweise ist das Syndrom der benignen Faszikulationen und Crampi [11] als Manifestationsvariante des Neuromyotoniesyndroms anzusehen (Newsom-Davis J, persönliche Mitteilung). Die Ätiologie dieses Syndroms ist uneinheitlich; oft besteht eine Koinzidenz mit hereditären oder erworbenen Polyneuropathien. Bei etwa 40% der Patienten mit aquirierter Neuromyotonie findet man im Serum Antikörper gegen spannungsgesteuerte Kaliumkanäle peripherer Nerven. Auch diese Patienten haben eine hohe Prävalenz für andere organspezifische Autoimmunerkrankungen [51].

10.2 Epidemiologie

Beide Erkrankungen gelten als selten, es liegen jedoch keine systematischen Erhebungen vor. Die Diagnosen SMS, SLS und PERM wurden im Zeitraum 1989–1999 bei insgesamt 20 stationären Patienten aus dem Einzugsgebiet der Heidelberger Neurologie gestellt (ca. 2000–3000 stationäre Aufnahmen pro Jahr). Das SMS ist also vermutlich keine wirklich seltene Erkrankung, sondern wird eher zu selten diagnostiziert. Ähnliches gilt vermutlich auch für die Neuromyotonie.

10.3 Pathogenese

Bei 60–80% der Patienten mit *SMS* und seinen Varianten findet man Autoantikörper gegen die Isoformen der Glutamatdekarboxylase (GAD) [12, 44, 46]. GAD dekarboxyliert Glutamat zu γ-Amino-Buttersäure (GABA), einem ubiquitären inhibitorischen Transmitter im Zentralnervensystem. GAD-Autoantikörper richten sich gegen GABAerge inhibitorische Neurone, und sie unterdrücken zumindest in vitro die Synthese von GABA [12]. Mit liquordiagnostischen Methoden lässt sich zeigen, dass GAD-Antikörper bei diesen Patienten im Zentralnervensystem produziert werden. Das SMS und seine Varianten sind deshalb als chronische Enzephalomyelitiden anzusehen [23]. Andererseits findet man GAD-Autoantikörper aber auch im Serum von Patienten mit anderen Erkrankungen, insbesondere mit Autoimmunendokrinopathien (Diabetes mellitus Typ I, Hashimoto-Thyreoiditis) [34], und gelegentlich auch bei ihren Blutsverwandten [39].

Die Rolle der Autoantikörper in der Pathogenese des SMS ist also nicht völlig geklärt. Die Transfektion der Erkrankung auf Mäuse durch Injektion von Patientenserum wurde bisher nicht versucht. Mausmutanten mit defektem Gen für die Isoform GAD 65 bewegen sich völlig normal, sind insbesondere nicht steif und haben keine gesteigerten Schreckreaktionen. Sie zeigen jedoch eine Tendenz zur Epilepsie, insbesondere zu stressinduzierten epileptischen Anfällen [2, 22]. Sogenannte Knockoutmutationen für das Gen der GAD 67-Isoform zeigen ebenfalls normales motorisches Verhalten, sterben jedoch bereits kurz nach der Geburt infolge einer Gaumenspalte [3, 10].

Beim SMS und seinen Varianten richten sich die GAD-Autoantikörper gegen ein zytoplasmatisches Protein, das durch die Blut-Hirn-Schranke und die neuronale Zellmembran „abgeschirmt" ist. Bei der primären *Neuromyotonie* dagegen liegt das neuronale Antigen exponiert an der Außenfläche der Zellmembran. Es handelt sich um spannungsgesteuerte Kaliumkanäle peripherer Nerven [42, 43]. Diese Antikörper sind der entscheidende Vektor der aquirierten Neuromyotonie: Die Erkrankungssymptome lassen sich durch Plasma oder gereinigtes IgG von Patienten auf Mäuse transfizieren. Die Ausprägung elektrophysiologischer Symptome zeigt dabei eine eindeutige Dosis-Wirkungs-Beziehung. Die Elimination der Antikörper geht mit einer deutlichen klinischen Besserung einher [6, 35, 43]. Auch Mäuse mit hereditären Myelinopathien entwickeln in fortgeschrittenem Alter die typischen klinischen und elektrophysiologischen Zeichen der Neuromyotonie [52].

10.4 Klinische Befunde

Beim *SMS* und seinen Varianten ist der Erkrankungsbeginn meist schleichend oder subakut und über Monate langsam progredient. Oft lässt sich über Jahre hinweg weitgehende Stabilität beobachten. Schubförmige Verschlechterungen oder Manifestationen neurologischer Symptome treten eher bei der Plus-Variante PERM auf [7, 46].

Rigidität und Spasmen sind meist symmetrisch und besonders stark in der Rumpf- und rumpfnahen Muskulatur ausgeprägt. Hände und/oder Füße können einbezogen sein, Asymmetrie (bis hin zum definitionsgemäß einseitigen SLS) kommt vor. Die untere Körperhälfte ist deutlich häufiger betroffen als die obere, dementsprechend sind auch Gangstörung und paroxysmale schwere Stürze (bei erhaltenem Bewusstsein) häufig. Gesteigerte Schreckreaktionen, paroxysmale Angstattacken (v.a. bei motorischer oder emotionaler Belastung) und die Auslösbarkeit der Spasmen durch Angst oder Ärger führen dazu, dass in etwa 2 Drittel der Fälle zunächst eine hysterische oder konversionsneurotische Erkrankung diagnostiziert wird. Zeichen der vegetativen Hyperaktivität wie profuses Schwitzen, Tachykardie, Mydriasis, arterielle Hypertension, Tachypnoe (oft von frequenten Muskelspasmen begleitet) sind beim SMS häufig. Sie können umschlagen in akute autonome Entgleisungen, die – wie auch die Irradiation der Spasmen in die Atem- oder Larynxmuskulatur – die Behandlung auf einer Intensivstation notwendig machen [46].

Die *Neuromyotonie* beginnt schleichend mit elektrisierenden oder pochenden (Faszikulationen) spontanen Missempfindungen und belastungsinduzierten Crampi einzelner akrodistaler Muskeln oder Gliedmaßenabschnitte. Die Beschwerden breiten sich auf die Gliedmaßen, das Gesicht und den Rumpf aus und führen zu einer allmählichen Zunahme des Muskeltonus [19, 32, 42]. Gähnen, plötzliche Bewegungen, v.a. aber kräftige Muskelkontraktionen lösen schmerzhafte Crampi aus. Diese bleiben in der Regel auf die gerade angespannte Muskulatur beschränkt und zeigen eigentlich nie eine Ausbreitung auf die Gegenseite oder gar Generalisation. Begleitend tritt oft eine ausgeprägte Hyperhidrose auf. Sensible Reizerscheinungen und Crampi persistieren im Schlaf; entsprechend häufig kommt es zu erheblichen Störungen des Nachtschlafs mit Tagesmüdigkeit. Die Leitsymptome sind in aller Regel symmetrisch unter Einschluss des Gesichts und zeigen oft einen akrodistalen Ausprägungsschwerpunkt: Faszikulationen bis zur Myokymie, myotonieähnliche Relaxationsstörung nach Willkürkontraktionen, oft mit Übergang in Crampi. Außerhalb der Crampi ist die Muskulatur fest, aber nicht bretthart wie häufig beim Stiff man-Syndrom. Dementsprechend kommt es auch nicht zu ankylosierenden Skelettdeformitäten wie beim SMS. Dyston anmutende bizarre Bewegungen können jedoch durchaus vorkommen [20, 48]. Hinzu kommen häufig die Symptome einer meist leichten sensomotorischen Polyneuropathie: akrodistale Paresen und Sensiblitätsstörungen sowie Verlust der Achillessehnenreflexe. Ob gelegentlich berichtete psychische und neuropsychologische Symptome (z.B. emotionale Labilität, vermehrte Reizbarkeit, Halluzinose) mittelbare Folgen der Krankheitssymptome (z.B. Schlafstörungen) oder eigenständige Symptome sind (die z.B. einen Übergriff des Krankheitsprozesses auf das intrathekale Kompartment signalisieren) ist bisher nicht bekannt [50].

10.5 Diagnostik

Die klinische Verdachtsdiagnose kann bei beiden Erkrankungen durch elektromyographische Untersuchungen instantan und entscheidend substanziiert werden (Tabelle 10.1). Beim *SMS* findet sich als Korrelat der Muskelsteifigkeit eine ununterdrückbare tonische Aktivität normaler motorischer Einheiten. Diese feuern mit niedriger, oft überraschend stabiler Frequenz (Abb. 10.1). Fibrillationen und positive scharfe Wellen finden sich beim Stiff-man-Syndrom typischerweise nicht, wohl aber gelegentlich bei seiner Plusvariante PERM. Die elektrische Stimulation beliebiger Nerven evoziert generalisierte Reflexspasmen mit myoklonischem Beginn (myoklonischer Reflexspasmus). Diese Spasmen haben elektromyographisch eine kurze Latenz (unter 80 ms) und beginnen simultan in antagonistischen Muskelpaaren mit hypersynchroner (myoklonischer) Aktivität (Abb. 10.1 c). Bei rasch wiederholter Auslösung zeigen sie eine deutliche Habituation. Die elektromyographische Aktivität beim SMS zeigt also Zeichen eines gesteigerten zentralen Antriebs der α-Motoneurone [5, 13, 30].

Im Gegensatz hierzu zeigt das EMG beim *Neuromyotoniesyndrom* Zeichen der peripheren Hyperexzitabilität bzw. Schädigung [5]. Es dominieren die verschiedensten Formen peripherer Spontanaktivität: Faszikulationen (oft in Salven mit hoher Binnenfrequenz), Duplets, Triplets und Multiplets wie bei Tetanie sowie in geringerem Umfang auch myotone Entladungsserien. Die Faszikulationen können eine myokymieähnliche Lebhaftigkeit errei-

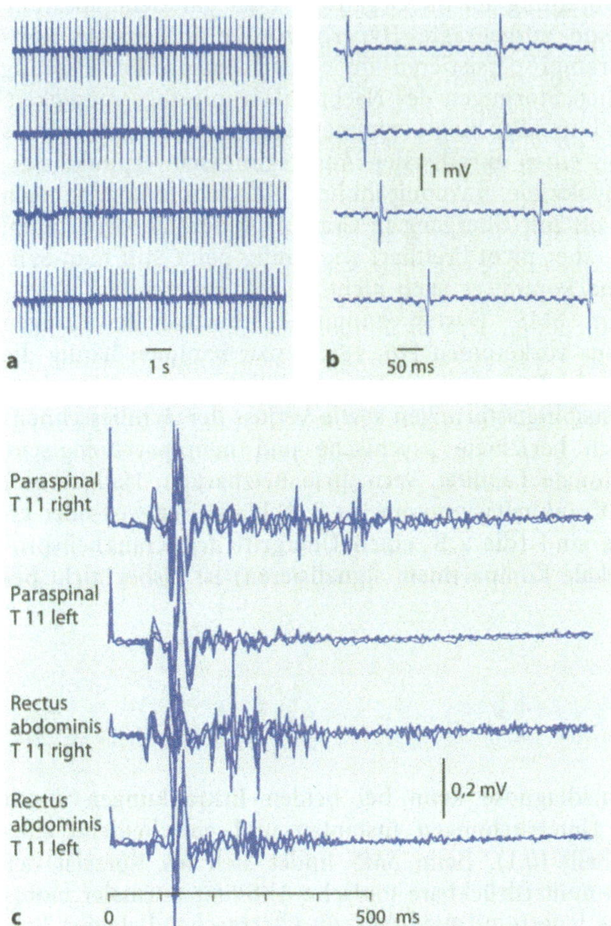

Abb. 10.1. Charakteristische EMG-Befunde beim Stiff-man-Syndrom (alle Ableitungen mit konzentrischen Nadelelektroden): **a, b** ununterdrückbare kontinuierliche Aktivität normaler motorischer Einheiten im Gastrocnemius; **c** mit einer Serie myoklonischer Bursts beginnender Reflexspasmus in der Rumpfmuskulatur nach supramaximaler Stimulation des N. medianus rechts (Reizartefakt bei 0 ms, 3 konsekutive Reflexspasmen übereinandergelagert). In a und b gleichmäßig niedrige Entladungsfrequenz über lange Zeiträume hinweg erkennbar, in c kurze Latenz, bilateral-synchrone Aktivierung antagonistischer Muskeln und exakte Reproduzierbarkeit bei wiederholter Auslösung [31]

chen. Oft finden sich mehrere Formen derartiger Spontanaktivität nebeneinander in einem Muskel oder sogar an ein und derselben Nadelposition (Abb. 10.2). Daneben findet man auch Fibrillationen und positive scharfe Wellen sowie neurogene Umbauten der Willkürpotentiale v.a. in akrodistalen Muskeln. Elektrostimulation eines Nerven kann zu fokalen Nachentladungen führen, die aber auf die indirekt erregte Muskulatur beschränkt bleiben und nicht generalisieren. Trotz u.U. bereits spontaner Multiplets

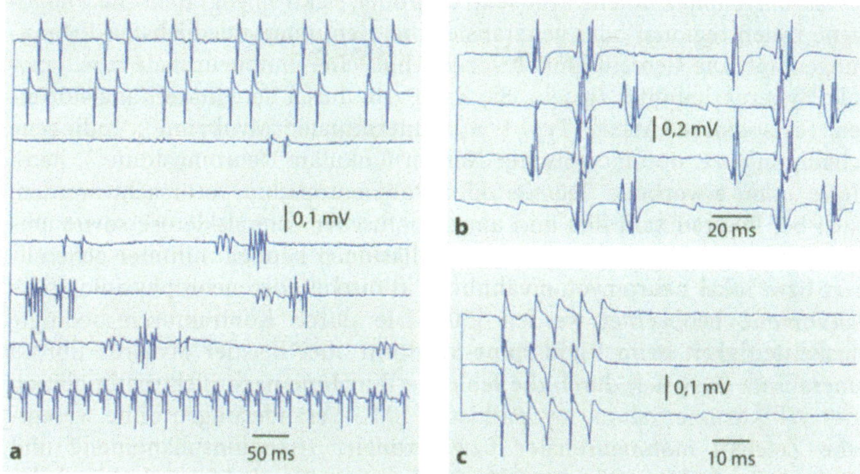

Abb. 10.2. Charakteristischer EMG-Befund bei der Neuromyotonie (Patient mit Autoantikörpern gegen spannungsgesteuerte K^+-Kanäle peripherer Nerven): polymorphe repetitive Spontanaktivität; identische intramuskuläre Nadelposition durch vertikale Verbindungslinie am Beginn der Registrierspuren markiert. **a** Myotonieähnliche Entladungsserien (oben und unten), dazwischen polymorphe Multiplets; **b** Salve hochfrequenter irregulärer Faszikulationen; **c** monomorphe Multiplets

führt eine regionale Blutleere von 3–4 min (Trousseau-Versuch) typischerweise nicht zu einer wesentlichen Zunahme oder Ausbildung tetanieähnlicher Spontanaktivität.

Bei beiden Erkrankungen ist der Nachweis der neuronalen Antikörper diagnostisch hilfreich, aber nicht Voraussetzung der Diagnose. Umgekehrt ist das Auftreten von GAD-Autoantikörpern keinesfalls spezifisch für das Vorliegen eines SMS [40]. Die Antikörper gegen spannungsgesteuerte K^+-Kanäle scheinen dagegen spezifisch für die primäre Neuromyotonie zu sein [51].

10.6 Differentialdiagnose

In der Differentialdiagnose des *Stiff-man-Syndroms* dominieren die Syndrome einer zentralen Übereregbarkeit: Tetanus und Strychninintoxikation sowie hereditäre und erworbene Hyperekplexie sind hier an erster Stelle zu nennen. Gelegentlich erzeugen intraspinale Tumoren, spinale Durafisteln oder chronische Myelitiden SMS-ähnliche Symptome in den abhängigen Körperpartien. Vereinzelt treten SMS/SLS/PERM auch als paraneoplastisches Syndrom auf. Die Autoantikörperproduktion richtet sich dann typischerweise gegen Amphiphysin I – ebenfalls ein intrazelluläres neuronales Protein [37]. Die häufigste Differentialdiagnose des Stiff-man-Syndroms ist aber sicher die psychogene Bewegungsstörung [26, 31].

*Neuromyotonie*ähnliche klinische und/oder elektromyographische Phänomene treten regional oder generalisiert bei den unterschiedlichsten Erkrankungen auf. Die Gemeinsamkeit scheint hier eine motoneuronale bzw. -axonale Hyperexzitabilität zu sein. Sie kann z.B. durch hereditäre Kanalstörungen (episodische Ataxie Typ I mit interiktualer Myokymie), radiogene Schädigung v.a. optomotorischer Nerven („okuläre Neuromyotonie"), hereditäre oder erworbene Tetanie oder Polyneuropathie verursacht werden. Auch bei Polyradikulitiden und amyotrophischer Lateralsklerose sowie umschriebenen Nerven- oder Nervenwurzelläsionen können mitunter generalisiert bzw. lokal neuromyotonieähnliche klinische oder neurophysiologische Phänomene beobachtet werden [50]. Die durch Kontrakturen bedingte Muskelsteifigkeit beim Rigid-spine-Syndrom oder bei der Myositis fibrosa generalisata lässt sich durch die fehlende Zunahme nach Elektrostimulation oder Willkürinnervation, myopathische EMG-Veränderungen ohne wesentliche Zeichen motoneuronaler bzw. axonaler Irritationsphänomene und durch den erhöhten Gewebewiderstand gegen den Nadelvorschub bei der elektromyographischen Untersuchung leicht abgrenzen. Bei diesen Myopathien finden sich oft auch Erhöhungen der muskulären Enzyme. Die Muskelbiopsie sichert die Diagnose [25].

10.7 Symptomatische Therapie

Die symptomatische Therapie des *SMS* und seiner Varianten erfolgt im Allgemeinen mit antispastischen Substanzen. Bewährt haben sich v.a. Benzodiazepine, in zweiter Linie auch Baclofen und Tizanidine [27, 46]. In einigen Fällen wirken auch Antikonvulsiva wie Valproat oder Carbamazepin. Vor allem gegenüber den Benzodiazepinen besteht bei vielen Patienten eine Adaptationstendenz mit der Notwendigkeit allmählicher Dosissteigerungen. Bei den gelegentlichen krisenhaften Zuspitzungen der Symptomatik werden in solchen Fällen rasch inakzeptabel hohe Dosierungen erreicht (wir kennen Patienten, die mit bis zu 400 mg Diazepam pro Tag behandelt wurden). Als Ultima ratio der symptomatischen Behandlungsmaßnahmen ist die intrathekale Baclofen-Applikation über ein subkutan implantiertes Pumpensystem zu erwähnen [47]. Auch hier besteht die Gefahr der Adaptation mit konsekutiver Erhöhung der Tagesdosis. Technische Probleme (z.B. Pumpenversagen, Katheterdiskonnektion) können insbesondere bei Patienten mit hoher intrathekaler Baclofen-Dosierung lebensbedrohliche Komplikationen nach sich ziehen.

Die symptomatische Therapie der *Neuromyotonie* erfolgt mit Antikonvulsiva. Bewährt haben sich v.a. membranstabilisierende Substanzen wie Carbamazepin und Phenyotin. Therapieversagen kommt vor und führt u.U. zur Invalidität. In Einzelfällen können intensive Schmerzen die Medikation mit Opioiden erfordern. Der Stellenwert neuer kanalmodulierender Antikonvulsiva ist bisher allerdings nicht ausgelotet.

10.8 Immuntherapie

Beim *SMS* und seinen Varianten wurden bisher keine placebokontrollierten oder verblindeten Therapiestudien durchgeführt. Es liegen lediglich unterschiedlich gut dokumentierte Einzelfallberichte vor, nach denen Plasmapherese, i.v.-Immunglobuline (IVIg) oder Kortikosteroide wirksam eingesetzt wurden [1, 8, 14, 16–18, 21, 29, 36, 41, 49].

Wir selbst überblicken insgesamt 67 Immuntherapiezyklen bei 48 Patienten mit den Diagnosen SMS (N=34) oder PERM (N=14). Antikörper gegen GAD fanden sich in beiden Gruppen mit einer Prävalenz von etwa 70%. Da viele der Symptome von SMS und PERM quantitativ schwer zu erfassen sind und darüber hinaus auch spontan und insbesondere in Abhängigkeit vom emotionalen Zustand fluktuieren, entschieden wir uns für die Bewertung nach einer einfachen Mobilitätsskala (bettlägerig - Rollstuhlfahrer - gangfähig mit Krücken - frei beweglich mit minimaler symptomatischer Therapie, d.h. maximal 10 mg Diazepam pro Tag). Veränderungen der Mobilität wurden nur akzeptiert, wenn sie länger als einen Monat anhielten. Die symptomatische Behandlung wurde während der Immuntherapie konstant weitergeführt oder, wo möglich, reduziert.

Bei dieser retrospektiven Auswertung zeigte sich, dass eine intitial hochdosierte Langzeittherapie mit Methylprednisolon allen anderen Behandlungsregimen deutlich überlegen war (500 mg/d i.v. für 5 Tage, danach allmähliche Reduktion innerhalb von 6 bis 8 Wochen von 100 mg/d auf eine Erhaltungsdosis von 6–10 mg jeden zweiten Tag) [28]. Dieses Behandlungsschema führte in 20 von 24 Fällen zu einer Mobilitätsverbesserung um mindestens eine Stufe. Plasmapherese (5×50 ml/kg Körpergewicht innerhalb von 10 Tagen) zeigte vergleichbare Effekte nur bei 3 von 15 Behandelten. IVIg (30 g/d an 5 aufeinander folgenden Tagen) erwiesen sich nur bei 2 von 13 Behandlungen als effektiv. Bei beiden Therapieverfahren setzte die Wirkung nach Abschluss der Infusions- bzw. Austauschbehandlung rasch ein und hielt 2 bis 3 Monate an. Danach entwickelte sich ebenso rasch eine erneute Verschlechterung. Erneute Behandlung mit Plasmapherese oder IVIg blieben unwirksam.

Die Motilitätsverbesserung unter der Methylprednisolon-Kombinationstherapie begann innerhalb von 2 Wochen nach Therapiebeginn. Sie konnte subakut einsetzen und eindrucksvoll verlaufen. Vor allem bei schwer beeinträchtigten Patienten begann sie jedoch meist allmählich und setzte sich unter Weiterführung der Therapie schleichend über Monate fort. Fortführung der Methylprednisolontherapie als Langzeitbehandlung über mindestens 2 Jahre führte bei 8 von 24 Behandelten zu anhaltend freier Mobilität und bei 7 weiteren zu einem Zustand der Unabhängigkeit mit geringen Einschränkungen (d.h., 15 von 24 Behandelten zeigten ein gutes oder sehr gutes Langzeitbehandlungsergebnis). Dabei ergab sich kein Zusammenhang zur Diagnose (SMS oder PERM) oder zum Antikörperstatus. Bei Auslassversuchen während der Langzeittherapie entwickelten sich mehrfach reboundartige Verschlechterungen der Symptomatik mit einer zeitlichen Verzögerung von 10 bis 20 Tagen nach dem Auslassversuch. Bei insgesamt 5 Patienten konnte die Methylprednisolon-Langzeittherapie nach zwei- bis vierjähriger Dauer abgesetzt werden, ohne dass eine neuerliche Verschlechterung auftrat (darunter 3 Patienten mit paraneoplastischem SMS). An Nebenwirkungen wurde zweimal ein vorbestehender latenter Diabetes mellitus während der Hochdosisphase behandlungsbedürftig; in beiden Fällen normalisierten sich die Blutzuckerwerte auch nach Erreichen der Langzeitdosis nicht. In 2 weiteren Fällen wurden unter der Langzeittherapie wiederholte Sehnenrupturen berichtet (in beiden Fällen hatte die deutliche Symptombesserung zur Wiederaufnahme sportlicher Aktivitäten geführt, während derer die Sehnenrupturen auftraten). Ein Cushinghabitus oder eine mäßige Gewichtszunahme wurde bei etwa einem Drittel der Patienten beobachtet, verlor sich aber regelhaft wieder während der sehr niedrig dosierten Langzeittherapie. Um der Entwicklung einer Osteoporose vorzubeugen, wurde bei der Indikationsstellung für eine Langzeittherapie mit Methylprednisolon die Einnahme von Vigantoletten und Kalziumbrausetabletten empfohlen.

Es lässt sich also bei retrospektiver Betrachtung einer größeren Zahl von Immuntherapiezyklen feststellen, dass die Entfernung der Autoantikörper aus dem Serum (Plasmapherese) oder die Drosselung ihrer Produktion (durch IVIg) keineswegs so häufig wie nach der Literatur erwartet zu einer wesentlichen klinischen Besserung führt. Andererseits sind die anekdotischen Berichte über erfolgreiche Behandlungen mit Plasmapherese und insbesondere mit IVIg so zahlreich und im Detail so überzeugend, dass diese immunmodulatorischen Verfahren beim Versagen der Methylprednisolontherapie als wertvolle – aber auch aufwendige – therapeutische Alternativen angesehen werden können. Auf welche Weise der Effekt des initial hochdosierten Methylprednisolons zustande kommen könnte, soll hier nicht diskutiert werden. Die Ergebnisse dieser retrospektiven Untersuchung erscheinen jedoch plausibel, wenn man das intrathekale Kompartment nicht nur als Ort der Antikörperproduktion sondern auch als primäre Krankheitslokalisation ansieht. IVIg und Plasmapherese dürften hier infolge der beim SMS meist intakten Blut-Liquor- und Blut-Hirn-Schranke nur mit erheblicher Trägheit wirksam werden. Das kleine Methylprednisolonmolekül dagegen vermag problemlos diese Schranken zu passieren und kann seine entzündungshemmende und immunmodulierende Wirkung „vor Ort" instantan entfalten.

Die Symptome der aquirierten oder primären *Neuromyotonie* sprechen so häufig gut auf antikonvulsive Substanzen an, dass die viel aufwendigere immunmodulierende Behandlung bei der Mehrzahl der Patienten von vornherein nicht zwingend indiziert ist. Es liegen deshalb hier überwiegend Einzelfallbeobachtungen vor [6, 35, 42, 43], die neben eindrucksvollen klinischen Besserungen auch eine Normalisierung der abnormen Spontanaktivität im Elektromyogramm dokumentieren. Die eigenen Erfahrungen beschränken sich auf 2 Fälle, die unter Plasmapherese keine eindeutige Besserung zeigten.

Danksagung. Der Autor ist der Volkswagenstiftung für die großzügige finanzielle Untersützung seiner Arbeit zu Dank verpflichtet.

Literatur

1. Amato AA, Cornman EW, Kissel JT (1994) Treatment of stiff-man syndrome with intravenous immunoglobulin. Neurology 44:1652–1654
2. Asada H, Kawamura Y, Maruyama K, Kume H, Ding R-G, Ji FY, Kanbara N, Kuzume H, Sanbo M, Yagi T, Obata K (1996) Mice lacking the 65 kDa isoform of glutamic acid decarboxylase (GAD65) maintain normal levels of GAD 67 and GABA in their brains but are susceptible to seizures. Biochem Biophys Res Commun 229(3):891–895
3. Asada H, Kawamura Y, Maruyama K, Kume H, Ding R-G, Kuzume H, Sanbo M, Yagi T, Obata K (1997) Cleft palate and decreased brain gamma-aminobutyric acid in mice lacking the 67-kDa isoform of glutamic acid decarboxylase. Proc Natl Acad Sci USA 94:6496–6499
4. Asher R (1958) A woman with the stiff-man syndrome. Brit Med J(1):265–266
5. Auger RG (1994) Diseases associated with excess motor unit activity. Muscle Nerve 17:1250–1263
6. Bady B, Chauplannaz G, Vial C, Savet J-C (1991) Autoimmune etiology for acquired neuromyotonia. Lancet 338:1338
7. Barker RA, Revesz T, Thom M, Marsden CD, Brown P (1998) Review of 23 patients affected by the stiff man syndrome: clinical subdivision into stiff trunk (man) syndrome, stiff limb syndrome, and progressive encephalomyelitis with rigidity. J Neurol Neurosurg Psychiatry 65:633–640
8. Brashear HR, Phillips LH (1991) Autoantibodies to GABAergic neurons and response to plasmapheresis in stiff-man syndrome. Neurology 41:1588–1592
9. Brown P, Rothwell JC, Marsden CD (1997) The stiff leg syndrome. J Neurol Neurosurg Psychiatry 62:31–37
10. Condie BG, Bain G, Gottlieb DI, Capecci MR (1997) Cleft palate in mice with a targeted mutation in the gamma-aminobutyric acid-producing enzyme glutamic acid decarboxylase 67. Proc Natl Acad Sci USA 94:11451–11455
11. Denny-Brown D, Foley JM (1948) Myokymia and the benign fasciculation of muscle cramps. Trans Assoc Am Phy 61:88–96
12. Dinkel K, Meinck HM, Jury KM, Karges W, Richter W (1998) Inhibition of gamma aminobutyric acid synthesis by glutamic acid decarboxylase autoantibodies in stiff-man syndrome. Ann Neurol 44:194–201
13. Floeter MK, Valls-Sole J, Toro C, Jacobowitz D, Hallett M (1998) Physiologic studies of spinal inhibitory circuits in patients with stiff-person syndrome. Neurology 51:85–93
14. George TM, Burke JM, Sobotka PA, Greenberg HS, Vinik AI (1984) Resolution of stiff-man syndrome with cortisol replacement in a patient with deficiencies of ACTH, growth horomone, and prolactin. N Engl J Med 310:1511–1513
15. Gordon EE, Januszko DM, Kaufman L (1966) A critical survey of stiff-man syndrome. Amer J Med 42:582–599
16. Hao W, Davis C, Hirsch IB, Eng LJ, Daniels T, Walsh D, Lernmark A (1999) Plasmapheresis and immunosuppression in stiff-man syndrome with type 1 diabetes: a 2-year study. J Neurol 246:731–735

17. Harding AE, Thompson PD, Kocen RS, Batchelor JR, Davey N, Marsden CD (1989) Plasma exchange and immunosuppression in the stiff-man syndrome. Lancet 2(8668):915
18. Hummel M, Durinivic-Bello I, Bonifacio E, Lampasona V, Endl J, Fessele S, Then Bergh F, Trenkwalder C, Standl E, Ziegler AG (1998) Humoral and cellular immune parameters before and during immunosuppressive therapy of a patient with stiff-man syndrome and insulin dependent diabetes mellitus. J Neurol Neurosurg Psychiatry 65:204–208
19. Isaacs (1961) A syndrome of continuous muscle-fibre activity. J Neurol Neurosurg Psychiatry 24:319–325
20. Jusic A, Dogan S, Stojanovic V (1972) Hereditary persistent distal cramps. J Neurol Neurosurg Psychiatry 35:379–384
21. Khanlou H, Elger G (1999) Long-term remission of refractory stiff-man syndrome after treatment with intravenous immunoglobulin. Mayo Clin Proc 74:1231–1232
22. Khasi S, Johnsson RS, Tecott LH, Noebels JL, Mayfield RD, Hanahan D, Baekkeskov S (1997) Epilepsy in mice deficientin the 65-kDa isoform of glutamic acid decarboxylase. Proc Natl Acad Sci USA 94:14060–14065
23. Koerner C, Dinkel K, Felgenhauer K, Richter, Meinck H-M (1999) eingereicht
24. Lorish TR, Thorsteinsson G, Howard FM (1989) Stiff-man syndrome updated. Mayo Clin Proc 64:629–636
25. Meinck H-M (1999) Neuromyotonie. In: Deuschel G, Hopf HC, Diener HC, Reichmann H (Hrsg) Neurologie in Praxis und Klinik, Bd 2. Thieme, Stuttgart, S 574–576
26. Meinck H-M (1999) Stiff-Man-Syndrom. In: Deuschel G, Hopf HC, Diener HC, Reichmann H (Hrsg) Neurologie in Praxis und Klinik, Bd 2. Thieme, Stuttgart, S 667–670
27. Meinck H-M (2000) Das Stiff-Man-Syndrom aus neurologischer Sicht. Internist 41:455–459
28. Meinck H-M (2000) Immunomodulation in the stiff-man syndrome (abstract). Movement Disorders 15(suppl. 3):252
29. Meinck HM, Ricker K, Hülser PJ, Schmid E, Peiffer J, Solimena M (1994) Stiff-man syndrome: clinical and laboratory findings in eight patients. J Neurol 241: 157–166
30. Meinck HM, Ricker K, Hülser PJ, Solimena M (1995) Stiff man syndrome: neurophysiological findings in eight patients. J Neurol 242:134–142
31. Meinck H-M, Thompson PD (2000) The stiff-man syndrome and related conditions. Movement Disorders, im Druck
32. Mertens HG, Zschocke S (1965) Neuromyotonie. Klin Wschr 43:917–925
33. Moersch FP, Woltman H (1956) Progressive fluctuating muscular rigidity and spasms („stiff-man" syndrome): report of a case and some observations in 13 other cases. Mayo Clin Proc 31:421–427
34. Morgenthaler NG, Seissler J, Achenbach P, Glawe D, Payton M, Meinck HM, Christie MR, Scherbaum WA (1997) Antibodies to the tyrosine phosphatase-like protein IA-2 are highly associated with IDDM, but not with Autoimmune Endocrine Diseases or Stiff Man Syndrome. Autoimmunity 25:203–211
35. Newsom-Davis J, Mills KR (1993) Immunological associations of acquired neuromyotonia (Isaacs' syndrome). Report of five cases and literature review. Brain: 453–469
36. Piccolo G, Cosi V, Zandrini C, Moglia A (1988) Steroid-responsive and dependent stiff-man syndrome: a clinical and electrophysiological study of two cases. Ital J Neurol Sci 9(6):559–566

37. Rosin L, De Camilli P, Butler M, Solimena M, Schmitt HP, Morgenthaler N, Meinck HM. (1998) Stiff-man syndrome in a woman with breast cancer: an uncommon central nervous system paraneoplastic syndrome. Neurology 50(1):94–98
38. Saiz A, Graus F, Valldeoriola F, Valls-Sole J, Tolosa E (1998) Stiff-leg syndrome: a focal form of stiff-man syndrome. Ann Neurol 43:400–430
39. Seissler J, Morgenthaler NG, Achenbach P, Lampeter EF, Glawe D, Payton M, Christie M, Scherbaum WA (1996) Combined screening for autoantibodies to IA-2 and antibodies to glutamic acid decarboxylase in first degree relatives of patients with IDDM. Diabetologia 39:1351–1356
40. Seissler J, Scherbaum WA (2000) Das Stiff-Man-Syndrom aus internistischer und immunologischer Sicht. Internist 41:460–466
41. Sevrin C, Moulin T, Tatu L, Monnier G, Rumbach L, Sevrin P (1998) „Stiff-man" syndrome treated with intravenous immunoglobulins. Rev Neurol (Paris) 154:431
42. Shillito P, Molenaar PC, Vincent A, Leys K, Zheng W, van den Berg RJ, Plomp JJ, van Kempen GT, WA Chauplannaz G et al (1995) Acquired neuromyotonia: evidence for autoantibodies directed against K^+ channels of peripheral nerves. Ann Neurol 38:714–722
43. Sinha S, Newsom-Davis J, Mills K, Byrne N, Lang B, Vincent A (1991) Autoimmune etiology for acquired neuromyotonia (Isaacs' syndrome). Lancet 338:75–77
44. Solimena M, De Camilli P (1991) Autoimmunity to glutamic acid decarboxylase in Stiff-man syndrome and insulin-dependent diabetes mellitus. Trends Neurosci 14:452–457
45. Solimena M, Folli F, Aparisi R, Pozza G, De Camilli P (1990) Autoantibodies to GABAergic neurons and pancreatic beta cells in stiff-man syndrome. N Engl J Med 322:1555–1560
46. Stayer C, Meinck H-M (1998) Stiff-man syndrome: an overview. Neurología 13:83–88
47. Stayer C, Tronnier V, Dressnandt J, Mauch E, Marquardt G, Rieke K, Müller-Schwefe G, Schumm F, Meinck HM (1997) Intrathecal baclofen therapy for stiff-man syndrome and progressive encephalomyelopathy with rigidity and myoclonus. Neurology 49:1519–1597
48. Tuite PJ, Navarette C, Bril V, Lang AE (1996) Idiopathic generalized myokymia (Isaacs' syndrome) with hand posturing resembling dytonia. Movement Disorders 11:448
49. Vicari AM, Folli F, Pozza G et al (1989) Plasmapheresis in the treatment of stiff-man syndrome. N Engl J Med 320:1499–1499
50. Vincent A (2000) Understanding neuromyotonia. Muscle Nerve 23:655–657
51. Vincent A, Lily O, Palace J (1999) Pathogenic autoantibodies to neuronal proteins in neurological disorders. J Neuroimmunol 100:169–180
52. Zielasek J, Martini R, Suter U, Toyka KV (2000) Neuromyotonia in mice with hereditary myelinopathies. Muscle Nerve 23:696–701

11 Paraneoplastische neurologische Syndrome

W. Grisold, M. Drlicek, S. Urbanits

Paraneoplastische neurologische Syndrome (NPS) sind Tumorfernwirkungen („remote effects of cancer“) und bilden eine heterogene Gruppe von Krankheitsbildern. Bei diesen Tumorfernwirkungen sind autoimmunologische Phänomene entweder nachgewiesen oder es liegen aufgrund begleitender Befunde starke Verdachtsmomente vor.

Die Einteilung paraneoplastischer neurologischer Symptome kann unter verschiedenen Gesichtspunkten erfolgen: Für die folgende Zusammenfassung wird eine Einteilung in 3 Untergruppen verwendet:

- 1. NPS mit bekannten Antikörpern und deren nachgewiesener Pathogenität (Gruppe A),
- 2. NPS, bei denen antineuronale Antikörper bekannt sind, aber der Pathomechanismus noch nicht geklärt ist (Gruppe B),
- 3. NPS, bei denen keine Antikörperkonstellation bekannt ist (Gruppe C).

Entsprechend dieser Einteilung werden die therapeutischen Möglichkeiten, insbesondere der Einsatz von IVIg, anhand der vorliegenden Literatur besprochen und durch eine eigene Serie von Behandlungsversuchen ergänzt.

11.1 Einleitung

Paraneoplastische neurologische Syndrome (NPS) sind selten und werden in großen Serien bei weniger als 1% der Krebspatienten [17, 89, 120] gefunden. Neben den klassischen Syndromen wie der paraneoplastischen Enzephalomyelitis („Anti-Hu-Syndrom“), der paraneoplastischen zerebellären Degeneration (PCD), der limbischen Enzephalitis, der sensorischen Neuronopathie und dem Lambert-Eaton-Syndrom (LEMS) werden zahlreiche Einzelphänomene im Bereich des gesamten Zentralnervensystems (ZNS) und des neuromuskulären Systems (PNS) beschrieben. NPS können das Erstsymptom des Tumorleidens sein oder im Verlauf der Tumorkrankheit auftreten.

Die große Gruppe der NPS kann nach verschiedenen Gesichtspunkten unterteilt werden [27, 52, 58, 65, 90, 102], wobei in der folgenden Zusammenstellung die therapeutischen Möglichkeiten im Mittelpunkt stehen.

Aufgrund der Assoziation mit immunologischen Befunden, insbesondere Antikörpern (AK), können Untergruppen definiert werden:

- *Gruppe A:* Die mit pathogenen AK-assoziierten NPS zeigen einen variablen Beginn und können im Verlauf Minimal- bis Maximalausprägungen entwickeln. Sie sind fast immer durch Therapien beeinflussbar und potentiell reversibel.
- *Gruppe B:* Bei der Gruppe der AK-assoziierten NPS ohne pathogenetisch erkennbaren Zusammenhang mit dem Krankheitsbild zeigt sich ein subakuter, langsam progredienter Verlauf ohne wesentliche Besserungstendenz. Ist die maximale Ausprägung des Krankheitsbildes erreicht, wird von einer „Plateauphase“ gesprochen.
- *Gruppe C:* Ähnlich wie die Krankheitsbilder der Gruppe A verhalten sich die NPS ohne (bislang) nachgewiesene AK, wobei - durch Studien belegt - therapeutische Optionen mit der Möglichkeit der vollständigen Remission bestehen.

Die Beurteilung eines Behandlungserfolges ist bei NPS aufgrund folgender Tatsachen schwierig:

- NPS treten auch in großen onkologischen Zentren nur sehr selten auf, sodass vergleichbare Serien fehlen.
- Häufig ist bei klinischer Manifestation des NPS das Ausmaß der zugrunde liegenden Tumorerkrankung noch nicht in seiner Gesamtheit bekannt (evtl. weist das NPS erst auf den zugrunde liegenden malignen Prozess hin).
- Bei bestimmten Tumoren kann die Entfernung des Tumors zu einer Verbesserung des NPS führen; in anderen Fällen nimmt das NPS, einmal aktiviert, einen eigenen, vom Tumor weitgehend unabhängigen Verlauf.
- Ein NPS kann erst in einem sehr späten Krankheitsstadium der zugrunde liegenden Tumorerkrankung auftreten (z. B. zerebelläre Degeneration bei M. Hodgkin). Dann sind Einflüsse von therapeutischen Maßnahmen bezüglich der Grunderkrankung nur schwer abzugrenzen.

Tabelle 11.1 gibt eine Zusammenfassung der NPS mit Angaben zu Tumoren, neurologischen Syndromen, Behandlungsmethoden und einer globalen Beurteilung des Therapieerfolges.

11.2 Immunmodulatorische Therapien bei NPS

Beim NPS stehen verschiedene immunmodulatorische Therapieoptionen zur Verfügung:

- Kortikosteroide,
- Plasmapherese (PL),
- Immunadsorption [6, 16],

Tabelle 11.1. Antikörperassoziation, Tumortyp, neurologisches Syndrom und Therapie der NPS

Antikörper	Tumortyp	Neurologisches Syndrom	Behandlung	Bewertung
Antikörperassoziierte NPS mit pathogenetisch geklärtem Zusammenhang (tierexperimentell übertragbar)				
Azetylcholinrezeptor-AK	Thymom	MG	Thymektomie, Pyridiostigmin, Immunsuppression, Plasmapherese, IVIg	++
Anti-VGCC (P/Q-Kanäle)	SCLC	LEMS	3,4-Diaminopyridin, Tumortherapie, Plasmapherese, IVIg	++
Anti-VGKC	Thymom, SCLC	Neuromyotonie	Plasmapherese, IVIg, Carbamazepin	+
Paraneoplastisches Syndrom in Assoziation mit Antikörpern (tierexperimentell nicht übertragbar)				
Anti-Hu-AK	SCLC, Neuroblastom, Sarkom, Prostata	PEM, SSN, „Anti-Hu-Syndrom"	Immunsuppression, IVIg	–
Anti-Yo	Mamma, gynäkologische Tumore (Ovarialkarzinom)	Paraneoplastische zerebelläre Degeneration	Immunadsorption, Plasmapherese, IVIg	–
Anti-Ri	Mamma, gynäkologische Tumore	Opsoklonus-Myoklonus-Syndrom	Steroide, Cyclophosphamid, Immunadsorption, Clonazepam, Diazepam, Baclofen	?
Anti-Tr	M. Hodgkin	Paraneoplastische zerebelläre Degeneration	Tumortherapie?	?
Anti-CV-2	SCLC, Thymom, gynäkologische Tumore	Paraneoplastische Enzephalomyelitis, Paraneoplastische sensorische Neuronopathie		?
Anti-Ma	Lunge, Mamma, Kolon	Hirnstammenzephalitis, Paraneoplastische zerebelläre Degeneration		?
Anti-Ta	Testis	Limbische Enzephalitis, Hirnstammenzephalitis		?
Antiamphiphysin	Mamma, SCLC	Stiff-man-Syndrom, Paraneoplastische Enzephalomyelitis	Steroide, Diazepam, Baclofen, IVIg	?
Antiretinale Antikörper	SCLC, gynäkologische Tumore	karzinomassoziierte Retinopathie		+/–

Tabelle 11.1 (Fortsetzung)

Antikörper	Tumortyp	Neurologisches Syndrom	Behandlung	Bewertung
Verschiedene andere paraneoplastische Syndrome, nicht AK-assoziiert				
	verschiedene Primärtumore	Dermatomyositis, Polymyositis	Steroide, Immunsuppression, Plasmapherese, IVIg	+
	osteosklerotisches Myelom	POEMS-Syndrom	Tumortherapie, Radiotherapie, IVIg +/–	+/–
	MGUS	Polyneuropathie	IVIg, Interferon α	+
		CIDP	Immunsuppression, IVIg	+
	M. Hodgkin	akute Polyradikulitis	Plasmapherese, IVIg	+

(Ansprechen auf Therapien: + gut, ++ sehr gut, – kein Ansprechen, ? fraglich, +/– inkonstant)

NPS paraneoplastisches neurologisches Syndrom, *AK* Antikörper, *SCLC* kleinzelliges Lungenkarzinom, *LEMS* Lambert-Eaton-myasthenes Syndrom, *VGCC* präsynaptische Kalziumkanäle, *VGKC* präsynaptische Kaliumkanäle, *MG* Myasthenia gravis, *PEM* paraneoplastische Enzephalomyelitis, *SSN* subakute sensorische Neuronopathie, *POEMS* „polyneuropathy, organomegaly, endocrinopathy, monoclonal component and skin changes", *CIDP* chronisch inflammatorische demyelinisierende Neuropathie, *MGUS* monoklonale Gammopathie unbestimmter Signifikanz

- Immunsuppressiva (z.B. Azathioprin, MTX, Ciclosporin, Cyclophosphamid [70]),
- hochdosiertes 7-S-Immunglobulin (IVIg) [45, 85].

Das IVIg-Schema, welches derzeit vorwiegend angewandt wird (0,4 g/kg Körpergewicht für 5 Tage), geht auf die Behandlung der idiopathischen thrombozytopenischen Purpura zurück. Für die Anwendung bei anderen Autoimmunerkrankungen wurde das Dosierungsschema übernommen [37]; Dosisfindungsstudien im eigentlichen Sinn wurden nicht durchgeführt. Nachdem bei der großen holländischen GBS(Guillain-Barré-Syndrom)-Therapiestudie [109] diese Dosierung einen guten Erfolg zeigte, kamen IVIg zunehmend auch bei autoimmunologisch bedingten Erkrankungen des ZNS [39, 99] zur Anwendung.

Tabelle 11.1 fasst die Anwendungserfolge von IVIg bei einzelnen NPS systematisch zusammen. Inwieweit IVIg anderen immunmodulatorischen Maßnahmen gleichzusetzen, unter- oder überlegen ist, lässt sich aus den vorhandenen Beschreibungen und Serien nicht zuverlässig ableiten.

Prinzipiell lässt sich sagen, dass bei AK-bedingten (und übertragbaren) NPS (Gruppe A) wie Myasthenia gravis (MG), LEMS und Neuromyotonie der IVIg-Einsatz vielversprechend ist, und dass bei AK-assoziierten NPS (ohne Übertragbarkeit/Gruppe B) oder nicht-AK-assoziierten (aber klinisch definierten) NPS (Gruppe C) der Einsatz fraglich ist.

11.3 Einsatz von IVIg bei einzelnen repräsentativen NPS-Krankheitsbildern

11.3.1 Paraneoplastische Syndrome mit AK-Assoziationen und Übertragbarkeit

Gut definiert ist die Gruppe der durch AK ausgelösten und im Tierexperiment übertragbaren NPS. Bei diesen Erkrankungen kann im Prinzip die Entfernung der AK zu einer Besserung führen.

Myasthenia gravis (bei Thymom). Die Myasthenia gravis wird als mögliches PNS bei Thymom erwähnt. In verschiedenen vergleichenden Untersuchungen werden der Einsatz von Plasmapherese und IVIg als gleichwertig beurteilt [21, 25, 42, 104, 111, 119], wobei sich beide Behandlungsmöglichkeiten auf Krisensituationen (myasthene Krise) beschränken [92]. Eine ausführliche Diskussion findet sich auf S. 105 f.

LEMS (Lambert-Eaton-myasthenisches Syndrom). Das LEMS wird sowohl bei Nichttumorpatienten [84] als auch in Assoziation mit Tumoren als paraneoplastisches Syndrom beschrieben. Pathognomonisch sind AK gegen präsynaptische Kalziumkanäle (VGCC), welche krankheitsauslösend sind. Es handelt sich um ein Krankheitsbild, bei dem aufgrund der identifizierbaren und übertragbaren Antikörper ein guter Behandlungserfolg durch Immunmodulation zu erwarten ist. Neben der spezifischen Tumortherapie beim paraneoplastischen LEMS ist die symptomatische Therapie mit 3,4-Diaminopyridin als Basis anzusehen (vgl. S. 111). Neben der PL hat sich der Einsatz von IVIg als günstig erwiesen [14, 81, 94]. Überschneidungen mit einer MG werden besonders bei ophthalmoparetischen Formen diskutiert [67].

Neuromyotonie. Die erworbene Neuromyotonie ist als paraneoplastisches Syndrom mit Antikörpern gegen präsynaptische Kaliumkanäle (VGKC) assoziiert [55, 56, 82]. Ein Zusammenhang mit Thymomen [38, 57] oder anderen Tumoren [121] ist bekannt. Neben der symptomatischen Therapie mit Phenytoin oder Carbamazepin werden der Einsatz von Plasmapherese und IVIg diskutiert [63]. Auf eine mögliche Überlegenheit der Plasmapherese wird hingewiesen [107]. In Einzelfällen kann die IVIg-Therapie bei der Behandlung der Neuromyotonie zu Muskelkrämpfen führen [108] (vgl. hierzu auch S. 162).

11.3.2 Paraneoplastische Syndrome mit Antikörperassoziation ohne Übertragbarkeit

Bei einer Reihe von Krankheitsbildern kombinieren sich eine paraneoplastische neurologische Symptomatik und bestimmte AK. Inwieweit diese AK pathophysiologisch von Bedeutung oder ein Nebeneffekt des Krankheitsprozesses sind, ist unklar. Fest steht, dass für die klinische Diagnostik der Nachweis von AK bei möglichem paraneoplastischen Syndrom ein guter Marker ist und zur Aufdeckung von unbekannten Tumoren führen kann. Im Folgenden werden einige Syndrome mit bekannten AK-Assoziationen besprochen:

Paraneoplastische Enzephalomyelitis (Anti-Hu-Syndrom). Hierbei handelt es sich um das bekannteste und am besten dokumentierte NPS. Vorwiegend, aber nicht ausschließlich, sind Assoziationen mit dem SCLC („small cell lung cancer") beschrieben. Verschiedene topisch zuordenbare Syndrome wurden beschrieben:

- ZNS: limbische Enzephalitis [1], Hirnstammenzephalitis, zerebelläre Degeneration;
- PNS: subakute sensorische Neuronopathie;
- neuromuskulärer Übergang: LEMS;
- Kombinationen, die als paraneoplastische Enzephalomyelitis (PEM) bezeichnet werden [105, 115, 116].

Berichte über die Therapie mit IVIg liegen vor, allerdings werden zumeist keine wesentlichen therapeutischen Effekte dokumentiert [106]. In einer Zusammenfassung über das klinische Outcome von Patienten mit anti-Hu-assoziierter Enzephalomyelitis wurde untersucht, inwieweit die Behandlung des NPS das Tumoroutcome beeinflusst. Die begleitende Immuntherapie (davon 23 Patienten mit IVIg) hatte keinen sicheren Einfluss auf das Tumorleiden. Das Ansprechen des zugrunde liegenden Tumors auf die antitumoröse Therapie („complete response") wirkte sich aber positiv auf das paraneoplastische Syndrom aus [69].

Inwieweit das Vorhandensein von Anti-Hu-AK als prognostisch positiver Faktor zu werten ist, wird diskutiert [49]; die fast vollständige Rückbildung des Tumors unter Therapie bei anti-Hu-positiven Patienten wurde nur in Einzelfällen berichtet [30].

Eine interessante Kasuistik betrifft die reversible paraneoplastische Enzephalomyelitis bei einem *benignen* Ovarialteratom. Nach Tumorentfernung und gleichzeitiger Behandlung mit Steroiden und IVIg kam es zur Remission der neurologischen Störung [103].

Paraneoplastische Polyneuropathien. Diese umfassen unterschiedliche Typen und Manifestationen [51, 62, 112]. Therapeutische Aussagen [31] zu diesem Thema sind schwer zu vereinheitlichen. Frühe aggressive Tumortherapie soll in Einzelfällen zur Rückbildung des NPS geführt haben [83].

- Die subakute sensorische Neuropathie (SSN) zeigt wenig Besserung auf immunmodulatorische Therapieversuche. Inwieweit Unterschiede im Ansprechen bei anti-Hu-positiven und -negativen [34] Formen bestehen, ist nicht bekannt.
- In Einzelfällen wird von paraneoplastischen Polyneuropathien berichtet, die im Wesentlichen den Kriterien der CIDP (chronisch inflammatori-

sche demyelinisierende Polyneuropathie) [20] genügen. Bei diesen wird der Einsatz von IVIg befürwortet [54, 66, 117].

- Andere Syndrome sind bislang so ungenau definiert, dass eine klare Therapieempfehlung nicht ausgesprochen werden kann. Sensorische Neuropathien zeigen einen variablen Verlauf [48]. Ob es eine paraneoplastische Vaskulitis gibt [12], ist umstritten.
- Dasselbe gilt für die „paraneoplastische Mononeuropathie". Zweifellos sind im Rahmen von generalisierten Polyneuropathien (Gewichtsverlust, Chemotherapie) begleitende Druckparesen häufiger [97].

Paraneoplastische zerebelläre Degeneration (PCD). Die paraneoplastische zerebelläre Degeneration tritt vorwiegend bei Mammakarzinomen oder gynäkologischen Tumoren auf. Weitere Assoziationen bestehen mit M. Hodgkin oder dem SCLC im Rahmen einer paraneoplastischen Enzephalomyelitis.

Bei M. Hodgkin mit PCD wurden Anti-Tr-AK beschrieben. Daneben gibt es AK-Assoziationen mit Anti-Hu-AK oder neuen AK [87, 114].

Als Anti-Yo-Syndrom wird die panzerebelläre Degeneration bei gynäkologischen Tumoren bezeichnet. Symptome sind Ataxie und Sprechstörungen. Fast immer liegt ein irreversibles schweres Krankheitsbild vor. Größere Übersichten zeigen keine Besserung durch Immuntherapien [86], lediglich in Einzelberichten wurden Therapieerfolge mitgeteilt [11, 18, 22, 71, 79, 88, 93, 100, 118], wobei frühzeitiger Einsatz bedeutsam sein soll.

Bei einem Patienten mit PCD in Assoziation mit M. Hodgkin zeigte die IVIg-Therapie keine Wirkung [9].

Stiff-man-Syndrom. Antiamphiphysin-AK treten bei SCLC und PEM [35, 98] auf; bei Mammakarzinomen sind sie mit dem Stiff-man-Syndrom assoziiert. Das Stiff-man-Syndrom kann in Einzelfällen auf IVIg ansprechen [5] (vgl. S. 161).

Opsoklonus-Myoklonus-Syndrom. Das Opsoklonus-Myoklonus-Syndrom bei Kindern bildet sich bei Entfernung des zugrunde liegenden Tumors (Neuroblastom) zurück. Im Erwachsenenalter kann es beim Anti-Hu-Syndrom beim Mammakarzinom mit Anti-Ri-AK [76], aber auch ohne nachweisbare AK [10] vorkommen. Empfehlungen zum Einsatz von IVIg liegen nicht vor.

Paraneoplastischer Visusverlust. Die karzinomassoziierte Retinopathie führt zum Visusverlust bis zur Erblindung. Autoantikörper gegen Recoverin wurden nachgewiesen. Neben der Behandlung mit Steroiden wird über den erfolgreichen Einsatz von IVIg bei 2 von 3 Patienten berichtet [53].

11.3.3 Paraneoplastische neurologische Syndrome ohne AK-Assoziation

Diese Gruppe umfasst Krankheitsbilder, die auch ohne Karzinomassoziation (nichtparaneoplastisch) vorkommen.

Polymyositis (PM) und Dermatomyositis (DM). Die *entzündlichen Myopathien* können mit Neoplasmen assoziiert sein. Inwieweit diese Erkrankungen als „paraneoplastisch" aufzufassen sind, wird unterschiedlich beurteilt [72]. Etwa 75% der Patienten mit DM/PM sprechen auf IVIg an [111]. Eine plazebokontrollierte Studie liegt nur für die DM vor [23] – eine ausführliche Darstellung findet sich auf S. 87.

Das seltene Bild der nekrotisierenden Myopathie kann als paraneoplastisches Syndrom auftreten [75]. Es ähnelt im Verteilungstyp der PM und zeigt hohe CK-Werte, die sich durch eine Steroidtherapie zwar bessern lassen, klinisch aber bleiben die Beschwerden gleich. In einem eigenen Fall mit Mammakarzinom kam es unter IVIg-Therapie ebenfalls zu keiner Besserung der Paresen, wohl aber zu einem deutlichen Absinken der CK-Werte im Serum.

Polyneuropathien mit monoklonaler Gammopathie unklarer Signifikanz (MGUS). Diese werden, so sie die Kriterien erfüllen, der CIDP zugeordnet (z.B. IgG, IgA). Patienten mit monoklonalem IgM-Protein und AK gegen das myelinassoziierte Glykoprotein (MAG) [73, 74] werden dabei als eigene Subgruppe verstanden [95, 101, 110]. Für diese konnten Mariette und Mitarbeiter [77] zeigen, dass IFNα der IVIg-Therapie [19, 24, 46] überlegen war. Andererseits wird die Auslösung einer CIDP durch IFNα bei der chronischen Hepatitis C beschrieben [78].

Andere AK-Assoziationen bei Polyneuropathien [91] sind in der Regel nicht paraneoplastischer Genese (vgl. hierzu S. 120).

POEMS-Syndrom. Das *POEMS* („polyneuropathy, organomegaly, endocrinopathy, monoclonal component and skin changes")-Syndrom geht mit einer schweren Polyneuropathie einher, wobei keine eindeutigen Behandlungserfolge mit IVIg zu erreichen sind [7, 59, 61].

Amyotrophe Lateralsklerose (ALS, „motoneuron disease"). Ob eine ALS als paraneoplastisches Syndrom auftreten kann, ist nicht geklärt [41, 96]. Dies gilt auch für die anderen sog. Lower-motor-neurone-disease-Syndrome [3, 40]. Immunmodulatorische Therapien einschließlich IVIg helfen bei den Motoneuronerkrankungen nicht.

11.4 Eigene Erfahrungen

In den letzten Jahren hat das Ludwig Boltzmann Institut für Neuroonkologie Tests zum Nachweis von spezifischen antineuronalen Antikörpern nach internationalen Standards [60, 80] etabliert. Durch die Zusendung aus klinischen Abteilungen im In- und Ausland konnten wir Serum- oder Liquorproben mit der Fragestellung nach spezifischen antineuronalen AK in unserem Labor innerhalb der letzten 2 Jahre untersuchen. 417 Proben davon stammen von 330 neurologischen Patienten, 142 Proben von 33 onkologi-

Tabelle 11.2. Paraneoplastische neurologische Syndrome in der Neurologie – eigene Erfahrungen mit immunmodulatorischen Maßnahmen

Tumor, AK-Status	NPS	Therapie	Erfolg
LEMS			
SCLC, Hu +	SSN	HD-Steroide, IVIg	–
NonSCLC, Hu –	SSN	IVIg	–
Gallenblasenkarzinom, Hu –	SSN	HD-Steroide	*Stabilisierung*
PCD			
Ovarial, Yo +	PCD	IVIg	*Stabilisierung*
Mamma, Yo +	PCD	Steroide	–
Unbekannter Tumor, Yo +	PCD	Steroide, PL, IVIg	–
PEM/limbische Enzephalitis			
SCLC, Hu +	Limbische Enzephalitis	Steroide	–
LEMS			
SCLC, Hu –	LEMS	IVIg	+
SCLC, Hu –, VGCC –	LEMS	IVIg	+
Neuromyotonie			
M. Hodgkin, VGCK –	Neuromyotonie	Carbamazepin	+
Plasmozytom	Neuromyotonie	Steroide Carbamazepin	–
Andere			
Unbek. Primärtumor	nekrotisierende Myopathie	Steroide	–
Mamma	nekrotisierende Myopathie	Steroide	–

Die Myasthenia gravis wurde in dieser Tabelle nicht berücksichtigt, da der Großteil der eigenen Patienten ohne Thymom auftrat; HD-Steroide: 1 g Soludecortin® i.v. über 5 Tage

LEMS Lambert-Eaton-myasthenes Syndrom, **NPS** paraneoplastisches neurologisches Syndrom, **PCD** paraneoplastische zerebelläre Degeneration, **PEM** paraneoplastische Enzephalomyelitis, **VGCC** präsynaptische Kalziumkanäle, **VGCK** präsynaptische Kaliumkanäle, **SSN** subakute sensorische Neuronopathie, **PL** Plasmapherese

schen Patienten. Insgesamt konnten nur in 8 Proben spezifische antineuronale AK nachgewiesen werden: 5 AK wurden als Anti-Hu und 3 als Anti-Yo identifiziert. AK gegen Ri, Tr, CV2, Amphiphysin oder GAD wurden in diesem Zeitraum nicht nachgewiesen.

An unserer klinischen Abteilung behandelten wir einige Patienten mit NPS (Tabelle 11.2): Obwohl diese kleine Serie keine generellen Aussagen ermöglicht, fanden wir ein gutes Ansprechen der Gruppe A und wenig bis kein Ansprechen der Gruppe B. Bis auf die beiden Fälle mit nekrotisierender Myopathie behandelten wir keine karzinomassoziierten Erkrankungen der Gruppe C.

11.5 Nebenwirkungen der IVIg bei Tumorpatienten (vgl. S. 63)

Nebenwirkungen der IVIg können durch die Substanz selbst oder durch Verunreinigungen ausgelöst werden, z.B. durch virale Kontamination [36].

Milde Allgemeinsymptome sind Kopfschmerzen, Myalgien, febrile Temperaturen und Hautausschläge (Urtikaria, Pruritus, Petechien, selten Alopezie) [15].

Selten werden aseptische Meningitiden, eine renale Dekompensation (bei vorgeschädigten Nieren) oder eine kardiale Dekompensation beobachtet. Bei erhöhter Viskosität sind thromboembolische Ereignisse möglich [25].

Anaphylaktische Reaktionen werden v.a. bei vermehrtem IgA-Gehalt des Präparates vermutet.

Aufgrund unserer eigenen Erfahrung sollten die Nierenretentionswerte vor Beginn der IVIg-Therapie im Normbereich sein (Harnstoff, Kreatinin); bei älteren Patienten kann die zusätzliche Flüssigkeitszufuhr zur akuten kardialen Dekompensation führen. Gegebenenfalls sollte auf eine Pulssteroidgabe oder Plasmapherese ausgewichen werden.

11.6 Zusammenfassung und abschließende Bewertung

Obwohl die Ätiologie der meisten NPS weiterhin nicht detailliert geklärt ist, werden autoimmunologische Ursachen vermutet [28, 44]. Der wichtigste Schritt beim Nachweis eines paraneoplastischen Syndroms ist die Behandlung des Tumors.

Eine der gängigen Hypothesen für diese Krankheitsbilder ist, dass bestimmte Epitope (onkoneurale Antigene) vom Tumor exprimiert werden, welche in gleicher oder ähnlicher Form auch körpereigen als Bausteine des Nervensystems vorkommen. Dies führt zu einer Immunantwort gegen den Tumor, aber auch gegen ähnliche Epitope im Nervensystem [90]. Diese Hypothese wird vom morphologischen Nachweis entzündlicher Veränderungen sowohl im Nervensystem als auch im Tumor als Ausdruck einer Immunreaktion gegen „körperfremde oder als körperfremd erkannte" Epitope unterstützt, welche in einem Teil der paraneoplastischen Syndrome beschrieben wird. Andererseits ist das Gewebssubstrat für die PCD, mit oder ohne Anti-Yo-Assoziation, ein scheinbar reaktionsloser Schwund der Purkinjezellen, was auf den ersten Blick eine gänzlich andere Pathogenese oder zumindest einen anderen Typ der Immunantwort nahe legt.

Der exakte Ablauf dieser Immunreaktionen ist offen, die genaue zelluläre Immunantwort weitgehend ungeklärt [2, 8, 64, 115].

Für die Behandlung der NPS gilt:

Eine klare Indikation zum Einsatz von IVIg besteht bei NPS, bei denen die Entfernung des Antikörpers zu einer Besserung der klinischen Symptome führt (Gruppe A). Als Paradigma wird hier immer wieder die Myasthenia gravis angeführt, bei der aber nur in 10–15% ein Thymom vorliegt. Weitere Krankheiten sind das LEMS und die Neuromyotonie. Die Entfernung der Antikörper durch Plasmapherese oder Immunadsorption, aber auch der Einsatz von IVIg, sind als gesicherte therapeutische Maßnahmen anzusehen [4, 42, 78, 82, 106].

Ähnlich verhält es sich mit den Krankheitsbildern der Gruppe C, bei denen zwar eine AK-Assoziation nicht nachweisbar ist, aber der therapeutische Erfolg durch Immunomodulation, insbesondere IVIg, gesichert ist.

Bei der Gruppe der antikörperassoziierten paraneoplastischen Syndrome, bei denen die pathogenetischen Zusammenhänge unklar sind (Gruppe B), ist die Behandlung weit unbefriedigender [29, 47, 106]: Bei einigen NPS lassen sich bisher mit keiner der etablierten immunmodulatorischen Methoden überzeugende Erfolge erkennen. Dies gilt für

- die PCD, vorwiegend beim Anti-Yo-Syndrom,
- die sensorische Neuronopathie, insbesondere die SSN,
- die limbische Enzephalitis,
- die karzinomassoziierte Retinopathie,
- die nekrotisierende Myelopathie und
- die nekrotisierende Myopathie.

Inwieweit die Tumorbehandlung, z. B. eine möglichst „radikale" Tumorentfernung, einen günstigen Effekt auf das NPS hat, wird unterschiedlich beurteilt [26, 32, 33, 43, 52]. Der Einfluss der Chemotherapie auf den Anti-Hu-Antikörperspiegel wurde in einer Studie von Verschuuren [113] untersucht; die klinischen Erfolge sind in aller Regel gering.

Insgesamt ist die Gabe von IVIg bei NPS zwar theoretisch begründbar, konstante Nachweise der Wirkung fehlen jedoch zumeist, auch wenn Einzelfallbeschreibungen über gute Therapieerfolge berichten [50, 79]. Diese sind nur schwer zu evaluieren: Ein möglicher Therapieerfolg wird von einem progredienten, sich oftmals verschlechternden Tumorleiden begleitet, was eine Differenzierung zwischen „tumorassoziierter" Klinik und „NPS-verursachter" Klinik oft schwierig bis unmöglich gestaltet. Da spontane Remissionen bekannt sind [68] und auch Remissionen im Zusammenhang mit radikaler Tumorentfernung beobachtet wurden, steht den Beschreibungen einer therapiebedingten Verbesserung oder Stabilisierung immer das Argument einer möglichen Spontanremission gegenüber. Eine solche kommt vor bei

- der subakuten motorischen Neuronopathie bei Lymphomen,
- der PCD bei M. Hodgkin,
- der M.-Hodgkin-assoziierten Polyradikulitis,
- der limbischen Enzephalopathie mit [13] und ohne Antikörperassoziation.

Wichtige Aspekte sind der richtige Zeitpunkt der Therapie und das Behandlungsziel. Möglicherweise vermindert der frühe Einsatz der Immunmodulation die volle Ausbildung des NPS oder kann es in Remission bringen. Da die Krankheitsbilder der Gruppe B eine Plateauphase erreichen, welche einen nichtremittierbaren Residualzustand zurücklässt, ist ein möglichst früher Therapieversuch sinnvoll. Ob ein definiertes NPS in Assoziation mit antineuronalen Antikörpern (z.B. limbische Enzephalitis mit Anti-Hu-Antikörpern) ohne konkreten Tumornachweis den Einsatz einer Immunmodulation rechtfertigt, ist umstritten.

Die Definition eines Behandlungszieles ist aufgrund der Heterogenität der Verläufe schwer. Während Remission/Spontanremission [48] eindeutig definiert ist, eine Stabilisierung [106] oder das Ausmaß einer Besserung kaum zu skalieren.

Zusammengefasst haben sich die IVIg bei der Therapie von MG, LEMS und Neuromyotonie bewährt und sind eine wichtige Alternative bzw. Ergänzung anderer Therapien. Vor allem in klinischen Krisensituationen hat die Immunmodulation ihren Stellenwert und ist aus dem klinischen Alltag der antikörperassoziierten (tierexperimentell übertragbaren) NPS nicht mehr wegzudenken.

Bei den wesentlich selteneren AK-assoziierten NPS fehlen Studien, die eine Rationale bieten, wie sie beim Einsatz anderer Medikamente gefordert werden.

Literatur

1. Alamowitch S, Graus F, Uchuya M et al (1997) Limbic encephalitis and small cell lung cancer: clinical and immunological features. Brain 120:923–928
2. Albert ML, Austin LM, Darnell RB (2000) Detection and treatment of activated T cells in the cerebrospinal fluid of patients with paraneoplastic cerebellar degeneration. Ann Neurol 47:9–17
3. Azulay J, Attarian S, Boucraut J et al (2000) Lower motor neuron disease and signs of dysimmunity. Rev Neurol 156:372–379
4. Bain P, Elrington G, Goodger E et al (1994) A randomised double blind controlled study of intravenous immunoglobulin in the Lambert Eaton myasthenic syndrome (abstract). J Neurol Neurosurg Psychiatry 57:1287
5. Barker RA, Marsden CD (1997) Successful treatment of stiff man syndrome with intravenous immunoglobulin. J Neurol Neurosurg Psychiatry 62:426–427

6. Batchelor TT, Platten M, Hochberg FH (1998) Immunoadsorption therapy for paraneoplastic syndromes. J Neurooncol 40:131–136
7. Benito-Leon J, Lopez-Rios F, Rodriguez-Martin et al (1998) Rapidly deteriorating polyneuropathy associated with osteosclerotic myeloma responsive to intravenous immunoglobulin and radiotherapy. J Neurol Sci 158:113–117
8. Benyahia B, Liblau R, Merle-Beral H et al (1999) Cell mediated auto-immunity in paraneoplastic neurological syndromes with anti Hu antibodies. Ann Neurol 45:162 -167
9. Benzing T, Rump LC, Kaiser R, Peter HH (1998) Paraneoplastic cerebellar degeneration in Hodgkin's disease. Dtsch Med Wochenschr 123:493–496
10. Berger JR, Mehari E (1999) Paraneoplastic opsoclonus-myoclonus secondary to malignant melanoma. J Neurooncol 41:43–45
11. Blaes F, Strittmatter M, Merkelbach S et al (1999) IVIg in the therapy of paraneoplastic neurological disorders. J Neurol 246:299–303
12. Blumenthal D, Schocher S, Gutmann L et al (1998) Small cell carcinoma of the lung presenting with paraneoplastic peripheral nerve microvasculitis and optic neuropathy. Muscle Nerve 21:1358–1359
13. Byrne T, Mason WP, Posner JB et al (1997) Spontaneous neurological improvement in anti Hu associated encephalomyelitis. J Neurol Neurosurg Psychiatry 62:276–278
14. Chalk CH, Murray NFM, Newsom-Davies J et al (1990) Response of the Lambert Eaton myasthenic syndrome to treatment of associated small cell lung carcinoma. Neurology 40:1552–1556
15. Chan-Lam D, Fitzsimmons EJ, Douglas WS (1982) Alopecia after immunoglobulin infusion. Lancet: 1436
16. Cher LM, Hochberg FH, Teruya J et al (1995) Therapy for paraneoplastic neurologic syndromes in six patients with protein A column immunoadsorption. Cancer 75:1678–1683
17. Clouston PA, DeAngelis LM, Posner JB (1992) The spectrum of neurological disease in patients with systemic cancer. Ann Neurol 31:268–273
18. Cocconi G, Ceci G, Juvarra G et al (1985) Sucessful treatment of aubacute cerebellar degeneration in ovarian carcinoma with plasmapheresis. Cancer 56:2318–2320
19. Cook D, Dalakas MC, Galdi A et al (1990) Highdose intravenous immunoglobulin in the treatment of demyelinating neuropathy associated with monoclonal gammopathy. Neurology 40:212–214
20. Cornblath DT, Albers JW, Feasby TE et al (1991) Research criteria for diagnosis of chronic inflammatory demyelinating polyneuropathy (CIDP). Neurology 41:617–18
21. Cosi V, Lombardi M, Piccolo G, Erbetta A (1991) Treatment of myasthenia gravis with high dose intravenous immunoglobulin. Acta Neurol Scand 84:81–84
22. Counsell CE, McLeod M, Grant R (1994) Reversal of subacute paraneoplastic cerebellar syndrome with intravenous immunoglobulin. Neurology 44:1184–1185
23. Dalakas MC, Illa I, Dambrosia JM et al (1993) A controlled trial of high dose intravenous immune globulin infusions as treatment for dermatomyositis. N Engl J Med 329:1993–2000
24. Dalakas MC, Pezeshkpour GH, Gravell M et al (1996) A controlled study of intravenous immunoglobulin in demyelinating neuropathy with IgM gammopathy. Ann Neurol 40:792–795
25. Dalakas MC (1999) Intravenous immunoglobulin in the treatment of autoimmune neuromuscular diseases: present status and practical therapeutical guidelines. Muscle Nerve 22:1479–1497

26. Dalmau J, Graus F, Rosenblum MK et al (1992) Anti Hu associated paraneoplastic encephalomyelitis/sensory neuronopathy. A clinical study of 71 patients. Medicine 71:59–72
27. Dalmau J, Posner JB (1997) Paraneoplastic syndromes affecting the nervous system. Semin Oncol 24:318–328
28. Dalmau J, Gultekin HS, Posner JB (1999) Paraneoplastic neurologic syndromes – pathogenesis and physiopathology. Brain Pathol 9:275–284
29. Dalmau J (2000) Sindromes neurologicos paraneoplasicos: desde el diagnostco de exclusion a la utilizacion de maracardores immunologicos y moleculares. Neurologia (Barcelona) 15:114–126
30. Darnell RB, DeAngelis LM (1993) Regression of small cell lung carcinoma in patients with paraneoplastic neuronal antibodies. Lancet 341:21–22
31. Das A, Hochberg FH, McNelis S (1999) A review of therapy of paraneoplastic neurologic syndromes. J Neurooncol 41:181–194
32. De la Sayette V, Bertran F, Honnorat J et al (1998) Paraneoplastic cerebellar syndrome and optic neuritis with a CV 2 antibodies: clinical response to excision of the primary. Arch Neurol 55:405–408
33. Dellatre JY, Davilla L, Vega F et al (1991) Poisson M. Auto-immunité et syndromes neurologiques paraneoplasiques. Rev Neurol (Paris) 147:549–556
34. Drlicek M, Bodenteich A, Setinek U (2000) T cell mediated paraneoplastic ganglionitis – an autopsy case. Acta Neuropathol 99:559–602
35. Dropcho EJ (1996) Antiamphiphysin antibodies with small cell lung carcinoma and paraneoplastic encephalomyelitis. Ann Neurol 39:659–667
36. Duhem C, Dicato MA, Ries F (1994) Side effects of intravenous immune globulins. Clin Exp Immunol 97 (suppl 1):79–83
37. Dwyer JM (1992) Manipulating the immune system with immune globulin. N Engl J Med 326:107–116
38. Evoli A, Lo Monaco M, Marra R et al (1999) Multiple paraneoplastic diseases associated with thymoma. Neuromusc Disord 9:601–603
39. Fazekas F, Deisenhammer F, Strasser-Fuchs S et al (1997) Randomised placebo – controlled trial of monthly intravenous immunoglobulin therapy in relapsing-remitting multiple sclerosis. Austrian immunoglobulin in Multiple Sclerosis Study Group. Lancet 349:589–593
40. Ferraci F, Fassetta G, Butler MH et al (1999) A novel antineuronal antibody in a motor neuron syndrome associated with breast cancer. Neurology 53:852–855
41. Forsyth PA, Dalamau J, Graus F et al (1997) Motor neurone syndromes in cancer patients. Ann Neurol 41:722–730
42. Gajdos P, Chastang C, Clair B et al., for the Myasthenia Gravis Clinical Study Group (1994) First interim analysis of a randomized clinical trial comparing plasma exchange and intravenous immunoglobulin in myasthenia gravis. Neuromusc Disord 4:51
43. Garcia-Barragan N, Plaza JF, de Luis P et al (1999) Cerebellar syndrome and myoclonus in a patient with adenocarcinoma of the colon. Rev Neurol 28:401–402
44. Giometto B, Taraloto B, Graus F (1999) Autoimmunity in paraneoplastic neurological syndromes. Brain Pathol 9:261–273
45. Gold R, Hartung HP, Toyka KV (1995) Therapy with immunoglobulins in neurologic autoimmune diseases. Indications and mechanism of action. Fortschr Neurol Psychiatr 63:17–29
46. Gorson KC, Allam G, Ropper A (1997) Chronic demyelinating polyneuropathy: clinical features and response to treatment in 67 consecutive patients with and without a monoclonal gammopathy. Neurology 48:321–328

47. Graus F, Vega F, Delattre JY et al (1992) Plasmapheresis and antineoplastic treatment in CNS paraneoplastic syndromes with antineuronal antibodies. Neurology 42:536–540
48. Graus F, Bonaventura I, Uchuya M et al (1994) Indolent anti Hu associated paraneoplastic sensory neuropathy. Neurology 44:2258–2261
49. Graus F, Dalmau J, Rene R et al (1997) Anti-Hu antibodies in patients with small cell lung cancer: association with complete response to therapy and improved survival. J Clin Oncol 15:2866–2872
50. Grisold W, Drlicek M, Liszka-Setinek U et al (1995) Anti-tumor therapy in paraneoplastic neurologic disease. Clin Neurol Neurosurg 97:106–111
51. Grisold W, Drlicek M (1999) Paraneoplastic neuropathy. Curr Opin Neurol 12: 617–625
52. Grisold W, Krauseneck P, Müller B (2000) Praktische Neuroonkologie. Springer, Wien
53. Guy J, Aptsiauri N (1999) Treatment of paraneoplastic visual loss with intravenous immunoglobulin: report of 3 cases. Arch Ophthalmol 117:471–477
54. Hahn AF (1998) Treatment of chronic inflammatory demyelinating polyneuropathy with intravenous immunoglobulin (review). Neurology 51:16–21
55. Hart IK, Vincent A, Leyes et al (1994) Serum autoantibodies bind to voltage gated potassium channels in acquired neuromyotonia (abstract). Ann Neurol 36:325
56. Hart IK, Waters C, Vincent A et al (1997) Autoantibodies detected to expressed K+ channels are implicated in neuromyotonia. Ann Neurol 41:238–246
57. Heidenreich F, Vincent A (1998) Antibodies to ion channels proteins in thymoma with myasthenia, neuromyotonia, and peripheral neuropathy. Neurology 50:1483–1485
58. Henson RA, Urich H (1982) Cancer and the nervous system. Blackwell Scientific, Oxford
59. Henze T, Krieger G (1995) Combined high dose 7 S-IgG and dexamethasone is effective in severe polyneuropathy of the POEMS syndrome. J Neurol 242:482–483
60. Honnorat J, Antoine JC, Derrington E et al (1996) Antibodies to a subpopulation of glial cells and a 66 kDa developmental brain protein in patients with paraneoplastic neurological syndromes. J Neurol Neurosurg Psychiatry 61:270–278
61. Huang CC, Chu CC (1996) Poor response to intravenous immunoglobulin therapy in patients with Castleman's disease and POEMS syndrome. J Neurol 243:726–727
62. Hughes R, Sharrack B, Rubens R (1996) Carcinoma and the peripheral nervous system. J Neurol 243:371–376
63. Ishii A, Hayashi A, Ohkoshi N et al (1994) Clinical evaluation of plasma exchange and high dose intravenous immunoglobulin in a patient with Isaac's syndrome. J Neurol Neurosurg Psychiatry 57:840–842
64. Jaeckle KA (1999) Autoimmunity in paraneoplastic neurological syndromes. Closer to the truth? Ann Neurol 45:143–145
65. Kaiser R (1999) Paraneoplastische neurologische Syndrome. Diagnostische und pathogenetische Bedeutung von Autoantikörpern (Literaturübersicht). Nervenarzt 70(8):688–701
66. Kayuo A, Sugai F (1998) Chronic inflammatory demyelinating polyneuropathy-accompanied by carcinoma. J Neurol Neurosurg Psychiatry 65:403–404
67. Kanzato N, Motomura M, Suehara M et al (1999) Lambert Eaton myasthenic syndrome with ophthalmoparesis and pseudoblepharospasm. Muscle Nerve 22(9): 1727–1730
68. Kearsley JH, Johnson P, Halmagyi GM (1985) Paraneoplastic cerebellar degeneration. Remission with excision of the primary tumor. Arch Neurol 42:1208–1210

69. Keime-Guibert F, Graus F, Broet P et al (1999) Clinical outcome of patients with anti-Hu-associated encephalomyelitis after treatment of the tumor. Neurology 53:1719–1723
70. Keime-Guibert F, Graus F, Fleury A et al (2000) Treatment of paraneoplastic neurological syndromes with antineuronal antibodies (anti Hu, anti Yo) with a combination of immunoglobulins, cyclophosphamide and methylprednisolon. J Neurol Neurosurg Psychiatry 68:479–482
71. Krakauer J, Balmaceda C, Gluck JT (1996) Anti-Yo-associated paraneoplastic cerebellar degeneration in a man with adenocarcinoma of unknown origin. Neurology 46:1486–1487
72. Lakhanpal S, Bunch TW, Ilstrup DM et al (1986) Polymyositis-dermatomyositis and malignant lesions: does an association exist? Mayo Clin Proc 61:645–653
73. Latov N (1995) Pathogenesis and therapy of neuropathies associated with monoclonal gammopathies. Ann Neurol 37 (suppl 1):32–42
74. Leger JM, Younes-Chennoufi AB, Chassande B et al (1994) Human immunoglobulin treatment for multifocal motor neuropathy and polyneuropathy associated with monoclonal gammopathy. J Neurol Neurosurg Psychiatry 57 (suppl):46–49
75. Levin MI, Mozaffar T, Al Lozi MT (1998) Paraneoplastic necrotizing myopathy: clinical and pathological features. Neurology 50:764–767
76. Luque FA, Furneaux HM, Ferziger R (1991) Anti-Ri: an antibody associated with paraneoplastic opsoclonus and breast cancer. Ann Neurol 29:197–198
77. Mariette X, Chastang C, Clavelou P et al (1997) A randomised clinical trial comparing interferon α and IVIg in polyneuropathy associated with monoclonal IgM. J Neurol Neurosurg Psychiatry 63:28–34
78. Meriggioli MN, Rowin J (2000) Chronic inflammatory demyelinating polyneuropathy after treatment with Interferon α. Muscle Nerve 23:433–435
79. Moll JWB, Henzen-Logmans SC, Van der Meche FG et al (1993) Early diagnosis and intravenous immune globulin therapy in paraneoplastic cerebellar degeneration. J Neurol Neurosurg Psychiatry 56:112
80. Moll JWB, Antoine JC, Brashear HR et al (1995) Guidelines on the detection of paraneoplastic anti-neuronal antibodies: report from the workshop to the fourth meeting of the International Society of Neuro-Immunology on paraneoplastic neurological disaease, Rotterdam, 22–23. 10. 1994. Neurology 45:1937–1941
81. Muchnik S, Losavio AS, Vidal A et al (1997) Long term follow up of Lambert Eaton syndrome treated with intravenous immunoglobulin. Muscle Nerve 20:674–678
82. Newsom-Davies J, Mills KR (1993) Immunological associations of acquired neuromyotonia (Isaac's syndrome). Report of five cases and literature review. Brain 116:453–469
83. Oh SJ, Dropcho EJ, Claussen GC (1997) Anti-Hu associated paraneoplastic sensory neuronopathy responding to early aggressive immunotherapy: report of two cases and review of the literature. Muscle Nerve 20:1576–1582
84. O'Neill JH, Murray NMF, Newsom-Davis J (1988) The Lambert Eaton myasthenic syndrome. Brain 111:577–596
85. Otten A, Bossuyt PMM, Vermeulen M (1995) Intravenous immunoglobulin treatment in neurological diseases. J Neurol Neurosurg Psychiatry 59:359–361
86. Peterson K, Rosenblum MK, Kotanides H et al (1992) Paraneoplastic cerebellar degeneration. I. A clinical analysis of 55 anti Yo antibody positive patients. Neurology 42:1931 –1937
87. Pfeiffer G, Grupp C (1998) Reversible paraneoplastic cerebellar symptoms. An example of anti Ri syndrome. Nervenarzt 69:516–518
88. Porta Etessam J, Berbel JA, Martinez Salio A (1998) Paraneoplastic cerebellar degeneration with symmetrical pan-cerebellar syndrome. Rev Neurol 26:1015–1017

89. Porta-Etessam J, Dalmau J (1999) Analisis de las consultas neurologicas en un hospital oncologico: contributiones de la neurooncologica. Neurologia 14:266-274
90. Posner JB (1995) Neurologic complications of cancer. FA Davies, Philadelphia
91. Quarles RH, Weiss MD (1999) Autoantibodies associated with peripheral neuropathy. Muscle Nerve 22:800–822
92. Qureshi AI, Choudhry MA, Akbar MS et al (1999) Plasma exchange versus intravenous immunoglobulin treatment in myasthenic crisis. Neurology 52:629–632
93. Recht L (1993) Early diagnosis and intravenous immune globulin therapy in paraneoplastic cerebellar degeneration. J Neurol Neurosurg Psychiatry 56:1338
94. Rich MR, Teener JW, Bird SJ (1997) Treatment of Lambert Eaton syndrome with intravenous immunoglobulin. Muscle Nerve 20:614–615
95. Ropper AH, Gorson KC (1998) Neuropathies associated with paraproteinemia. N Engl J Med 338:1601–1607
96. Rosenfeld MR, Posner JB (1991) Paraneoplastic motor neuron disease. In: Rowland LP (ed) Advances in neurology: amyotrophic lateral sclerosis and other motor neuron diseases. Raven Press, New York, pp 445–459
97. Rubin DI, Kimmel DW, Cascino TL (1998) Outcome of peroneal neuropathies in patients with systemic malignant disease. Cancer 83:1602–1606
98. Saiz A, Dalmau J, Butler MH et al (1999) Anti amphiphysin I antibodies in patients with paraneoplastic neurological disorders associated with small cell lung carcinoma. J Neurol Neurosurg Psychiatry 66:214–217
99. Stangel M, Toyka KV, Gold R (1999) Mechanisms of high dose intravenous immunoglobulins in demyelinating disorders. Arch Neurol 56:661–663
100. Stark E, Wurster U, Patzold U et al (1995) Immunological and clinical response to immunosuppressive treatment in paraneoplastic cerebellar degeneration. Arch Neurol 52:814–818
101. Steck AJ (1998) Neurological manifestations of malignant and non malignant dysglobulinaemias. J Neurol 245:634–639
102. Stübgen JP (1995) Neuromuscular disorders in systemic malignancy and its treatment. Muscle Nerve 18:636–648
103. Taylor RB, Mason W, Kong K et al (1999) Reversible paraneoplastic encephalomyelitis associated with a benign ovarian teratoma. Can J Neurol Sci 26:317–320
104. Thornton CA, Griggs RC (1994) Plasma exchange and intravenous immunoglobulin treatment of neuromuscular disease. Ann Neurol 35:260–268
105. Töpfer M, Schröder M, Unger JW et al (1999) Neuromyotonia, myocloni, sensory neuropathy and cerebellar symptoms in a patient with antibodies to neuronal nucleoproteins (anti-Hu antibodies). Clin Neurol Neurosurg 101:207–209
106. Uchuya M, Graus F, Vega F et al (1996) Intravenous immunoglobulin treatment in paraneoplastic neurological syndromes with antineuronal antibodies. J Neurol Neurosurg Psychiatry 44:388–392
107. Van den Berg JS, van Enegelen BG , Boerman RH et al (1999) Acquired neuromyotonia: superiority of plasma exchange over high dose intravenous human immunoglobulin (letter). J Neurol 246:623–625
108. Van Engelen BGM, Benders A, Gabreels FJ et al (1995) Are muscle cramps in Isaacs syndrome triggered by human immunoglobulin (letter)? J Neurol Neurosurg Psychiatry 58:393
109. Van der Meche FGA, Schmitz PIM (1992) Dutch Guillain Barréstudy group: a randomized trial comparing intravenous immune globulin and plasma exchange in Guillain Barrésyndrome. N Engl J Med 326:1123–1129
110. Van der Meche FGA, van Doorn PA (1995). Guillain Barré syndrome and chronic inflammatory demyelinating polyneuropathy: immune mechanisms and update on current therapies. Ann Neurol 37 (suppl 1):14–31

111. Van der Meche FGA, van Doorn PA (1997) The current place of high dose immunoglobulins in the treatment of neuromuscular disorders. Muscle Nerve 20:136–147
112. Vedeler CA (2000) Inflammatory neuropathies: update. Curr Opin Neurol 13: 305–309
113. Verschuuren JJ, Perquin M, tenVelde G et al (1999) Anti Hu antibody titre and brain metastases before and after treatment for small cell lung cancer. J Neurol Neurosurg Psychiatry 67:353–357
114. Vernino S, Lennon VA (2000) New Purkinje cell antibody (PCS-2): marker of lung cancer-related neurological autoimmunity. Ann Neurol 47:297–305
115. Voltz R, Dalmau J, Posner JB et al (1998) T cell receptor analysis in anti Hu associated paraneoplastic encephalomyelitis. Neurology 51:1146–1150
116. Voltz R, Gultekin SH, Rosenfeld MR et al (1999) A serologic marker of paraneoplastic limbic and brain-stem encephalitis in patients with testicular cancer. N Engl J Med 340:1788–1795
117. Weiss MD, Luciano CA, Semino-Mora C et al (1998) Molecular mimicry in chronic inflammatory demyelinating polyneuropathy and melanoma. Neurology 51:1738–1741
118. Wessel I, Mogielski K, Heieck P (2000) Rezidivierende paraneoplastische Zerebellopathie und limbische Enzephalitis. Nervenarzt 71:295–298
119. Wolfe GI, Barohn RJ, Foster BM et al (2000) Intravenous immunoglobulin therapy for generalized myasthenia gravis. Neurology 54 (suppl 3):A 137
120. Wondrusch E, Zifko U, Grisold W et al (1996) Neuromuscular disorders in systemic malignancy and its treatment (letter). Muscle Nerve 19:1362–1363
121. Zifko U, Drlicek M, Machacek E et al (1994) Syndrome of continuous muscle fiber activity and plasmacytoma with IgM paraproteinemia. Neurology 44:560–561

12 Multiple Sklerose

J. Haas

Die Multiple Sklerose ist die häufigste entzündliche Erkrankung des Nervensystems im jungen Erwachsenenalter. 120000 Menschen in Deutschland sind betroffen. Die Ursache der Erkrankung ist unbekannt. Die zur Zeit favorisierte Hypothese ist die Annahme einer gegen das zentrale Nervensystem gerichteten Autoimmunreaktion, begünstigt durch eine genetische Disposition und den Kontakt mit einem infektiösen Agens vor dem 14. Lebensjahr. Als Indizien dafür, dass die Multiple Sklerose eine Autoimmunerkrankung ist, gelten das bevorzugte Auftreten bei Frauen, der Verlauf in Schüben, die Zerstörung von Myelinscheiden in Anwesenheit von autoagressiven T-Zellen und Autoantikörpern, das Vorhandensein eines Tiermodells und das Ansprechen auf immunsuppressive und immunmodulatorische Therapien. Immunglobuline werden bevorzugt während der Schwangerschaft und im Wochenbett sowie bei Kranken mit interkurrenten Infekten oder Autoimmunerkrankungen eingesetzt.

12.1 Historischer Überblick

Die Immuntherapie der Multiplen Sklerose begann mit dem Einsatz von Kortikosteroiden Anfang der 50er Jahre und das erste Immunsuppressivum, das angewandt wurde, war Azathioprin. Der Durchbruch in der Therapie der Multiplen Sklerose waren die Zulassungen der β-Interferone und des Immunmodulators Glatirameracetat nach 1995. Die schubförmige Multiple Sklerose gilt heute weithin akzeptiert als eine behandelbare Erkrankung.

Immunglobuline, deren Wirksamkeit bei Autoimmunerkrankungen in den letzten 10 Jahren in zahlreichen Studien aufgezeigt wurde, haben auch in der Differentialtherapie der Multiplen Sklerose einen hohen Stellenwert.

12.2 Wirkmechanismen

In Abhängigkeit von den mehr durch zelluläre oder humorale Autoimmunität geprägten Pathomechanismen wirken Immunglobuline regulierend auf verschiedene Ebenen der Entzündungskaskade [45, 49, 53, 56, 58].

Die Blockierung von Fc-Rezeptoren ist bei der Multiplen Sklerose sowohl peripher als auch im ZNS von Bedeutung [44]. Aufgrund ihrer strukturellen Ähnlichkeit mit T-Zell-Rezeptoren wird vermutet, dass IVIg direkt oder im Sinne einer kompetitiven Hemmung die Antigenpräsentation auf den T-Zellen im Sinne einer T-Zell-Rezeptorblockade beeinflusst. Auch die Expression von MHC-Klasse-I- und -II-Molekülen auf Makrophagen und Mikroglia wird maskiert und damit eine wesentliche Voraussetzung des Autoimmunitätsprozesses behindert [54, 55].

IVIg wird ein induktiver Effekt auf antigenspezifische Suppressorzellen nachgesagt, der in seinen Einzelheiten aber nicht geklärt ist. Eine entscheidende Bedeutung kommt der Modulation der Zytokine zu. TNF-α und Interferon γ sind wesentliche Mediatoren für aktive Phasen der MS und werden durch IVIg antagonisiert [3, 47, 48, 53]. Immunglobuline hemmen in vitro die Produktion von TNF-α, Interferon γ, Interleukin 2 und Interleukin 10 [1, 7]. Stangel et al. [52] konnten zeigen, dass in vitro die mikrogliale Phagozytose auf unterschiedliche Weise durch IgG gehemmt wird (vgl. hierzu auch Seite 51).

Die Rolle von Autoantikörpern in dem die Myelinscheiden destruierenden Prozess, hängt vom Subtyp der MS ab [29]. Antiidiotypische Antikörper modifizieren das Ausmaß einer durch Autoantikörper vermittelten Erkrankung. Gepooltes IgG von 1000 Spendern enthält ein umfangreiches Repertoire antiidiotypischer Autoantikörper, die in den Immunprozess eingreifen und bei der MS möglicherweise einen besonderen therapeutischen Effekt haben, indem sie direkt myelintoxisch wirkende Autoantikörper inhibieren.

In der Therapie der Multiplen Sklerose ist für den Verlauf der Erkrankung nicht nur von Bedeutung, den Autoimmunprozess zu bremsen, sondern auch die Remyelinisierung zu stimulieren, die entscheidend für das sich entwickelnde funktionelle Defizit und damit das individuelle Schicksal ist. Es konnte im Tierversuch gezeigt werden, dass die Bemarkung nackter Axone durch die Gabe von IVIg bei der Maus signifikant stimuliert werden konnte. Immunglobuline begünstigen die Oligodendrozytenproliferation und stimulieren die Remyelinisierung [41, 42].

Immunglobuline dringen nicht nur durch die intakte Bluthirnschranke in das zentrale Nervensystem ein, sondern werden auch aktiv vom Plexus chorioideus sezerniert und können so ihre immunmodulatorische Wirkung innerhalb des zentralen Nervensystems entfalten [32, 59].

Den Schüben bzw. aktiven Phasen der Multiplen Sklerose gehen als Triggermechanismen häufig banale Virusinfekte voran [37]. In Abhängigkeit vom Virusantikörperspektrum des gepoolten IVIg kann eine vor Virusinfektionen schützende Wirksamkeit angenommen werden.

12.3 Klinische Studien mit Immunglobulinen bei der Multiplen Sklerose

Eine der ersten Anwendungen von Immunglobulinen wurde Anfang der 60er Jahre berichtet. Miller et al. [31] gaben in einer randomisierten Studie 21 MS-Kranken über 6 Monate 0,5 g i.m. alle 2 Wochen, ohne dass sich ein Unterschied im Verlauf zwischen den Gruppen ergab.

Einen ersten Effekt auf die Schubrate berichteten Rothfelder et al. [43]. Sie behandelten 20 MS-Kranke mit 5 g IVIg jeden zweiten Monat über 1 Jahr. Die Symptome waren danach weniger ausgeprägt und die Schubrate um 10% reduziert.

Schuller und Govarts [46] behandelten 31 MS-Kranke über 4 Jahre in absteigender Dosierung (5 g i.m. 3-mal pro Woche für ein Jahr, dann 3,3 g pro Woche, dann 0,3 g pro Woche) und stellten fest, dass sich ein Drittel besserte; ein Drittel blieb stabil und ein Drittel verschlechterte sich.

Einen unmittelbaren Effekt beobachteten Soukop und Tschabitscher [51] auf die aktive MS bei einer geringen Dosis IVIg (50 mg/kg Körpergewicht über 2–3 Wochen) bei 68% der so behandelten Patienten innerhalb von 24 Stunden.

In einer offenen, mit „matched pairs“-kontrollierten Studie wurden erstmals von Achiron [2] hohe Dosen IVIg eingesetzt, nämlich 0,4 g/kg Körpergewicht für 5 Tage und dann alle 2 Monate, ein Jahr lang. Die Schubrate sank bei den Behandelten um 72% und blieb in der Kontrollgruppe gleich, der Behinderungsgrad, gemessen an der Änderung des EDSS (Expanded Disability Status Scale nach Kurtzke), besserte sich bei den Behandelten und verschlechterte sich in den Kontrollgruppen. Dieser Effekt hielt über 3 Jahre Beobachtungszeit an.

Cook et al. [11] kombinierten als erste Methylprednisolon mit IVIg bei 14 MS-Kranken mit progredientem Verlauf, konnten aber einen additiven Effekt von IgG nicht aufzeigen.

Unter dem Aspekt der Remyelinisierung behandelten van Engelen et al. [57] MS-Kranke mit sogenannter stabiler Optikusneuritis und zeigten eine Verbesserung der gestörten Sehfunktion auf, die sie auf die durch IgG geförderte Remyelinisierung zurückführten [33, 41, 42].

1994 berichtete Pascalidou et al. [35] über eine Abnahme der Behinderung, nachdem sie 20 MS-Kranke mit 12 g IVIg pro Tag über 5 Tage, dann mit 2-mal pro Monat 6 g und dann mit 1-mal pro Monat 6 g insgesamt 2 Jahre behandelt hatten.

In einer offenen Studie gaben Maida und Schwaighofer [30] über einen Zeitraum von im Mittel 26 Monaten eine Dosierung von 0,2 g/kg alle 3 Wochen. Im Vergleich zu den 24 Monaten vor Therapie reduzierte sich die jährliche Schubrate von 2,05 auf 0,47 und 67% der so Behandelten waren schubfrei.

Eine Doppelblindstudie unter Einbeziehung von MRT-Befunden wurde von Achiron et al. [5, 6] durchgeführt. 40 Patienten mit schubförmiger Multipler Sklerose wurden mit einer Initialdosis von 0,4 g/kg über 5 Tage und dann mit 0,4 g/kg alle 2 Monate über 2 Jahre behandelt. Während sich die Schubrate vor Eintritt in die Studie statistisch nicht unterschied, war nach 2 Jahren ein hoch signifikanter Unterschied vorhanden (0,42 für die Verumgruppe – 1,42 für die Placebogruppe). Die Progression war in beiden Therapiearmen gering und es ergab sich kein Unterschied bezüglich des EDSS oder im Läsionsvolumen in der MRT.

In der österreichischen IVIg-Studie (AIMS) [14] wurde erstmals an einer großen Patientenzahl mit schubförmiger MS die Wirkung von maximal 10 g IVIg pro Patient und Monat auf die Schubrate und den Verlauf in einer randomisierten doppelblinden Studie geprüft. Nach zwei Jahren fand sich eine Reduktion der Schubrate um 60% und der EDSS in der Verumgruppe hatte sich im Mittel gebessert [14].

Eine Doppelblindstudie für den chronisch progredienten Verlauf wurde von Pöhlau et al. [38] durchgeführt und ergab sowohl einen signifikanten Effekt auf die Progression als auch auf den MRT-Befund und die Schubrate. Die Dosierung war mit 20 g/2 Wochen vergleichsweise hoch. Keinen Effekt auf die Progression beobachtete im Gegensatz hierzu eine amerikanische Arbeitsgruppe [15].

Den Effekt auf Gadolinium speichernde Herde untersuchte Sörensen [50]. Mit einer Dosierung von 2 g/kg Körpergewicht (KG) reduzierte sich nicht nur die Zahl der Gadolinium speichernden Herde signifikant, sondern auch die Schubrate.

Noseworthy et al. [34] behandelten in einer randomisierten, doppelblinden, placebokontrollierten Studie 67 MS-Patienten mit Lähmungen (mit 0,4 g/kg IVIg über 5 Tage und dann alle 2 Wochen für 3 Monate) und fanden nach 6 Monaten keine verwertbare Verbesserung der isometrischen Muskelkraft. Dabei spielte es keine Rolle, ob die Erkrankung aktiv war oder nicht.

Über den Einsatz von Immunglobulinen post partum berichteten erstmals Achiron et al. [4]. Sie beobachteten einen schützenden Effekt vor Schüben im Wochenbett. Ähnliche Beobachtungen wurden in einer kontrollierten Beobachtung an 50 Frauen von uns gemacht. Im Vergleich zu der europäischen PRIMS(Pregnancy in Multiple Sclerosis)-Studie [10] konnte gezeigt werden, dass sich die erwartete Schubrate um 70% reduziert, wenn unmittelbar post partum eine immunprophylaktische Therapie mit einer Startdosis von 60 g und nachfolgend 10 g pro Monat gegeben wird [16]. Die Schubrate der PRIMS-Studie und der eigenen Beobachtung mit IVIg-Prophylaxe sind in Abbildung 12.1 dargestellt. Ähnliche Beobachtungen wurden jüngst von Karageorgiou et al. mitgeteilt [27].

Zur Frage des additiven Effektes einer immunsuppressiven mit einer immunmodulatorischen Therapie präsentierten 1998 Kalanie und Tabatabai [26] die Ergebnisse einer offenen Pilotstudie. 34 Patienten mit schubförmigem Verlauf erhielten eine Kombinationstherapie mit einer Startdosis von 0,2 g/kg KG und monatlichen Dosen von 0,02 g/kg KG sowie additiv 3 mg/kg KG Azathioprin in den ersten zwei Jahren und 2 mg/kg KG Azathioprin im dritten Jahr. Die Schubrate sank von 1,7 auf 0 im dritten Jahr und der EDSS besserte sich von 3,4 auf 3,0.

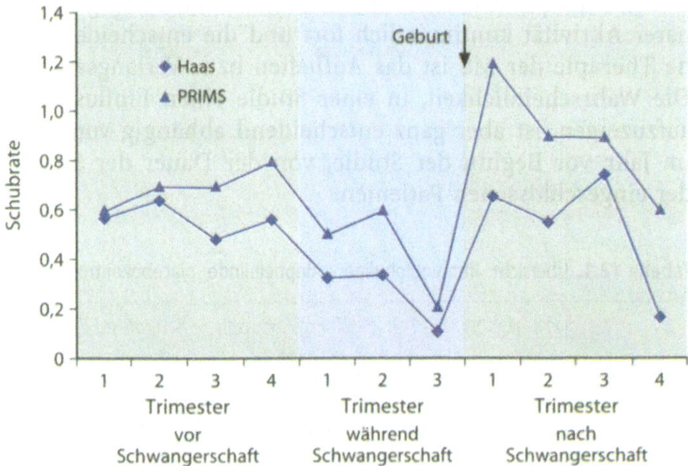

Abb. 12.1. Vergleich der MS-Schubraten von PRIMS- und IgG-Studie

12.4 Nebenwirkungen

Immunglobuline sind im Allgemeinen sehr gut verträglich. Die Nebenwirkungsrate bei Dosierungen bis zu 1 g/kg KG ist gering. Schwere Nebenwirkungen sind ausgesprochen selten, insbesondere bei neurologischen Autoimmunerkrankungen, da es sich hier im Vergleich zu anderen Indikationen um überwiegend internistisch gesunde Personen handelt. In einer Zusammenstellung von Dalakas et al. [12] traten bei 10% der Behandelten Nebenwirkungen auf, die in der Regel als leicht einzustufen waren. Es handelte sich um mäßige Kopfschmerzen, leichte Rückenschmerzen, Engegefühl in der Brust, Schüttelfrost. Diese in Abhängigkeit von der Infusionsgeschwindigkeit und der Temperatur der Infusionslösung auftretenden Beschwerden klingen rasch ab. Auch gelegentlich auftretendes Fieber bildet sich meist innerhalb von 24 Stunden zurück (vgl. Seite 64).

Bei der von Sörensen et al. [50] applizierten Dosis von 2 g/kg KG traten allerdings ekzematöse Hautveränderungen bei elf der behandelten Patienten auf, sowie ein Fall von Hepatitis C durch eine kontaminierte Charge, wie es auch bei älteren Immunglobulinpräparationen mit deutlich geringerer Virussicherheit im Vergleich zu heute vorgekommen ist [8] - vergleiche hierzu Kapitel 2.

12.5 Bewertung der Immunglobulinstudien

Schon in den offenen Anwendungen ergeben die Daten bezüglich einer Änderung der Schubrate Hinweise darauf, dass eine immunmodulatorische Therapie mit Immunglobulinen möglicherweise wirksam sein könnte.

Die Multiple Sklerose schreitet aber unabhängig von klinisch erkennbarer Aktivität kontinuierlich fort und die entscheidende Forderung an eine Therapie der MS ist das Aufhalten bzw. Verlangsamen der Progression. Die Wahrscheinlichkeit, in einer Studie einen Einfluss auf die Progression aufzuzeigen, ist aber ganz entscheidend abhängig von der Progressionsrate im Jahr vor Beginn der Studie, von der Dauer der Studie sowie der Zahl der eingeschlossenen Patienten.

Tabelle 12.1. Übersicht: Immunglobuline – doppelblinde, placebokontrollierte Studien

	Fazekas et al. 1997	Soelberg-Sörensen et al. 1998	Achiron et al. 1998	Pöhlau et al. 1995
Design	doppelblind, placebokontrolliert parallel, multizentrisch	doppelblind, placebokontrolliert, cross over	doppelblind, placebokontrolliert, parallel	doppelblind, placebokontrolliert, parallel
Präparat und Dosis	Intragam 0,15–0,2 g/kg KG pro Monat	Gammagard 2,0 g/kg KG pro Monat	IgG Bayer IgG Promedico 0,4 g/kg KG 1 Woche täglich, dann jeden 2. Monat	Venimmun 20 g alle 14 Tage
Dauer	2 Jahre	2-mal 6 Monate, 3 Monate wash out	2 Jahre	1 Jahr
n	128	26	40	40
Verlaufstyp	schubförmig remittierend	schubförmig und schubförmig progr.	schubförmig remittierend	schubförmig progr. und sekundär progr.
Alter	15–65	18–50	18–60	
EDSS	1–6	2–7	0–6	
Ergebnisse				
EDSS	signifikant gebessert IgG – 0,23 Placebo +0,12	kein signifikanter Unterschied	kein signifikanter Unterschied	1 Punkt Besserung: IgG 12,5% Placebo 0% 1 Punkt Verschlechterung IgG 0% Placebo 33%
Schubrate Reduktion IgG versus Placebo	–59%	–42%	–77%	–34%
MRT	nicht MRT-kontrolliert			
Gad. positive Herde		63% weniger	nicht untersucht	kein signifkanter Unterschied
Herdvolumen T2		kein signifikanter Unterschied	kein signifikanter Unterschied	nicht untersucht

In den vier doppelblinden, placebokontrollierten IVIg-Studien konnte ein einheitlicher Effekt auf die Schubrate gezeigt werden, aber nur in zwei Fällen [14, 38] ein Effekt auf die Progression. Die Progression wurde aber bislang in keiner Studie mit dem Kriterium „bestätigte Progression“ nach 3 bzw. 6 Monaten evaluiert (Tabelle 12.1).

Ein Einfluss auf die MRT-Befunde war zwar in den Studien von Sörensen [50] und Pöhlau [38] vorhanden, wobei aber in beiden Studien eine hohe Drop-out-Rate berücksichtigt werden muss. Andererseits konnte aber in beiden Studien eine signifikante Abnahme der Gadolinium speichernden Herde beobachtet werden.

Ein grundsätzliches Problem bei allen bisher veröffentlichten Daten ist die unterschiedliche Dosierung, die auch in den Doppelblindstudien zwischen 0,15 g und 2 g/kg KG schwankt. Die gewählten Dosierungen sind von den Dosierungen bei der idiopathischen thrombozytopenischen Purpura (ITP) und anderen internistischen Indikationen abgeleitet. Eine Dosisfindungsstudie liegt bislang nicht vor. Auch die Frage, ob eine initiale sogenannte „loading dose“ notwendig ist, ist unbeantwortet.

Die Überprüfung einer postulierten Remyelinisierung anhand von Surrogatmarkern, zum Beispiel durch signifikante Verbesserung neurophysiologischer Parameter oder MR-spektroskopische Befunde, steht aus.

12.6 Differentialtherapie der schubförmigen MS

Die derzeitigen Empfehlungen zur immunprophylaktischen Therapie der MS sind im Sinne einer Therapieeskalation in Stufen gegliedert und die einzelnen Therapiestrategien Evidenzklassen der nachgewiesenen Wirksamkeit zugeordnet (Konsensuspapier der deutschsprachigen Neurologen) [40].

Stufe 1 der Immuntherapie bei schubförmiger MS

Die Diagnose einer schubförmigen MS ist nach neuen Kriterien in Zusammenhang mit dem ersten Schub erlaubt, insbesondere wenn die Diagnose MRT- und liquorgestützt ist. Aufgrund der Daten der beiden sogenannten Early-onset-Studien ETOMS [9] und CHAMPS [23] ist eine frühe immunprophylaktische Therapie zu empfehlen.

In Deutschland zugelassen und in ihrer Wirksamkeit in Studien der Klasse-I-Evidenz belegt sind derzeit Interferon β 1a i.m. und s.c. und Interferon β 1b s.c. Glatirameracetat, für das ebenfalls Studien der Klasse-I-Evidenz vorliegen, ist innerhalb der EU zugelassen und steht über Import zur Verfügung. Azathioprin, seit 20 Jahren im Einsatz bei der Multiplen Sklerose, wurde Anfang 2000 auf dem Boden der historischen Studien zugelassen.

Für Immunglobuline liegt nur eine Studie der Klasse-I-Evidenz vor, die eine ausreichend hohe Patientenzahl eingeschlossen hat, aber hinsichtlich der Blendung (der „treating physician“ kannte die Medikation) kritisch be-

Tabelle 12.2. Indikation für Immunglobuline bei Multipler Sklerose

– schubförmige MS: grundsätzliche Zustimmung einiger Kostenträger bei den angeführten Indikationen liegt vor, sonst Antrag auf Heilversuch nötig	
Erste Wahl bei	MS im Kindesalter Kinderwunsch, Schwangerschaft, Stillzeit Kontraindikationen für Interferon β – Depression, Psychose, Epilepsie – Herzrhythmusstörungen – Herzinsuffizienz – Leberschaden – schwere Allgemeinerkrankung – Paraproteinämie – begleitende Autoimmunerkrankung – Hauterkrankungen (Psoriasis, Neurodermitis) – besondere berufliche Situation Kontraindikation für Glatirameracetat – Hauterkrankungen – Herzerkrankung (Cave subakute Postinjektionsreaktion – SPIR) – begleitende Autoimmunerkrankung? Unfähigkeit zur Selbstinjektion
Zweite Wahl bei	Therapieversagen Interferon β Nebenwirkungen Interferon β – Hautreaktionen – anhaltende Grippesymptome – Kopfschmerzen – Gewichtsabnahme – De-novo-Psychose, Depression, Anfälle – De-novo-Allgemeinerkrankung – z.B. Diabetes mellitus Hypertonus schwerer Infekt – Leberenzymanstieg – Blutbildveränderungen – De-novo-Autoimmunerkrankung Therapieversagen Glatirameracetat Nebenwirkungen Glatirameracetat – Hautreaktionen – schmerzhafte Lymphknotenschwellungen – wiederholte SPIRS

Tabelle 12.2 (Fortsetzung)

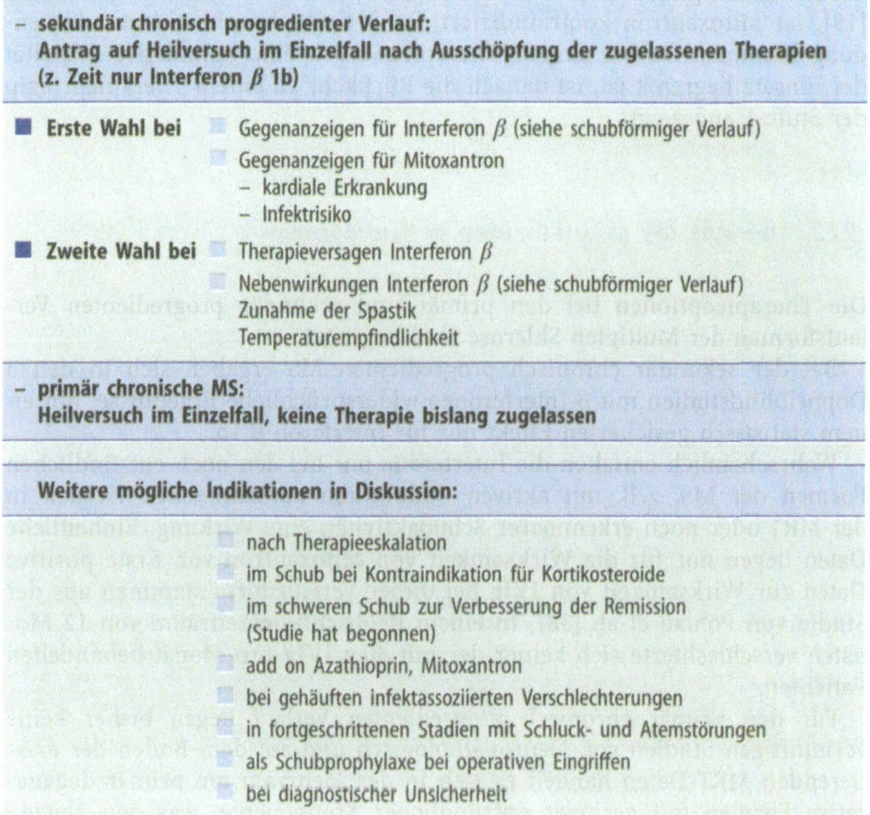

– sekundär chronisch progredienter Verlauf: Antrag auf Heilversuch im Einzelfall nach Ausschöpfung der zugelassenen Therapien (z. Zeit nur Interferon β 1b)	
Erste Wahl bei	Gegenanzeigen für Interferon β (siehe schubförmiger Verlauf) Gegenanzeigen für Mitoxantron – kardiale Erkrankung – Infektrisiko
Zweite Wahl bei	Therapieversagen Interferon β Nebenwirkungen Interferon β (siehe schubförmiger Verlauf) Zunahme der Spastik Temperaturempfindlichkeit
– primär chronische MS: Heilversuch im Einzelfall, keine Therapie bislang zugelassen	
Weitere mögliche Indikationen in Diskussion:	
	nach Therapieeskalation im Schub bei Kontraindikation für Kortikosteroide im schweren Schub zur Verbesserung der Remission (Studie hat begonnen) add on Azathioprin, Mitoxantron bei gehäuften infektassoziierten Verschlechterungen in fortgeschrittenen Stadien mit Schluck- und Atemstörungen als Schubprophylaxe bei operativen Eingriffen bei diagnostischer Unsicherheit

urteilt wird und nicht MRT-kontrolliert ist. Die anderen 3 Doppelblindstudien sind zwar MRT-kontrolliert, haben aber zu geringe Patientenzahlen. Eine Zulassung besteht nicht. In der Behandlung der schubförmigen MS können Immunglobuline daher nur eingesetzt werden, wenn bestimmte differentialtherapeutische Bedingungen erfüllt sind (Tabelle 12.3).

Stufe 2 der Immuntherapie der schubförmigen MS

Da derzeit keine Studien zur additiven Wirksamkeit von mehreren Substanzen der Stufe 1 vorliegen, wird bei Unverträglichkeit oder Therapieversagen eines Medikamentes der Wechsel auf eine andere Substanzklasse der Stufe 1 empfohlen.

Stufe 3 der Immuntherapie der schubförmigen MS

Bei agressivem Verlauf der Erkrankung und nicht ausreichendem Effekt – auch nicht nach Wechsel des Therapieprinzips – ist Mitoxantron das Mittel der Wahl. Hier liegt bezüglich des schubförmig progredienten und sekundär chronisch progredienten Verlaufes eine Studie der Klasse-1-Evidenz vor [19]. Ist Mitoxantron kontraindiziert, kann Cyclophosphamid zur Anwendung kommen. Da bei beiden Therapien durch eine kumulative Toxizität der Einsatz begrenzt ist, ist danach die Rückkehr zu einem Therapieprinzip der Stufe 1 angezeigt.

12.7 Therapie der progredienten Verlaufsformen

Die Therapieoptionen bei den primär und sekundär progredienten Verlaufsformen der Multiplen Sklerose sind begrenzt.

Bei der sekundär chronisch progredienten MS ergaben sich in den 3 Doppelblindstudien mit β-Interferonen widersprüchliche Ergebnisse, mit einem statistisch gesicherten Effekt nur für Interferon β 1b.

Wahrscheinlich entfalten die Interferone nur bei den noch entzündlichen Formen der MS, z.B. mit aktiven Gadolinium aufnehmenden Herden in der MRT oder noch erkennbarer Schubaktivität, eine Wirkung. Einheitliche Daten liegen nur für die Wirksamkeit von Mitoxantron vor. Erste positive Daten zur Wirksamkeit von IVIg bei dieser Verlaufsform stammen aus der Studie von Pöhlau et al. [38]. In einem Beobachtungszeitraum von 12 Monaten verschlechterte sich keiner der mit 40 g IVIg pro Monat behandelten Patienten.

Für den primär chronisch progredienten Verlauf liegen bisher keine vernünftigen Studien vor. Neuropathologisch und auf dem Boden der existierenden MRT-Daten handelt es sich in der Mehrzahl um primär degenerative Formen mit geringer entzündlicher Komponente, was den Nutzen der besprochenen Substanzen relativiert. Bei dem primären axonalen Verlust dieser Verlaufsform sollen allerdings neuronale Antikörper eine wesentliche Rolle spielen [28], sodass hier den antiidiotypischen Antikörpern der IVIg eine therapeutische Bedeutung zukommen könnte.

12.8 Therapie des akuten Schubes mit Immunglobulinen – eine therapeutische Option?

Die rasch eintretende Wirksamkeit bei anderen Autoimmunerkrankungen in der Neurologie, wie der Myasthenia gravis oder der akuten Polyneuritis [13, 18, 20, 21], wirft die Frage auf, inwieweit Schübe der Multiplen Sklerose auf Immunglobuline in ähnlicher Weise reagieren. Betrachtet man Gadolinium aufnehmende Herde als Surrogatmarker akuter entzündlicher Aktivität, so liegen bezüglich der Wirksamkeit von IVIg hierzu nur Daten vor, bei denen sehr hohe Dosen (2 g/kg KG) zum Einsatz kamen. In einer Studie von Haas et al. [17] wurde unter der Hypothese der besseren und

Tabelle 12.3. Übersicht über laufende Studien mit Immunglobulinen bei MS

Name der Studie	Patientenzahl	Verlaufsform	Dosis und Dauer	Zielparameter
ESIMS Sponsor Bayer	?	schubf. progr. sek. progr.	1 g/kg KG pro Monat 2 Jahre	bestätigte Progression MRI
Pöhlau et al. Sponsor Aventis	?	schubf. progr. sek. progr. prim. progr.	60 g pro Monat 2 Jahre	bestätigte Progression
GAMPP Sponsor Octapharma	100	schubförmig	60 g versus Placebo 10 g/Monat für 6 Monate	Schubfreiheit Schubrate
TARIMS Sponsor Bayer	172	Schub	1 g/kg KG IgG, dann 3 Tage 1 g Methylprednisolon	
Achiron et al. (2000)		persönliche Mitteilung		

schnelleren Remyelinisierung IVIg versus Placebo als Add-on-Therapie im Schub apppliziert. Die Studie wurde vorzeitig nach Rekrutierung von 68 Patienten infolge von Produktionsproblemen der verwendeten IVIg-Präparation abgebrochen. Die bis dahin erhobenen Daten ergaben keinen Vorteil der IVIg bezüglich der Rückbildungsgeschwindigkeit, der Remission nach einem Jahr, der Zeit bis zum nächsten Schub oder der Progression. Das Fehlen eines Effektes könnte auf den günstigen Spontanverlauf bei den hier rekrutierten Patienten mit überwiegend schubförmig remittierenden Verlauf zurückzuführen sein. Vielleicht ist auch die Megadosis von 1 g Methylprednisolon über 3–5 Tage so wirksam, dass dieser Effekt nicht zu steigern ist. Schließlich sind kompetitive Wirkmechanismen der zwei Substanzgruppen oder ein gestörtes Passieren der Bluthirnschranke durch IVIg bei zeitgleicher Gabe von Methylprednisolon denkbar.

Allerdings fanden auch Noseworthy et al. [34] in einer randomisierten, doppelblinden, placebokontrollierten Studie zur Überprüfung der Remyelinisierung bei 67 Patienten mit manifesten Lähmungen keine verwertbare Verbesserung der isometrischen Muskelkraft.

Eine Reihe der hier diskutierten Fragen wird derzeit noch in Therapiestudien geprüft (siehe Tabelle 12.3). Da auch in diesen Studien unterschiedliche Dosierungen Anwendung finden und eine Dosisfindung lediglich in der GAMPP-Studie thematisiert ist, wird die Frage, mit welcher Dosierung ein optimaler Effekt bezüglich der Progression erzielt werden kann, wahrscheinlich unbeantwortet bleiben. Dennoch ist zu erwarten, dass sich beim Vergleich der Effekte Hinweise ergeben, unter welcher Dosierung wahrscheinlich keine Wirkung auf MRT und Progression zu erwarten ist.

12.10 Stellenwert der Immunglobuline in der MS-Therapie

In Tabelle 12.4 sind die Daten aus den wichtigsten Therapiestudien der letzten Jahre im Vergleich aufgeführt mit dem Einfluss auf die Schubrate und dem Anteil der schubfreien Patienten am Ende der jeweiligen Beobachtungsperiode. Der Einfluss auf die Progression und die MRT-Daten ist – soweit publiziert – ebenfalls angeführt. Die zum jetzigen Zeitpunkt vorliegenden Daten zur Immuntherapie der schubförmigen Multiplen Sklerose zeigen im Vergleich zu den anderen Substanzen einen Vorteil der IVIg hinsichtlich der Abnahme der Schubrate, der allerdings in einem direkten Vergleich überprüft werden müsste. Eine randomisierte Studie, in denen parallel die drei unterschiedlichen β-Interferone, Glatirameracetat, Azathioprin und Immunglobuline eingesetzt werden, wird es aber in absehbarer Zeit nicht geben. Im klinischen Alltag erfolgt die Zuordnung zu den einzelnen Therapieformen nicht zufällig, sondern in Abhängigkeit von den vorliegenden Daten, dem Wunsch des Patienten und dem Budget des behandelnden Arztes, sodass auch durch vergleichende Anwendungsbeobachtungen nach der Zulassung eine einigermaßen objektive Beurteilung nicht möglich sein wird.

Immunglobuline sind in der Differentialtherapie der Multiplen Sklerose ein interessantes Therapieprinzip. Zum jetzigen Zeitpunkt liegt keine Zulassung für die Indikation Multiple Sklerose vor. Der Einsatz bei der schubförmigen MS ist aber gerechtfertigt, wenn Kontraindikationen, Unverträglichkeit oder Therapieversagen für ein zugelassenes Therapieprinzip gegeben sind. Für den sekundär chronisch progredienten und den primär chronisch progredienten Verlauf ist der Einsatz im Sinne eines Heilversuches im Einzelfall gegenüber dem Kostenträger begründbar.

Aus der Sicht des Patienten haben Immunglobuline eine hohe Akzeptanz, da häufige Selbstinjektionen nicht nötig sind, das Nebenwirkungsspektrum günstig ist und die monatliche Infusion bei vielen Patienten, wodurch auch immer, sich positiv auf die aktuelle Befindlichkeit auswirkt. Als Nachteil werden besonders bei den unbehinderten Kranken der 4-wöchentlich notwendige Arztkontakt und das Restrisiko von Infektionen empfunden. Therapieabbrüche aufgrund von Nebenwirkungen sind nach eigenen Erfahrungen bei einer Dosierung von 10 g/Monat ausgesprochen selten – sie liegen bei einer Behandlungsdauer von einem Jahr unter 3%.

Immunglobuline sind das Mittel der Wahl bei einer begleitenden Autoimmunerkrankung, Kinderwunsch, Schwangerschaft und Stillzeit. Sie bieten sich zur Kombination mit zytostatisch wirksamen Substanzen an, insbesondere im Hinblick auf Effekte wie Infektionsprophylaxe und Remyelinisierung.

Weltweit laufen derzeit Studien, die die Wirksamkeit von Immunglobulinen in unterschiedlichen Dosierungen und auf unterschiedliche Zielparameter prüfen. Ein abschließendes Urteil über den Stellenwert von Immunglobulinen bei der Multiplen Sklerose kann erst nach Vorliegen dieser Ergebnisse erfolgen.

Tabelle 12.4. Vergleich der Therapiestudien bei MS. Es ist jeweils der Effekt im Vergleich zu Placebo der Verumgruppe angegeben

Studie	n, EDSS Dauer	Medikation	Schubraten Reduktion	schubfreie Patienten	Progression EDSS	Progressions-freiheit	MRT
1 Interferon β 1b schubf.	n 372 10–5,5 5 Jahre	28×10 Mio. IE INF-β 1b pro Woche	–30% versus Placebo	31% versus 16% Placebo	+0,11 versus 0,00	73% versus 61% nicht signifikant	weniger Läsionsfläche, weniger aktive Herde
2 Interferon β 1b schubf. progr. sek. progr. Europa	n 718 3,0–6,5 2–3 Jahre	28×10 Mio. IE INF-β 1b pro Woche versus Placebo	0,35 versus 0,24	keine Daten	keine Daten	61% versus 50% signifikant	weniger Läsionsfläche, weniger Gad. pos. Herde, weniger aktive Herde
3 Interferon β 1b schubf. progr. sek. progr. Nordamerika	n 939 3,0–6,5 3 Jahre	28×10 Mio. IE INF-β 1b pro Woche versus Placebo	–36%	keine Daten	nicht signifikant		weniger Läsionsfläche, weniger Gad. pos. Herde, weniger aktive Herde
4 Interferon β 1a i.m. schubf.	n 312 1–3,5 2 Jahre	6×10 Mio. IE INF-β 1a i.m. pro Woche	–30% versus Placebo	38% versus 26%		21% versus 33% (Placebo)	kein Effekt
5 PRIMS schubf.	n 560 0–5,5 2 Jahre	66 µg/Woche versus 132 µg/Woche versus Placebo	–33% bzw. –37% versus Placebo signifikant $p<0.0001$	27% versus 32% versus 16% signifikant	+0,23 versus +0,24 versus +0,48 signifikant	67% versus 71% versus 59% signifikant	weniger Läsionsfläche, weniger aktive Herde, weniger Gad. pos. Herde
6 SPECTRIMS schubf. progr. sek. progr.	n 618 3,0–6,5 3 Jahre	66 µg versus 132 µg versus Placebo	–31% für beide INF-β-Gruppen versus Placebo	52% versus 54% versus 52% nicht signifikant	kein Unterschied	33% versus 35% versus 29%	weniger Läsionsfläche, weniger aktive Herde

Tabelle 12.4 (Fortsetzung)

Studie	n, EDSS Dauer	Medikation	Schubraten Reduktion	schubfreie Patienten	Progression EDSS	Progressions-freiheit	MRI
7 CHAMPS erster Schub	n 383 2 Jahre	6×10 Mio. IE INF-β 1a i.m. versus Placebo		69% versus 50% signifikant	?	?	weniger Läsions-fläche, weniger aktive Herde
8 ETOMS erster Schub	n 309 3 Jahre	22 µg/Woche versus Placebo	−23% versus Placebo	66% versus 55% signifikant $p<0{,}05$	?	?	weniger Läsions-fläche, weniger aktive Herde
9 Glatirameracetat schubf.	n 251 0–5,0 2 Jahre	20 mg/Tag versus Placebo	−29% versus Placebo	34% versus 25% p 0,035	−0,05 versus +0,21 p 0,023	78% versus 75% nicht signifikant	nicht untersucht
10 Glatirameracetat schubf.	n 239 9 Monate	20 mg/Tag versus Placebo	?	?	?	?	35% Läsionsfläche, 35% aktive Herde, Gad. pos. Herde
11 AIMS schubf.	n 148 0–5,5 2 Jahre	0,15–0,2 g/kg IgG versus Placebo	−59% versus Placebo	54% versus 35%	−0,23% versus + 0,12 p 0,008 signifikant	84% versus 77%	nicht untersucht

1 INF-β Study Group (1993) [22]; 2 Kappos, INF-β Study Group Europe (1998) Kongressmitteilung, 3 INF-β Study Group Northamerica (unpublished data), 4 Jacobs et al. (1996) [24], 5 PRIMS Study Group (1998) [39], 6 Paty et al. (1999) [36], 7 Jacobs et al. (2000) [23], 8 Comi et al. (1998) [9], 9 Johnson et al. (1995) [25], 10 Comi et al. (Kongressmitteilung), 11 Fazekas et al. (1997) [14]

Literatur

1. Abe Y, Horiuchi A, Miyake M, Kimura S (1994) Anti-cytokine nature of natural human immunoglobulin: one possible mechanism of the clinical effect of intravenous immunoglobulin therapy. Immunol Rev 139:5–19
2. Achiron A, Pras E, Gilad R, Ziv I, Mandel M, Gordon CR (1992) Open controlled therapeutic trial of intravenous immune globulin in relapsing-remitting multiple sclerosis. Arch Neurol 49 (12):1233–1236
3. Achiron A, Margalit R, Hershkoviz R et al (1994) Intravenous immunoglobulin treatment of experimental T cell mediated autoimmune diseases: up regulation of T cell proliferation and down-regulation of TNF-alpha secretion. J Clin Invest 93:600–605
4. Achiron A et al (1996) Intravenous immunoglobulin treatment in the prevention of childbirth-associated acute exacerbations in multiple sclerosis – a pilot study. J Neurol 243:25–28
5. Achiron A, Barak Y, Goren M, Gabbay U, Miron S, Rotstein Z, Noy S, Sarova-Pinhas I (1996) Intravenous immune globulin in multiple sclerosis: clinical and neuroradiological results and implications for possible mechanism of action. Clin Exp Immunol 104 (Suppl 1):67–70
6. Achiron A, Gabbay U, Gilad R, Hassin-Baer S et al (1998) Intravenous immunoglobulin treatment in multiple sclerosis. Effect on relapses. Neurology 50 (2):398–402
7. Andersson U, Bjork L, Skansen-Saphir U et al (1994) Pooled human IgG modulates cytokine production in lymphocytes and monocytes. Immunol Rev 139:21–42
8. Bjoro K et al (1994) Hepatitis C infection in patients with primary hypogammaglobulinemia after treatment with contaminated immune globulin. New Engl J Med 331:1607–1611
9. Comi G, Filippi M, Barkhof F et al (1998) ETOMS Study: baseline characteristics of the included population. J Neurology 245:314
10. Confavreux C, Hutchinson M, Hours M et al (1998) Rate of pregnancy-related relapse in multiple sclerosis. New Eng J Med 339:285–291
11. Cook SD et al (1992) Intravenous gamma globulin in progressive MS. Acta Neurol Scand 86:171–175
12. Dalakas MC (1998) Controlled studies with high-dose intravenous immunoglobulin in the treatment of dermatomyositis, inclusion body myositis, and polymyositis. Neurology 51 (Suppl 5):37–45
13. Dalakas MC (1998) Mechanism of action of intravenous immunoglobulin and therapeutic considerations in the treatment of autoimmune neurologic diseases. Neurology 51 (Suppl 5):2–8
14. Fazekas F, Deisenhammer F, Strasser-Fuchs S, Nahler G, Mamoli B for the Austrian immunoglobulin in Multiple Sclerosis Study Group (1997) Randomised placebo-controlled trial of monthly intravenous immunoglobulin therapy in relapsing-remitting multiple sclerosis. Lancet 349 (9052):589–593
15. Francis GS, Freeman MS, Antel JP (1997) Failure of intravenous immunoglobulin to arrest progression of multiple sclerosis: a clinical and MRI based study. Multiple Sclerosis 3:370–376
16. Haas J (2000) High dose IVIg in the post partum period for the prevention of exacerbations in MS. Multiple Sclerosis 6 (Suppl 2):18–20
17. Haas J (1995) Add on IgG in exacerbations of MS. Neurology Suppl 856
18. Hahn A (1998) Treatment of chronic inflammatory demyelinating polyneuropathy with intravenous immunoglobulin. Neurology 51 (Suppl 5):16–21

19. Hartung HP, Gonsette R, and the MIMS Study Group (1999) Mitoxantrone in progressive multiple sclerosis: a placebo-controlled, randomised, observer-blind phase III trial: clinical results and three-year follow-up. Neurology 52 (Suppl 2):A290
20. Howard JF (1998) Intravenous immunoglobulin for the treatment of acquired myasthenia gravis. Neurology 51 (Suppl 5):30–36
21. Hughes D, for the Plasma Exchange/Sandoglobulin Guillain-Barré-Syndrome Trial group (1997) Randomised trial of plasma exchange, intravenous immunoglobulin, and combined treatments in Guillain-Barré-Syndrome. Lancet 349:225–230
22. INFB Multiple Sclerosis Study Group (1993) Interferon beta-1b is effective in relapsing-remitting multiple sclerosis: I. Clinical results of a multicenter, randomised, double-blind, placebo-controlled trail. Neurology 43:655–661
23. Jacobs DL, Beck RW, Simon JH et al (2000) Intramuscular interferon beta-1a therapy initiated during a first demyelinating event in multiple sclerosis. N Eng J Med 13:898–904
24. Jacobs DL, Cookfair DL, Rudick RA et al (1996) Intramuscular interferon beta-1a for disease progression in relapsing multiple sclerosis. The Multiple Sclerosis Collaborative research Group (MSCRG). Ann Neurol 39:285–294
25. Johnson KP, Brooks BR, Cohen JA et al (1995) Copolymer 1 reduces relapse rate and improves disability in relapsing-remitting multiple sclerosis: results of a phase III multicenter, double-blind, placebo-controlled trial. Neurology 45:1268–1276
26. Kalanie H, Tabatabai SS (1998) Combined immunoglobulin and azathioprine in multiple sclerosis. Eur Neurol 39:178–181
27. Karageorgiou CE, Tagaris G, Terzoudi M et al (1999) Intravenous immunoglobulin in childbirth-related exacerbation of multiple sclerosis. Multiple Sclerosis 5 (Suppl 1): Abstract from ECTRIMS
28. Lassmann H, Vass K (1995) Are current immunological concepts of multiple sclerosis reflected by the immunopathology of its lesions? Springer Semin Immunopathol 17:77–87
29. Lucchinetti C, Bruck W, Rodriquez M et al (1996) Distinct pattern of multiple sclerosis pathology indicates heterogeneity in pathogenesis. Brain Pathol 6:259
30. Maida E, Schwaighofer B (1994) Long-term therapy with high-dose IV immunoglobulins in MS. Clinical and MRI observations. Proceedings 10th congress of the European Committee for Treatment and research in multiple Sclerosis, Athens, p 94
31. Miller HG et al (1963) Multiple sclerosis: therapeutic trials of chloroquine, soluble aspirin, and gammaglobulin. Br Med J 4:1436–1439
32. Nos C et al (1994) Blood brain barriers changes after IVIg treatment. Proceedings 10th congress of the European Committee for treatment and research in Multiple Sclerosis, Athens, p 93
33. Noseworthy HJ, O'Brien PC, Van Engelen BG, Rodriguez M (1994) Intravenous immunoglobulin therapy in multiple sclerosis: progress from remyelination in the Theiler's virus model to a randomised, double-blind, placebo-controlled clinical trial. J Neurol Neurosurg Psychiatry 57 (Suppl):11–14
34. Noseworthy JH, O'Brien PC, Weinshenker BG et al (2000): IV immunoglobulin does not reverse established weakness in multiple Neurology 55:1135–1143
35. Pascalodiu M et al (1994) Long term therapeutic trial of MS patients using gammaglobulin: A two years follow up. Proceedings 10th congress of the European Committee for Treatment and Research in Multiple Sclerosis, Athens, p 204
36. Paty DW on behalf of the SPECTRIMS Study Group (1999) Results of the 3-year, double-blind placebo-controlled study of interferon beta-1a (Rebif) in secondary progressive MS. J Neurol 246 (1):I/15
37. Panitch HS, Bever CT, Katz E, Johnson KP (1991) Upper respiratory tract infections trigger attacks of multiple sclerosis in patients treated with interferon-β. J Neuroimmunology 35:125 (Abstract)

38. Pöhlau D et al (1995) Intravenous immunoglobulin for the treatment of progressive multiple sclerosis. J Neuroimmunology 0 (Suppl 1):47
39. PRISMS Study Group (1998) Randomised double-blind controlled study of interferon-β1a in relapsing-remitting multiple sclerosis. Lancet 352:1498–1504
40. Rieckmann P for the MS-Therapie Consensus Gruppe (MSTKG) (1999) Escalating immunomodulatory therapy of multiple sclerosis. Nervenarzt 70:371–386
41. Rodriguez M, Lennon VA (1990) Immunoglobulins promote remyelination in the central nervous system. Ann Neurol 27:12–17
42. Rodriguez M, Miller DJ, Lennon VA (1996) Immunoglobulins reactive with myelin basic protein promote CNS remyelination. Neurology 46:538–545
43. Rothfelder U, Neu I, Pelka R (1982) Therapy of multiple sclerosis with immunoglobulin G. Munch Med Wochenschrift 124:74–78
44. Sandor M, Houlden BW, Bluestone JA et al (1992) In vitro and in vivo activation of murine gamma/delta T cells induce the expression of IgA, IgM, and IgG Fc receptors. J Immunol 148:2363–2369
45. Sater RA, Rostami A (1998) Treatment of Guillain-Barré Syndrome with Intravenous Immunoglobulin. Neurology 51 (Suppl 5):9–15
46. Schuller E, Govaerts A (1983) First results of immunotherapy with immunoglobuline G in multiple sclerosis patients. Eur Neurol 22:205–212
47. Selma KW, Raine CS (1988) Tumor necrosis factor mediates myelin and oligodendrocyte damage in vitro. Ann Neurol 23:339–346
48. Selma KW, Raine CS, Canella B, Brosnan CF (1991) Identification of lymphotoxin and tumor necrosis factor in multiple sclerosis lesions. J Clin Inv 87:949–954
49. Soelberg-Sörensen (1991) Intravenous immunoglobulin G therapy: effects of acute and chronic treatment in multiple sclerosis lesions. J Clin Inv 87:949–954
50. Soelberg-Sörensen PS, Wanscher B, Jensen CV, Schreiber K, Blinkenberg M et al (1998) Intravenous immunoglobulin G reduces MRI activity in relapsing multiple sclerosis. Neurology 50 (5):1273–1281
51. Soukop W, Tschabitscher H (1986) Gamma globulin therapy in multiple sclerosis. Theoretical considerations and initial clinical experiences with 7S immunoglobulin in MS therapy. Wien Med Wochensch 136:477–480
52. Stangel M, Joly E, Scolding NJ, Compston DA (2000) Normal polyclonal immunoglobulins ('IVIg') inhibit microglial phagocytosis in vitro. J Neuroimmunol 106:137–144
53. Steinman L (1996) Multiple sclerosis: a coordinated immunological attack against myelin in the central nervous system. Cell 85:299–302
54. Ulvetad E, Williams K, Vedeler C et al (1994): reactive microglia in multiple scleroisis lesions have an increased expression of receptors for the Fc part of IgG. J Neurol Scie 121:125–131
55. Ulvetad E, Williams K, Matre R et al (1994) Fc receptors for IgG on cultured human microglia mediate cytotoxicity and phagocytosis of antibody coated targets. J Neuropathol Exp Neurol 53:27–36
56. Van der Meché FGA, Schmitz PIM, Dutch Guillain-Barré Study Group (1992) A randomised trial comparing intravenous immune globulin and plasma exchange in Guillain-Barré Syndrome. N Eng J Med 326:1123–1129
57. Van Engelen BG et al (1992) Improved vision after intravenous immunoglobulin in stable demyelinating optic neuritis. Ann Neurol 32 Letters:834–835
58. Vermeulen M, Otten A, Bossuyt PMM (1995) Intravenous immunoglobulin treatment in neurological diseases. Editorial. Journal of Neurology, Neurosurgery and Psychiatry 59:359–361
59. Wurster U, Haas J (1994) Passage of intravenous immunoglobulin and interaction with the CNS. Journal of Neurology, Neurosurgery and Psychiatry

13 Immunglobuline bei Vaskulitiden und rheumatologischen Erkrankungen

P. Berlit

Eine Reihe von systemischen Vaskulitiden und rheumatologischen Erkrankungen kann zu einer Beteiligung des Nervensystems führen. Bei der Gruppe der systemischen Angiitiden sind dies v.a. die Panarteriitis nodosa und das Churg-Strauss-Syndrom, bei den Kollagenkrankheiten vornehmlich der systemische Lupus erythematodes und das Sjögren-Syndrom. Während bei allen diesen Erkrankungen die kombinierte Behandlung mit Kortikosteroiden und Immunsuppressiva (in der Regel Cyclophosphamid) Medikation der ersten Wahl ist, liegen Erfahrungen zum Einsatz von Immunglobulinen bei einzelnen Krankheitsbildern vor. Allerdings handelt es sich fast ausschließlich um offene, nicht kontrollierte Studien oder Einzelfallbeobachtungen. Randomisierte Studien liegen zur Therapie des Kawasaki-Syndroms vor.

13.1 Einleitung

Eine Reihe von systemischen Vaskulitiden und rheumatologischen Erkrankungen kann zu einer Beteiligung des Nervensystems führen. Tabelle 13.1 gibt eine Übersicht über die Frequenz neurologischer Manifestationen bei diesen Krankheitsbildern. Die hier zu besprechende Krankheitsgruppe ist insgesamt selten – von daher ist der Neurologe nur in Einzelfällen mit entsprechenden Patienten konfrontiert, die Krankheitsbilder sind differentialdiagnostisch zu bedenken. Häufig wird die rheumatologische Erkrankung bereits bekannt sein, wenn sich neurologische Symptome zeigen. Dann ist die Diagnosestellung einfach und die Therapieentscheidung wird gemeinsam mit dem rheumatologischen Kollegen gefällt. Insbesondere die peripher neurologischen Manifestationen des Churg-Strauss-Syndromes und der Panarteriitis nodosa und die ZNS-Symptomatik des systemischen Lupus erythematodes können jedoch auch Initialsymptomatik der rheumatologischen Erkrankung sein – dann muss der Neurologe an die Möglichkeit einer systemischen entzündlichen Erkrankung denken und die Diagnose absichern. Für alle systemischen Vaskulitiden und rheumatologischen Erkrankungen hat das American College of Rheumatology Diagnosekriterien

Tabelle 13.1. Prozentuale Zentralnervensystembeteiligung und Hirninfarkthäufigkeit bei Vaskulitiden und Kollagenkrankheiten

	ZNS-Beteiligung (in %)	Hirninfarkt (in %)
Panarteriitis nodosa	30	30
Churg-Strauss-Syndrom	20	10
Arteriitis temporalis	20	10
Takayasu-Syndrom	40	20
Wegener-Granulomatose	20	10
Isolierte Angiitis des Zentralnervensystems	100	70
Behçet-Krankheit	30	10 (SVT)
Hypersensitivitätsangiitis	30	20
Kollagenkrankheiten		
– Lupus erythematodes	60	30
– Sklerodermie	<5	<5
– Sjögren-Syndrom	30	<5

SVT Sinusvenenthrombose

vorgelegt, welche Symptomatologie, klinischen Befund und paraklinische Ergebnisse berücksichtigen. In diesem Kapitel soll schwerpunktmäßig auf Krankheitsbilder eingegangen werden, bei denen erste Erfahrungen zum Einsatz von Immunglobulinen vorliegen.

13.2 Vaskulitiden

Vaskulitiden können nach der Größe betroffener Gefäße, nach histologischen Charakteristika und nach pathogenetischen Mechanismen klassifiziert werden. Tabelle 13.2 fasst eine Kombination dieser Einteilungsmerkmale für die wichtigsten Arteriitiden zusammen, wobei pathogenetisch relevante Befunde bislang in erster Linie bei den Small-vessel-Vaskulitiden bekannt sind. Eine wichtige Rolle scheinen Antikörper gegen das Zytoplasma neutrophiler Granulozyten (ANCA) zu spielen. ANCA können zur Aktivation neutrophiler Granulozyten mit Endothelschädigung unter dem Einfluss von Zytokinen führen. Sie werden in unterschiedlichem Färbeverhalten bei bis zu 50% aller systemischen Vaskulitiden nachgewiesen. Ein granuläres zytoplasmatisches Färbemuster äthanolfixierter Granulozyten (zytoplasmatische ANCA, cANCA) mit dem Antigen Proteinase 3 ist hochsensitiv für eine aktive systemische Wegener-Granulomatose (mehr als 90%) und scheint auch relativ spezifisch für dieses Krankheitsbild zu sein. Ein perinukleäres Färbemuster auf äthanolfixierten Granulozyten mit dem Antigen Myeloperoxidase ist typisch für die pANCA (perinukleäre ANCA). Diese sind vornehmlich beim Churg-Strauss-Syndrom und der mikroskopi-

Tabelle 13.2. Vaskulitiden, betroffene Gefäße und histologische/immunologische Charakteristika (aus [3])

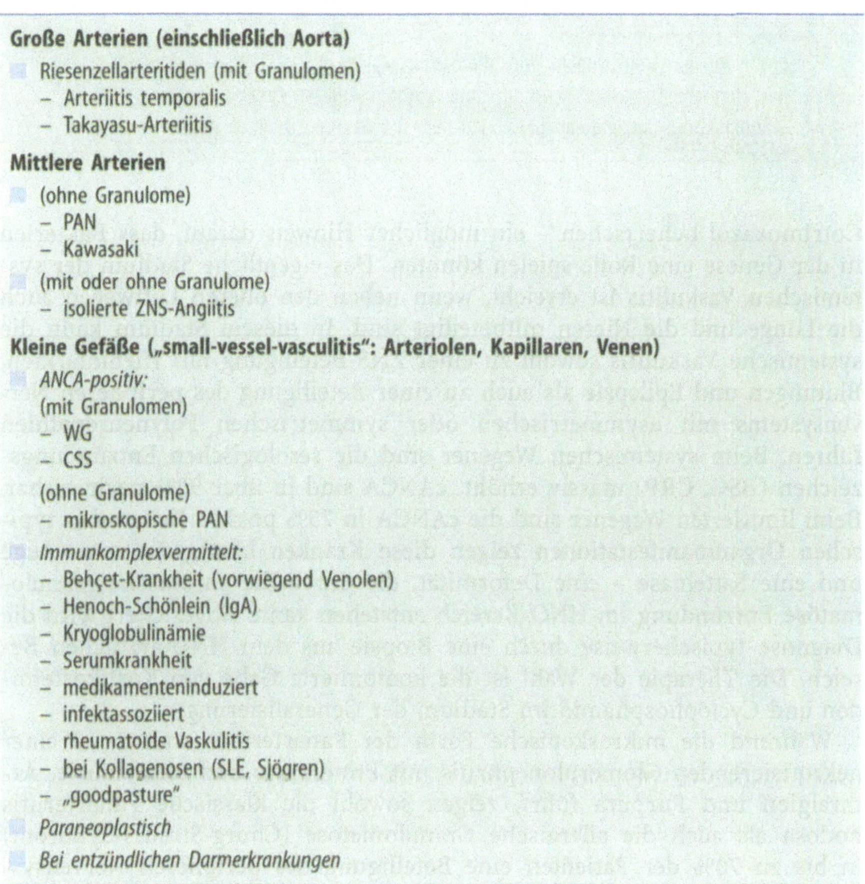

Große Arterien (einschließlich Aorta)

- Riesenzellarteritiden (mit Granulomen)
  - Arteriitis temporalis
  - Takayasu-Arteriitis

Mittlere Arterien

- (ohne Granulome)
  - PAN
  - Kawasaki
- (mit oder ohne Granulome)
  - isolierte ZNS-Angiitis

Kleine Gefäße („small-vessel-vasculitis": Arteriolen, Kapillaren, Venen)

- *ANCA-positiv:*
  (mit Granulomen)
  - WG
  - CSS

  (ohne Granulome)
  - mikroskopische PAN
- *Immunkomplexvermittelt:*
  - Behçet-Krankheit (vorwiegend Venolen)
  - Henoch-Schönlein (IgA)
  - Kryoglobulinämie
  - Serumkrankheit
  - medikamenteninduziert
  - infektassoziiert
  - rheumatoide Vaskulitis
  - bei Kollagenosen (SLE, Sjögren)
  - „goodpasture"
- *Paraneoplastisch*
- *Bei entzündlichen Darmerkrankungen*

PAN Panarteriitis nodosa, **WG** Wegener-Granulomatose, **CSS** Churg-Strauss-Syndrom, **SLE** Systemischer Lupus erythematodes

schen Panarteriitis nodosa, aber auch bei anderen systemischen entzündlichen Erkrankungen nachweisbar. Damit sind die pANCA wesentlich unspezifischer als die cANCA [3].

Die diagnostischen Kriterien für die Diagnose einer Wegener-Granulomatose sind in Tabelle 13.3 zusammengestellt. Im frühen Stadium der Erkrankung spielt sich die granulomatöse gefäßbedingte Entzündung ausschließlich im Bereich der oberen Luftwege, im HNO-ärztlichen Fachgebiet, ab. In diesem Stadium des sog. limitierten Wegener sind es v.a. der raumfordernde Effekt der entzündlichen Granulome im Bereich von Orbita und Schädelbasis sowie die möglicherweise assoziierte aseptische Begleitmeningitis, welche zu neurologischen Symptomen führen. Interessanterweise lässt sich in diesem Stadium die granulomatöse Entzündung durch die Gabe von

Tabelle 13.3. Kriterien für die Diagnose der Wegener-Granulomatose (2 der 4 Kriterien müssen erfüllt sein. Spezifität: 92,0%, Sensitivität: 88,2%)

1. orale Ulzera, Nasensekretion,
2. pathologisches Urinsediment (Mikrohämaturie, Zylinder),
3. pathologische Thoraxübersichtsaufnahme (Knoten, Infiltrat, Zysten),
4. granulomatöse Entzündung (peri)vaskulär in der Biopsie mit einem Gefäß.

Cotrimoxazol beherrschen - ein möglicher Hinweis darauf, dass Bakterien in der Genese eine Rolle spielen könnten. Das eigentliche Stadium der systemischen Vaskulitis ist erreicht, wenn neben den oberen Luftwegen auch die Lunge und die Nieren mitbeteiligt sind. In diesem Stadium kann die systemische Vaskulitis sowohl zu einer ZNS-Beteiligung mit Hirninfarkten, Blutungen und Epilepsie als auch zu einer Beteiligung des peripheren Nervensystems mit asymmetrischen oder symmetrischen Polyneuropathien führen. Beim systemischen Wegener sind die serologischen Entzündungszeichen (BSG, CRP) massiv erhöht, cANCA sind in über 90% nachweisbar. Beim limitierten Wegener sind die cANCA in 75% positiv. Neben den typischen Organmanifestationen zeigen diese Kranken häufig ein rotes Auge und eine Sattelnase - eine Deformität, die durch die chronische granulomatöse Entzündung im HNO-Bereich entstehen kann. Abgesichert wird die Diagnose typischerweise durch eine Biopsie aus dem HNO-ärztlichen Bereich. Die Therapie der Wahl ist die kombinierte Gabe von Kortikosteroiden und Cyclophosphamid im Stadium der Generalisierung.

Während die mikroskopische Form der Panarteriitis nodosa zu einer nekrotisierenden Glomerulonephritis mit Proteinurie und Hämatourie, Arthralgien und Purpura führt, zeigen sowohl die klassische Panarteriitis nodosa als auch die allergische Granulomatose (Churg-Strauss-Syndrom) in bis zu 70% der Patienten eine Beteiligung des peripheren Nervensystems. Dabei handelt es sich zumeist um eine subakut unter Schmerzen auftretende asymmetrische, vorwiegend motorische Polyneuropathie (Mononeuritis multiplex). Diese manifestiert sich im vaskulitischen Stadium mit entsprechenden systemischen Entzündungszeichen, sie kann Erstmanifestation der Erkrankung sein. Die diagnostischen Kriterien für die klassische Panarteriitis nodosa und das Churg-Strauss-Syndrom sind in Tabelle 13.4 und 13.5 zusammengestellt, bei beiden Krankheitsbildern gehört die Neuropathie zu den diagnostischen Kriterien. Eine allergische Diathese mit Lungenbeteiligung, eine Eosinophilie sowie der Nachweis von pANCA sind für das Churg-Strauss-Syndrom charakteristisch. pANCA können auch bei der klassischen Panarteriitis nodosa nachweisbar sein, bevorzugt werden sie jedoch bei der mikroskopischen Form gefunden, welche in der klinischen Neurologie keine Rolle spielt. Wenn die Mononeuritis multiplex Erstsymptom der systemischen Vaskulitis ist, bietet sich die kombinierte Nerv-Muskel-Biopsie (N. suralis, M. gastrocnemius) für die Diagnosestellung an. Therapie der Wahl ist bei beiden Krankheitsbildern die kom-

Tabelle 13.4. Kriterien für die Diagnose der Panarteriitis nodosa (3 der 10 Kriterien müssen erfüllt sein. Spezifität: 86,6%, Sensitivität: 82,2%)

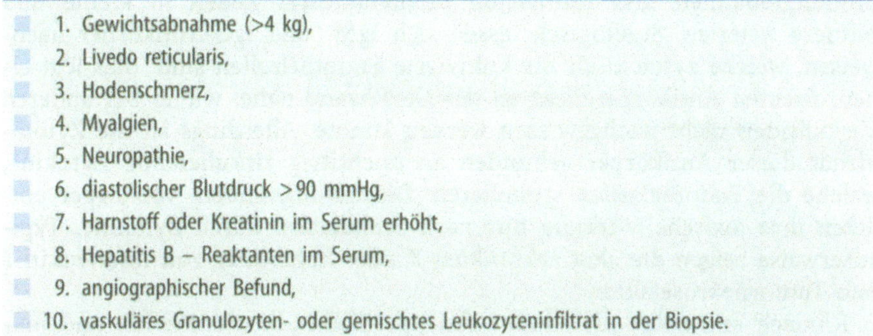

1. Gewichtsabnahme (>4 kg),
2. Livedo reticularis,
3. Hodenschmerz,
4. Myalgien,
5. Neuropathie,
6. diastolischer Blutdruck >90 mmHg,
7. Harnstoff oder Kreatinin im Serum erhöht,
8. Hepatitis B – Reaktanten im Serum,
9. angiographischer Befund,
10. vaskuläres Granulozyten- oder gemischtes Leukozyteninfiltrat in der Biopsie.

Tabelle 13.5. Kriterien für die Diagnose des Churg-Strauss-Syndromes (4 der 6 Kriterien müssen erfüllt sein. Spezifität: 99,7%, Sensitivität: 85%)

1. Asthma,
2. Eosinophilie >10%,
3. Neuropathie,
4. Lungeninfiltrate (Thoraxübersichtsaufnahme),
5. Nasennebenhöhlenaffektion,
6. extravaskuläre Eosinophilie in der Biopsie mit einem Gefäß.

binierte Gabe von Kortikosteroiden und Immunsuppressiva. Bis zum Erreichen einer Remission wird in der Regel Cyclophosphamid gegeben, nachfolgend kann auf ein anderes Immunsuppressivum gewechselt werden.

Von Jayne und Mitarbeiter wurden erstmals 1991 [8] in einer offenen Studie intravenöse Immunglobuline bei 7 Patienten mit systemischer Vaskulitis und Nachweis zirkulierender ANCA eingesetzt. In dieser offenen Studie erfolgte keine weitere Differenzierung in die hier geschilderten Krankheitsbilder, ebenso fehlen Angaben zur klinischen Symptomatologie und zur Frage, ob eine neurologische Beteiligung vorlag. Durch die Gabe von Immunglobulinen konnten eine klinische Befundbesserung und eine Rückbildung systemischer Entzündungszeichen (CRP) und des ANCA-Titers dokumentiert werden. Es betraf dies sowohl die 5 Patienten, die Aktivitätszeichen trotz konventioneller immunsuppressiver Therapie zeigten als auch 2 Kranke, die ausschließlich Immunglobulin erhielten. Ernsthafte Nebenwirkungen traten nicht auf.

In einer 2000 durchgeführten plazebokontrollierten, randomisierten Folgestudie bei 34 Patienten [9] wurde IVIg als Eskalationstherapie in hoher Einzeldosis (2 g/kg Körpergewicht) eingesetzt. Die systemischen Entzündungszeichen besserten sich ohne Änderung der ANCA-Titer.

Das Kawasaki-Syndrom ist eine Erkrankung des Kindesalters. Es handelt sich um eine akute Panvaskulitis mit Endothelnekrosen, Ablagerungen von Immunglobulinen und Infiltration mononukleärer Zellen in kleine und mittlere Arterien. Serologisch lassen sich IgM- und IgG-Antikörper nachweisen, welche zytotoxisch für kultivierte Endothelzellen sind; dies legt einen direkten Antikörpereffekt an der Gefäßwand nahe, wie er bei anderen Vaskulitiden nicht nachgewiesen werden konnte. Allerdings ist die Zytotoxizität dieser Antikörper gebunden an hochtitrig zirkulierende Zytokine, welche die Endothelzellen stimulieren. Die zirkulierenden Antikörper entfalten ihre toxische Wirkung nur nach Stimulation durch Zytokine. Typischerweise zeigen die akut erkrankten Kinder hohe Titer von Interleukin 1 und Tumornekrosefaktor.

Klinisch erkranken die Kinder akut mit Fieber, Konjunktivitis und mukokutanem Lymphknotensyndrom. Die im Verlauf weniger Tage bis Wochen sich manifestierende systemische Vaskulitis trifft schwerpunktmäßig die Koronararterien. Das Kawasaki-Syndrom ist die Hauptursache einer erworbenen Herzerkrankung im Kindesalter und wichtigste Ursache kindlicher Koronaraneurysmata.

In einer kontrollierten Multizenterstudie wurden Aspirin alleine und die Kombination von Aspirin mit hochdosiertem intravenösen Immunglobulin verglichen. Dabei zeigte sich ebenso wie in einer Folgestudie aus den USA eine signifikante Reduktion von kardialen Folgeerkrankungen bei Kawasaki-Syndrom [14, 20]. Nach den Empfehlungen des National Institute of Health gilt die intravenöse Immunglobulintherapie in Kombination mit einem Thrombozytenaggregationshemmer als Therapiestandard in den ersten 10 Tagen des Kawasaki-Syndroms. Ein Nichtansprechen auf IVIg ist zu befürchten bei Kindern mit einem CRP >10 mg/dl, einer Laktatdehydrogenase (LDH) >590 IU/l und einem Hämoglobinwert <10 g/dl [6]. In solchen Fällen werden hochdosiert Kortikoide verabreicht [4]. Die möglichen Mechanismen für den Effekt von IVIg bei diesem Krankheitsbild sind in Tabelle 13.6 zusammengefasst.

Auf andere in der Neurologie relevante Vaskulitiden soll an dieser Stelle nicht näher eingegangen werden, da hierbei Erfahrungen zum Einsatz von Immunglobulinen nicht vorliegen. Die Standardtherapie systemischer Vaskulitiden wird in Tabelle 13.7 zusammengefasst. Bei kutanen ANCA-negativen Vaskulitiden besserten sich Ulzera unter IVIg (1g/kg Körpergewicht über 4 Tage) in einer offenen Studie bei 7 Kranken [1].

Tabelle 13.6. Vermutete Mechanismen von IVIg beim Kawasaki-Syndrom

- Beeinflussung der exzessiven Zytokinproduktion und damit Reduktion der Zytotoxizität,
- Suppression aktivierter T-Zellen,
- Neutralisation möglicher erregerproduzierter Toxine.

Tabelle 13.7. Standardtherapie der Vaskulitiden

Erkrankung	1. Wahl	Alternativen
Panarteriitis nodosa	Prednison/Cyclophosphamid	Prednison/AZA
Wegener-Granulomatose	Prednison/Cyclophosphamid	Cotrimoxazol (limit. Form) MTX, AZA, Cic A
Arteriitis temporalis	Prednison	MTX, AZA (Kst-sparend)
Takayasu-Arteriitis	Prednison	Prednison/Cyclophosphamid
Isolierte Angiitis des ZNS	Prednison/Cyclophosphamid	Prednison/AZA
Behçet-Krankheit	Prednison/AZA	nur Prednison, Chlorambucil Cyclophosphamid

MTX Methotrexat, **AZA** Azathioprin, **Cic A** Ciclosporin A, **Kst** Kortikosteroide

13.3 Rheumatoide Arthritis

Die rheumatoide Arthritis ist eine häufige Erkrankung, die zu erheblicher Morbidität und Behinderung und in vielen Fällen zu frühzeitiger Mortalität führt. Das periphere Nervensystem ist bevorzugt durch die resultierenden Weichteil- und Knochendeformitäten betroffen – insbesondere das Karpaltunnelsyndrom und das Sulcus-ulnaris-Syndrom sind typische neurologische Begleitmanifestationen. Daneben kann wesentlich seltener eine assoziierte systemische Vaskulitis zu Polyneuritiden oder auch zerebralen Manifestationen führen. Standardtherapien der rheumatoiden Arthritis stellen der Einsatz von Methotrexat, antiphlogistische Substanzen wie Sulfasalazin und Chloroquin sowie die vorübergehende Gabe von Kortikosteroiden dar. Der Effekt einer kombinierten Behandlung mit Methotrexat, Sulfasalazin und Chloroquin bei der rheumatoiden Arthritis wurde 1996 dokumentiert [15]. Neuere Substanzen, die erfolgreich bei der rheumatoiden Arthritis eingesetzt wurden, sind Leflunomid, eine immunmodulatorische Substanz, die die Synthese von Pyrimidin hemmt [18], und Etanercept, eine Substanz, welche Tumornekrosefaktor inaktiviert [23]. Immunglobuline wurden vorwiegend bei der juvenilen rheumatoiden Arthritis eingesetzt. In offenen Studien konnte ein eindrucksvoller Effekt auf die systemischen Symptome wie Fieber und Hautausschlag gezeigt werden. Die Gelenkveränderungen sprachen deutlich weniger auf diese Therapieform an. Womöglich stellen die Immunglobuline eine Alternative zur hochdosierten Kortikosteroidgabe bei akut entzündlichen Schüben der Erkrankung dar, insbesondere wenn Kontraindikationen für Steroide vorliegen.

13.4 Kollagenosen

Unter den Kollagenosen führt der systemische Lupus erythematodes (SLE) am häufigsten zu einer neurologischen Beteiligung, wobei das Bild einer Enzephalopathie mit Gedächtnisstörungen, anderen kognitiven Einbußen und affektiven Auffälligkeiten, sowie epileptische Anfälle die wichtigsten Manifestationen sind. Die diagnostischen Kriterien für die Diagnose eines SLE sind in Tabelle 13.8 zusammengefasst. Beim SLE handelt es sich um eine klassische Autoantikörpererkrankung, wobei insbesondere Antikörper gegen Zellkernbestandteile eine Rolle spielen. Antinukleäre Antikörper - ein letztlich unspezifischer Entzündungsmarker - sind bei 96% aller SLE-Patienten nachzuweisen; die spezifischeren Doppelstrang-DNA-Antikörper finden sich bei 80% aller SLE-Kranken und sind zum Monitoring geeignet. Autoantikörper gegen bestimmte Proteine weisen häufig auf eine spezifische Organbeteiligung beim SLE hin. So sind SM-Antikörper mit einer Nierenbeteiligung, ribosomale P-Protein-Antikörper mit psychiatrischen Manifestationen und RA33-Antikörper mit einer Arthritis assoziiert. Zellmembranantikörper führen zu Thrombozytopenie, Anämie und Lymphopenie; antineuronale Zellmembranantikörper sind mit Epilepsie und Enzephalopathie assoziiert. Nicht selten tritt im Rahmen des SLE ein sekundäres Antiphospholipidsyndrom auf mit dem Nachweis von Lupusantikoagulans und Anticardiolipinantikörpern (ca. 35% aller SLE-Kranken). Das Antiphospholipidsyndrom ist verantwortlich für das Auftreten von venösen und/oder arteriellen Thrombosen einschließlich Hirninfarkten sowie für häufige Aborte und Schwangerschaftskomplikationen bei SLE-Patientinnen. Prophylaktisch werden Aspirin und niedrigdosiertes Heparin empfohlen [10, 11].

Tabelle 13.8. Kriterien für die Diagnose eines systemischen Lupus erythematodes: ≥4 Kriterien sprechen für die Diagnose eines systemischen Lupus erythematodes

1. makulöses Exanthem,
2. diskoides Exanthem,
3. Photosensitivität,
4. orale Ulzerationen,
5. Arthritis,
6. Serositis (Pleuritis oder Perikarditis),
7. Nierenerkrankung (Proteinurie, Zylinder),
8. neurologische Erkrankung (epileptische Anfälle, Psychosen),
9. hämatologische Erkrankung (hämolytische Anämie, Leukopenie, Lymphopenie oder Thrombozytopenie),
10. immunologische Erkrankung (LE-Zelltest, Anti-DNA, Anti-Sm, Antiphospholipid, falsch-positive Luesserologie),
11. antinukleäre Antikörper.

LE Lupus erythematodes

Nachdem intravenöse Immunglobuline bei verschiedenen immunologisch bedingten hämatologischen Erkrankungen einschließlich des primären Antiphospholipidsyndroms (ohne Assoziation zu einer Kollagenose) einen guten Effekt gezeigt hatten [7, 22], lag es nahe, diese Substanzgruppe auch beim SLE einzusetzen. In einer Reihe von offenen Studien wurden Immunglobuline (400 mg/kg Körpergewicht pro Tag für 5 Tage) eingesetzt; die Ergebnisse waren nicht einheitlich. Während hämatologische Probleme bei Neugeborenen von SLE-kranken Müttern rasch rückläufig waren und durch den Effekt auf mütterliche Antiphospholipidsyndrome die Zahl von Aborten reduziert werden konnte, zeigte sich kein überzeugender Effekt auf Nieren und andere Organmanifestationen [16]. Da floride Nephritiden sich sogar unter der Immunglobulingabe verschlechterten, fragen Barron und Mitarbeiter [2] nicht ganz zu Unrecht: „IVIg-therapy: magic or black magic?“ Auch die Tatsache, dass kontrollierte Studien zum Einsatz der Plasmapherese bei SLE nicht den gewünschten Erfolg erbrachten, spricht eher gegen als für den Einsatz von Immunglobulinen beim Lupus erythematodes. Die Liquorfiltration wurde kasuistisch bei akuter demyelinisierender Neuropathie im Rahmen eines SLE eingesetzt [19]. In diesem Fall hatten zuvor IVIg und Immunsuppressiva nicht geholfen.

Therapie der Wahl beim SLE ist der Einsatz von Kortikosteroiden in Kombination mit Immunsuppressiva, insbesondere Cyclophosphamid oder Azathioprin. Bei den kutanen und muskulären Manifestationen können primär Antimalariamittel wie Chloroquin oder Hydroxichloroquin eingesetzt werden, bei Arthralgien und Myalgien auch nichtsteroidale Antiphlogistika. Auch beim assoziierten Antiphospholipidsyndrom ist zunächst der kombinierte Einsatz von niedermolekularem Heparin und Azetylsalizylsäure Maßnahme der Wahl. Wenn hämatologische Veränderungen im Rahmen eines SLE im Vordergrund stehen, kann der Einsatz von Immunglobulinen im Einzelfall diskutiert werden, dies gilt auch für das sekundäre Antiphospholipidsyndrom. Da SLE-Kranke durch die Langzeitimmunsuppression besonders infektgefährdet sind, bieten sich IVIg v.a. dann an, wenn sich eine Verschlechterung der Immunerkrankung im Rahmen einer Superinfektion zeigt oder gar Immunsuppressiva wegen eines erregerbedingten Infektes ausgesetzt werden müssen. Gelegentlich lassen sich durch die additive Intervalltherapie mit IVIg Immunsuppressiva einsparen [5]. Bei fudroianten Verläufen des SLE, zu denen auch ausgeprägte zerebrale Beteiligungen zählen, kommt womöglich neben der hochdosierten Kortikosteroid- und Cyclophosphamidgabe die Kombination mit einer hämopoetischen Stammzelltransplantation in Frage, welche in einer Pilotstudie gute Erfolge gezeigt hat [21]. In einem Fallbericht aus Israel wurde die dramatische Besserung eines Neuro-SLE nach IVIg-Einmalgabe beschrieben [17]. Die wesentlichen Therapieprinzipien des SLE sind in Tabelle 13.9 nochmals zusammengefasst.

Das Sjögren-Syndrom ist durch die Sicca-Symptomatik mit Keratokonjunktivitis und symptomatischer Xerostomie gekennzeichnet. Zu den spezifischen Autoantikörpern zählen Anti-Ro (SSA) und Anti-La (SSB), welche

Tabelle 13.9. Therapie des systemischen Lupus erythematodes

Arthritis	ASS, nichtsteroidale Antiphlogistika, Chloroquin
Haut	Chloroquin, Sonnenschutz
Akuter SLE	
mit Organbeteiligung	Kortikosteroide
nach Remission	Kortikosteroide + Azathioprin
Thrombozytopenie	
Anämie	Kortikosteroide bei Therapieresistenz: IVIg
Nephritis	
Neuro-SLE	Kortikosteroide + Cyclophosphamid
nach Remission:	Kortikosteroide + Azathioprin
SLE + gleichzeitige Infektion	IVIg
sekundäres Antiphospholipidsyndrom	ASS + niedermolekulares Heparin, IVIg

ASS Azetylsalicylsäure, **SLE** systemischer Lupus erythematodes

in 97 bzw. 78% aller Sjögren-Fälle nachweisbar sind. Der Diagnosesicherung dient die Feinnadelbiopsie aus der submandibulären Speicheldrüse. Zu den neurologischen Manifestationen des Sjögren-Syndroms zählen die schmerzhafte, vorwiegend sensible Polyneuropathie, die Trigeminusneuropathie und das Auftreten einer Enzephalopathie mit kognitiven Einbußen, affektiven Auffälligkeiten und multifokalen Läsionen in der T2-gewichteten Magnetresonanztomographie. Therapie der Wahl ist beim Sjögren-Syndrom mit neurologischer Beteiligung die Kombination von Kortikosteroiden und Azathioprin. Immunglobuline wurden bei der sensiblen Neuropathie des Sjögren-Syndromes in Einzelfällen erfolgreich eingesetzt [13].

Bei der Sklerodermie, die nur selten eine Neuropathie oder Enzephalopathie hervorruft, werden ebenfalls in Einzelfällen Effekte für IVIg beschrieben [12].

Zusammengefasst stellten Immunglobuline kein Medikament der ersten Wahl bei Vaskulitiden oder rheumatologischen Erkrankungen dar. Die einzige Ausnahme ist das Kawasaki-Syndrom des Kindesalters, bei dem sie in Kombination mit Azetylsalizylsäure erfolgreich gegeben werden [14]. Für die etwas häufigeren systemischen Erkrankungen wie den systemischen Lupus erythematodes sind kontrollierte Studien längst überfällig. Derzeit kommen IVIg nur pragmatisch bei interkurrenten Infektionen im Krankheitsverlauf (bzw. als Komplikation immunsuppressiver Therapie) und bei bestimmten seltenen hämatologischen Manifestationen in Frage.

Literatur

1. Altmeyer P, Seifarth D, Bacharach-Buhles M (1999) Hochdosierte intravenöse Immunglobulin (IVIg)-Therapie bei therapieresistenter ANCA-negativer, nekrotisierender Vaskulitis. Hautarzt 50:853–858
2. Barron KS, Sher MR, Silverman ED (1992) IVIG therapy: Magic or black magic? J Rheumatol 19:94–97
3. Berlit P (1999) Neurologische Manifestationen von Vaskulitiden. In: Zettl UK, Mix E (Hrsg) Klinische Neuroimmunologie. Walter de Gruyter, Berlin, S 233–247
4. Dahlem PG, von Rosenstiel IA, Lam J, Kuijpers TW (1999) Pulse methylprednisolone therapy for impending cardiac tamponade in immunoglobulin-resistant Kawasaki disease. Intensiv Care Med 25:1137–1139
5. Enk AH, Knop J (2000) Erfolgreiche Behandlung des systemischen Lupus erythematodes mit IgM-angereicherten Immunglobulinen. Hautarzt 51:416–418
6. Fukunishi M, Kikkawa M, Hamana K et al (2000) Prediction of non-responsiveness to intravenous high-dose gamma-globulin therapy in patients with Kawasaki disease at onset. J Pediatr 137:172–176
7. Gutschmidt HJ, Bargemann T, Harten P (1999) Erfolgreiche Behandlung eines Morbus Moschcowitz mit Immunglobulinen nach ineffektiver Behandlung mit Plasmapheresen, Kortikosteroiden und Vinca-Alkaloiden. Intensivmed Notfallmed 36:51–57
8. Jayne DRW, Davies MJ, Fox CJV, Black CM, Lockwood CM (1991) Treatment of systemic vasculitis with pooled intravenous immunoglobulin. Lancet 337:1137–1139
9. Jayne DR, Chapel H, Adu D et al (2000) Intravenous immunoglobulin for ANCA-associated systemic vasculitis with persistent disease activity. QJM 93:433–439
10. Kutteh WH, Ermel LD (1996) A clinical trial for the treatment of antiphospholipid antibody-associated recurrent pregnancy loss with lower dose heparin and aspirin. Am J Reprod Immunol 35:402–407
11. Laskin CA, Bombardierr C, Hannah ME et al (1997) Prednisone and aspirin in women with autoantibodies and unexplained recurrent fetal loss. N Engl J Med 337:148–153
12. Levy Y, Sherer Y, Langevitz P et al (2000) Skin score decrease in systemic sclerosis patients treated with intravenous immunoglobulin-A. Clin Rheumatol 19:207–211
13. Molina JA, Benito-Leon J (1996) Intravenous immunoglobulin therapy in sensory neuropathy associated with Sjögren's syndrome. J Neurol Neurosurg Psychiatrie 61:699
14. Neuburger JW, Takahashi M, Burns JC et al (1986) Treatment of Kawasaki syndrome with IVIg. N Engl J Med 315:341–346
15. O'Dell JR, Haire CE, Erikson N et al (1996) Treatment of rheumatoid arthritis with methotrexate alone, sulfasalazine and hydroxychloroquine, or a combination of all three medications. N Engl J Med 334:1287–1291
16. Pirner K, Rubbert A, Burmester GR, Kalden JR, Manger B (1993) Intravenös verabreichte Immunglobuline beim systemischen Lupus erythematodes: Literaturübersicht und erste klinische Erfahrungen. Infusionsther Transfusionsmed 2:131–136
17. Sherer Y, Levy Y, Langevitz P et al (1999) Successful treatment of systemic lupus erythematosus cerebritis with intravenous immunoglobulin. Clin Rheumatol 18: 170–173
18. Smolen JS, Kalden JR, Scott DL et al (1999) Efficacy and safety of leflunomide compared with placebo and sulphasalazine in active rheumatoid arthritis: a double-blind, randomised, multicentre trial. Lancet 353:259–266

19. Stahl HD, Kalischewski P, Orda C et al (2000) Filtration of cerebrospinal fluid for acute demyelinating neuropathy in systemic lupus erythematosus. Clin Rheumatol 19:61–63
20. Suzuki H, Shigeru U, Shigenobu T et al (1996) Effects of immunoglobulin and gamma-interferon on the production of tumor necrosis factor- and interleukin-1 by peripheral blood monocytes in the acute phase of Kawasaki disease. Eur J Pediat 155:291–296
21. Traynor AE, Schroeder J, Rosa RM et al (2000) Treatment of severe systemic lupus erythematosus with high-dose chemotherapy and haemopoietic stem-cell transplantation: a phase I study. Lancet 356:701–707
22. Vandenberghe P, Zachee P, Verstraete S et al (1996) Successful control of refractory and life-threatening autoimmune hemolytic anemia with intravenous immunoglobulins in a man with the primary antiphospholipid syndrome. Ann Hematol 73:253–256
23. Weinblatt ME, Kremer JM, Bankhurst AD et al (1999) A trial of etanercept, a recombinant tumor necrosis factor receptor: Fc fusion protein, in patients with rheumatoid arthritis receiving methotrexate. N Engl J Med 340:253–259

14 Seltene Indikationen für intravenöse Immunglobuline in der klinischen Neurologie

P. Berlit

Bei einer Reihe von neurologischen Erkrankungen, bei denen eine Autoimmunpathogenese belegt ist oder vermutet wird, wurden IVIg versuchsweise eingesetzt. Für alle hier kurz zusammengefassten Darstellungen gilt, dass es sich jeweils nur um kleine offene Serien oder aber um Einzelfallbeobachtungen handelt. Eine gesicherte Indikation für den Einsatz von IVIg stellt keines der hier besprochenen Krankheitsbilder dar.

14.1 IVIg bei Erkrankungen des Zentralnervensystems (ZNS)

Bei bestimmten Epilepsien des Kindesalters, die nicht auf die klassischen Antikonvulsiva ansprachen, wurden schon früh Kortikosteroide und ACTH (adrenocorticotropes Hormon) eingesetzt und zeigten einen Effekt. Später wurde nachgewiesen, dass zumindest ein Teil dieser kindlichen Epilepsien assoziiert sind mit Antiglutamatautoantikörpern [20]. In offenen Studien wurden Immunglobuline nicht nur bei diesen Epilepsien [7, 11], sondern auch beim kryptogenen West- und Lennox-Gastaut-Syndrom als Add-on-Medikation eingesetzt, wobei sowohl ein Rückgang der Anfallsfrequenz als auch Verbesserungen der EEG-Befunde beobachtet wurden [13, 21]. Es liegt lediglich eine doppelblinde Dosisfindungsstudie vor [22]. Weitere kontrollierte Studien sind dringend erforderlich.

Die Rasmussen-Enzephalitis führt im Kindesalter zu einer fokalen Epilepsie in Assoziation mit einer progredienten Halbseitensymptomatik. Klinisch zeigt die Hälfte der Kinder das Bild der Epilepsia partialis continua, im MRT finden sich multifokale kortikale und subkortikale Läsionen. Der Liquor ist entzündlich verändert, z. T. mit Nachweis oligoklonaler Banden, und einzelne Kinder zeigen Antikörper gegen Glutamatrezeptoren. Sowohl durch die hochdosierte Gabe von Kortikosteroiden als auch durch eine Plasmaseparation lässt sich eine zumindest vorübergehende Befundbesserung dokumentieren. In einer offenen Studie besserten sich 7 von 9 Kindern durch die Gabe von IVIg. Die bislang vorliegenden Befunde reichen für eine Therapieempfehlung nicht aus [8]. In einer Metaanalyse zum Einsatz von IVIg bei therapierefraktären Epilepsien des Kindesalters errechneten Otten und Mitarbeiter 1995 einen positiven Effekt für 52% von 189 Patienten in 14 offenen Studien [16].

Immunglobuline können nosokomialen Infektionen im Krankenhaus vorbeugen [18] und sie können als Zusatztherapie bei viralen Infektionen zur Verbesserung der Prognose versucht werden [2]. Die vorliegenden Studien reichen nicht aus, um generelle Empfehlungen für den Einsatz von IVIg bei Kranken auf Intensivstation oder bei Frühgeborenen zu formulieren. Die Bickerstaff-Hirnstammenzephalitis ist eine monophasische Erkrankung, die Ähnlichkeiten mit dem Miller-Fisher-Syndrom aufweist. Ein Patient wurde erfolgreich mit IVIg behandelt [10].

Die HTLV(Human T lymphotropic virus)-Myelopathie ist eine Erkrankung der Tropen; sie kommt in der Karibik, in Afrika, Südamerika sowie in den südlichen Staaten Amerikas und im südlichen Japan vor. Bei der auch als tropische Paraparese bezeichneten Erkrankung resultieren eine langsam progrediente spastische Paraparese der Beine mit Blasen-Mastdarm-Funktionsstörung und Tiefensensibilitätsstörung. Im Liquor findet sich eine leichte Pleozytose, in Liquor und Serum sind erhöhte Antikörpertiter gegen HTLV-I nachweisbar. MRT-Veränderungen zeigen sich im Bereich der Hinterstränge und der Vorderseitenstränge. In Kasuistiken und einer kleinen Serie von 14 Patienten wurden IVIg eingesetzt [16]. Eine vorübergehende Verbesserung wurde bei bis zu 70% der Kranken beschrieben. Wir selbst konnten bei einer Patientin mit dieser Erkrankung keinen Effekt von IVIg dokumentieren.

Zwei Patienten mit akuter disseminierter Enzephalomyelitis wurden von Sahlas und Mitarbeitern [17] erfolgreich mit IVIg behandelt, nachdem die hochdosierte Kortikosteroidbehandlung nicht zu einer Verbesserung geführt hatte. Auch im Kindesalter wurde ein Effekt von IVIg bei der akuten Variante der MS dokumentiert. Eine prospektive Multizenterstudie mit Kortikosteroiden als Kontrollsubstanz ist erforderlich, um den Nutzen in dieser Krankheitsgruppe zu belegen.

Tabelle 14.1. Seltene Indikationen für IVIg in der Neurologie – ZNS-Erkrankungen

Diagnose	Autor(en), Jahr
Epilepsien des Kindesalters	Duse et al. 1996 [7] Gross-Tsur et al. 1993 [11] Illum et al. 1990 [13] van Rijckevorsel-Harmant 1994 [22] van Engelen et al. 1994 [21]
Bickerstaff-Enzephalitis	Fox et al. 2000 [10]
Virale Meningoenzephalitiden	Berlit 1988 [2]
Rasmussen-Enzephalitis	
Adrenoleukodystrophie	
HTLV-Myelopathie	Otten et al. 1995 [16]
Akute disseminierte Enzephalomyelitis	Sahlas et al. 2000 [17]
Nosokomiale Infektionen	Siber 1992 [18]

Tabelle 14.2. IVIg bei immunologisch bedingten hämatologischen Erkrankungen

- ITP (idiopathische thrombozytopenische Purpura)
- TTP (thrombotische thrombozytopenische Purpura)
- Thrombozytopenie beim hämatolytisch-urämischen Syndrom
- Autoimmune hämolytische Anämie
- Autoimmune Neutropenie
- Antiphospholipidsyndrom
- Autoantikörperassoziierte Hämophilie

Eine Übersicht über den Einsatz von IVIg bei ZNS-Erkrankungen gibt Tabelle 14.1. Bei einer Reihe von immunologisch bedingten hämatologischen Erkrankungen, die zu einer ZNS-Beteiligung führen können, wurden IVIg erfolgreich eingesetzt; diese sind in Tabelle 14.2 zusammengestellt.

14.2 IVIg bei Erkrankungen des peripheren Nervensystems (PNS)

Der Effekt von IVIg wurde bei einer Reihe von Patienten mit idiopathischer lumbosakraler Plexopathie untersucht [4, 12, 19, 23]. Typischerweise handelt es sich um eine subakut auftretende, deutlich einseitig betonte Symptomatologie, die unter initial heftigen Schmerzen zu progredienten Paresen von Seiten des Plexus lumbosacralis führt. Die MRT-Untersuchung des Plexus ist meist unauffällig - sie dient in erster Linie dem Ausschluss von Tumoren, lokalen Blutungen oder entzündlichen Veränderungen. Im Verlauf von Monaten bis zu 2 Jahren kommt es in der Mehrzahl der Fälle zu einer langsamen Besserung der neurologischen Ausfallserscheinungen; die initial auftretenden Schmerzen können sich unter einer hochdosierten Kortikoidgabe oder der Gabe von nichtsteroidalen Antiphlogistika bessern. Eine Übersicht über den Effekt von IVIg bei der idiopathischen lumbosakralen

Tabelle 14.3. IVIg bei idiopathischer lumbosakraler Plexopathie

Autoren	Jahr	[n]	Vor- und Begleittherapien	Besserung	Dosis
Verma und Bradley [23]	1994	2	Plasmapherese (1), Kst	2	0,8 g/kg Körpergewicht
Triggs et al. [19]	1997	5	Kst (n=2)	5	0,4–0,8 g/kg Körpergewicht
Höllinger und Sturzenegger [12]	2000	1	–	1	0,4 g/kg Körpergewicht

Kst Kortikosteroide

Plexopathie gibt Tabelle 14.3. Zum Teil ließ sich hier ein Effekt auch dann dokumentieren, wenn zuvor Kortikosteroide unwirksam gewesen waren. Auch bei Patienten mit diabetischer Amyotrophie wurde in Einzelfällen eine Verbesserung beschrieben [14]. Bei diesem Krankheitsbild kommt eine Kortikosteroidtherapie wegen der zugrunde liegenden Stoffwechselerkrankung nicht in Frage. Auf der anderen Seite haben histologische Befunde gezeigt, dass Komplement- und IgM-Ablagerungen im Bereich der peripheren Nerven und perivaskuläre Infiltrate vorhanden sind, die für eine entzündliche Genese sprechen könnten. Da jedoch gerade die diabetische Amyotrophie eine gute Spontanprognose aufweist, ist hier zwingend eine kontrollierte Multizenterstudie erforderlich, um den Nutzen der Immunglobulintherapie zu belegen.

Während, wie in Kapitel 6 ausgeführt, bei der multifokalen motorischen Neuropathie IVIg erfolgreich eingesetzt werden können, haben 2 offene Untersuchungen dokumentiert, dass die amyotrophe Lateralsklerose (ALS) auf diese Behandlungsform nicht anspricht [5, 6]. Auch die Critical-illness-Neuropathie besserte sich nicht unter der Gabe von IVIg [24]; eine positive Kasuistik aus dem Jahr 1997 [15] könnte durch den Effekt auf die zugrunde liegende Sepsis erklärt sein.

14.3 IVIg bei Muskelerkrankungen

Nachdem beobachtet worden war, dass sich Kinder mit einer X-chromosomal vererbten Muskeldystrophie vom Beckengürteltyp Duchenne zumindest vorübergehend durch Kortikosteroide hinsichtlich der Kraftentfaltung verbessern können, wurde eine offene Studie zum Einsatz von IVIg durchgeführt. Zehn Kinder mit Duchenne-Muskeldystrophie wurden behandelt, 5 stabilisierten oder verbesserten sich zumindest vorübergehend, wobei die Nachbeobachtungszeit bis zu 2 Jahre betrug [6].

Die endokrine Orbitopathie führt zu einem ophthalmoplegischen Exophthalmus, der meist asymmetrisch und schmerzhaft ist. Typisch sind das Zurückbleiben des Oberlides bei Blicksenkung (Graefe-Zeichen), der seltene Lidschlag (Stellwag-Zeichen), die Konvergenzschwäche (Möbius-Zeichen) und die sichtbare Sklera über der Kornea (Dalrymple-Zeichen). Das Krankheitsbild tritt ein halbes bis 1 Jahr vor oder nach einer autoimmunen Hyperthyreose (M. Basedow) auf und ist durch eine immunologisch bedingte Entzündung des retroorbitalen Weichteilgewebes bedingt. Nur 5% der Orbitopathien bessert sich durch die Behandlung der Thyreotoxikose; auch die kombinierte Gabe von Kortikosteroiden und Immunsuppressiva hilft nur bei einem Teil der Fälle. Alternativ kommen die Retrobulbärbestrahlung oder eine operative Orbitadekompression in Frage. Sofern der Nervus opticus noch nicht druckgeschädigt ist, kann ein Versuch mit IVIg gemacht werden. In einer offenen Studie wurden 14 Patienten entweder mit IVIg und Orbitabestrahlung oder nur mit IVIg behandelt [1]. Im Vergleich

Tabelle 14.4. Seltene Indikationen für IVIg in der Neurologie – PNS und Muskelerkrankungen

Diagnose	Autor(en), Jahr
PNS-Erkrankungen	
Idiopathische lumbosakrale Plexopathie	Höllinger und Sturzenegger 2000 [12] Triggs et al. 1997 [19] Verma und Bradley 1994 [23]
Proximale diabetische Neuropathie	Krendel et al. 1995 [14]
ALS	Dalakas et al. 1994 [5]
Critical-illness-Neuropathie	Mohr et al. 1997 [15] Wijdicks et al. 1994 [24]
Muskelerkrankungen	
Duchenne-Muskeldystrophie Miyoshi-Myopathie	Dalakas 1999 [6]
Endokrine Orbitopathie	Antonelli et al. 1992 [1] Dwyer et al. 1991 [8]
Chronic-fatigue-Syndrom	Dalakas 1999 [6]

PNS neuromuskuläres System, **ALS** amyotrophe Lateralsklerose

zu einer historischen Gruppe mit Kortikosteroidtherapie zeigten die Immunglobuline einen deutlich besseren Effekt, auch ohne gleichzeitige Bestrahlung. Der Effekt konnte auch durch CT- bzw. MRT-Kontrollen belegt werden. Auch hier ist eine kontrollierte Studie wünschenswert [9].

Bei 3 Patienten mit einer Miyoshi-Myopathie setzten Dalakas und Mitarbeiter IVIg ein. Veränderungen der Muskelkraft konnten nach monatlicher Gabe über 7 Monate nicht beobachtet werden [6].

Tabelle 14.4 fasst Studien zum Einsatz von IVIg bei PNS- und Muskelerkrankungen zusammen.

Literatur

1. Antonelli A, Saracino A, Alberti B, Canapicchi R, Cartei F, Lepri A, Laddaga M, Baschieri L (1992) High-dose intravenous immunoglobulin treatment in Graves ophthalmopathy. Acta Endocrinol 126:13–23
2. Berlit P (1988) Prognosis and long term course of viral encephalitis. J Neuroimmunol 20:117–125
3. Berlit P (1989) Immunoglobulin therapy in neurologic diseases. Klin Wochenschr 67:967–970
4. Bradley WG, Chad D, Verghese JP, Liu HC, Good P, Gabbai AA, Adelman LS (1984) Painful lumbosacral plexopathy with elevated erythrocyte sedimentation rate: a treatable inflammatory syndrome. Ann Neurol 15:457–464
5. Dalakas MC, Stein DP, Otero C, Sekul E, Cupler EJ, McCrosky S (1994) Effect of high-dose intravenous immunoglobulin (IVIg) on amyotrophic lateral sclerosis and multifocal motor neuropathy. Arch Neurol 51:861–864

6. Dalakas MC (1999) Intravenous immunoglobulin in the treatment of autoimmune neuromuscular diseases: present status and practical therapeutic guidelines. Muscle Nerve 22:1479–1497
7. Duse M, Notarangelo LD, Tiberti S, Menegati E, Plebani A, Ugazio AG (1996) Intravenous immunoglobulin in the treatment of intractable childhood epilepsy. Clin Exp Immunol 104:71–76
8. Dwyer JM (1992) Manipulating the immune system with immune globulin. N Engl J Med 326:107–115
9. Dwyer JM, Benson EM, Currie JN, O'Day J (1991) Intravenously administered IgG for the treatment of thyroid eye disease. In: Imbach P (ed) Immunotherapy with intravenous immunoglobulins. Academic Press, London, pp 387–394
10. Fox RJ, Kasner SE, Galetta SL, Chalela JA (2000) Treatment of Bickerstaff's brainstem encephalitis with immune globulin. J Neurol Sci 178:88–90
11. Gross-Tsur V, Shaley RS, Kazir E, Engelhard D, Amir N (1993) Intravenous high-dose gammaglobulins for intractable childhood epilepsy. Acta Neurol Scand 88:204–209
12. Höllinger P, Sturzenegger M (2000) Chronic progressive primary lumbosacral plexus neuritis: MRI findings and response to immunoglobulin therapy. J Neurol 247:143–145
13. Illum N, Taudorf K, Heilmann C, Smith T, Wulff K, Mansa B, et al (1990) Intravenous immunoglobulin: a single-blind trial in children with Lennox-Gastaut syndrome. Neuropediatrics 21:87–90
14. Krendel DA, Costigan DA, Hopkins LC (1995) Successful treatment of neuropathies in patients with diabetes mellitus. Arch Neurol 52:1053–1061
15. Mohr M, Englisch L, Roth A, Burchardi H, Zielmann S (1997) Effects of early treatment with immunoglobulin on critical illness polyneuropathy following multiple organ failure and gram-negative sepsis. Intensive Care Med 23:1144–1149
16. Otten A, Vermeulen M, Bossuyt PMM (1995) Intravenous immunglobulin treatment in neurological diseases. J Neurol Neurosurg Psychiat 59:359–361
17. Sahlas DJ, Miller SP, Guerin M, Veilleux M, Grancis G (2000) Treatment of acute disseminated encephalomyelitis with intravenous immunoglobulin. Neurology 54:1370–1372
18. Siber GR (1992) Immune globulin to prevent nosocomial infections. N Engl J Med 327:269–271
19. Triggs WJ, Young MS, Eskin T, Valenstein E (1997) Treatment of idiopathic lumbosacral plexopathy with intravenous immunoglobulin. Muscle Nerve 20:244–246
20. van Engelen BG, Renier WO, Weemaes CM, Gabreels FJ, Meinardi H (1994) Immunoglobulin treatment in epilepsy, a review of the literature. Epilepsy Res 19:181–190
21. van Engelen BG, Renier WO, Weemaes CM, Strengers PF, Bernsen PJ, Notermans SL (1994) High-dose intravenous immunoglobulin treatment in cryptogenic West and Lennox-Gastaut syndrome, an add-on study. Eur J Pediatr 153:762–769
22. van Rijckevorsel-Harmant K, Delire M, Schmitz-Moorman W, Wieser HG (1994) Treatment of refractory epilepsy with transvenous immunoglobulins. Results of the first double-blind/dose finding clinical study. Int J Clin Lab Res 24:162–166
23. Verma A, Bradley WG (1994) High-dose intravenous immunoglobulin therapy in chronic progressive lumbosacral plexopathy. Neurology 44:248–260
24. Wijdicks EF, Fulgham JR (1994) Failure of high dose intravenous immunoglobulins to alter the clinical course of critical illness polyneuropathy. Muscle Nerve 17:1494–1495

Sachverzeichnis

The manufacturer's authorised representative in the EU is Springer Nature Customer Service Centre GmbH, Europaplatz 3, 69115 Heidelberg, Germany. If you have any concerns regarding our products, please contact ProductSafety@springernature.com

Printed and bound by CPI Group (UK) Ltd, Croydon, CR0 4YY
23/04/2026
02095594-0008